Christian Dumontier

Le risque et son information en chirurgie

AF281541

Christian Dumontier

Le risque et son information en chirurgie

Risque en chirurgie

Presses Académiques Francophones

Imprint

Any brand names and product names mentioned in this book are subject to trademark, brand or patent protection and are trademarks or registered trademarks of their respective holders. The use of brand names, product names, common names, trade names, product descriptions etc. even without a particular marking in this work is in no way to be construed to mean that such names may be regarded as unrestricted in respect of trademark and brand protection legislation and could thus be used by anyone.

Cover image: www.ingimage.com

Publisher:
Presses Académiques Francophones
is a trademark of
International Book Market Service Ltd., member of OmniScriptum Publishing Group
17 Meldrum Street, Beau Bassin 71504, Mauritius

Printed at: see last page
ISBN: 978-3-8416-3626-3

Zugl. / Agréé par: Université René Descartes, 2006

Résumé

Le risque en médecine n'est qu'un avatar du risque devenu omniprésent dans notre société moderne. Dans l'incapacité de faire disparaître le risque (le risque zéro n'existera jamais), notre société essaie de le gérer et pour cela doit le définir. Cette thèse comprend trois parties.

- La première traite de la notion même de risque. Historiquement associé aux assurances et aux probabilités, le risque est maintenant une construction sociale centrale des sociétés occidentales. La notion de risque a récemment glissé de son contexte assurantiel qui fondait un lien social grâce à la répartition des charges financières induites par la couverture des risques vers la notion de précaution qui s'accorde mieux avec la société individualiste actuelle et l'apparition de risques invisibles ou pour l'avenir. Notre perception et l'acceptabilité des risques se sont modifiés. La société n'accepte plus le risque individuel, forcément fautif dans une société où l'accident n'a plus de signification « morale », n'est plus la conséquence d'une volonté divine. Elle n'accepte pas non plus les risques créés par « le progrès » et qui peuvent, maintenant, et depuis Hiroshima, mettre en péril la survie même de l'humanité. Ces « risques » entraînent des réactions variables selon les groupes sociaux, mais tous condamnent « la science » en laquelle nous avons cessé de croire comme système philosophique qui se serait substitué à des systèmes théologiques. L'apparition de risques dans notre société « post-industrielle » qui ne doit plus seulement gérer les produits de la croissance, mais les risques induits par celle-ci, amène à repenser les rapports sociaux. Le risque oblige à repenser la démocratie, et le rôle des savants (les experts) au sein des organes de décision.

- La deuxième partie traite des risques en médecine. Le risque est une composante permanente de la médecine moderne. Face à la maladie, les médecins mettent en oeuvre différentes actions afin d'apporter un bénéfice aux patients. Le bénéfice attendu est la justification de l'action entreprise, mais celle-ci génère son lot de complications. Le risque a existé de tout temps et depuis toujours les médecins essaient de quantifier ce risque et d'en apprécier les facteurs favorisants. La médecine s'est rapidement servi des statistiques et des probabilités pour quantifier et essayer de définir les risques. La fréquence de ces complications, leur caractère potentiellement évitable oblige à repenser notre approche du risque en médecine. Si les risques ne sont pas tous nouveaux, la complexification du système de santé dilue les responsabilités ce qui limite les possibilités de corrections individuelles. En copiant les modèles industriels, la médecine moderne apprend maintenant à gérer les risques organisationnels et individuels.

- La dernière partie traite de la relation médecin-patient et de l'information individuelle du risque. L'information du risque, considérée maintenant comme une obligation légale, est peu efficace en pratique. En nous appuyant sur nos travaux et sur ceux de la littérature, nous voulons montrer dans cette dernière partie comment et pourquoi les patients ne comprennent pas les risques. Ceci permet d'expliquer que derrière la demande de l'information des risques, ce sont les valeurs de la société que le patient interroge. Car la science médicale moderne ne donne pas de sens à la vie. Il nous faut donc redéfinir notre système de valeur et apprendre à dompter notre peur. En donnant notre avis sur les choix de société, nous (re)devenons des individus responsables, créateurs de nos propres valeurs. Mais ces valeurs sont-elles sans cesse remises en question parce que fluctuantes dans un espace social qui se mondialise, ou appartiennent elles à un système dans lequel nous devons retrouver les valeurs intangibles qui fonderaient l'espèce humaine ?

« Docteur, est-ce qu'il y a des risques ? ». La réponse est oui

Risk and its information in surgery

Our modern society is unable to reach « the zero risk » and must now deal with risks which perception and acceptability have changed over the last decades. All social groups, with variations between groups, condemn « the science ». We must now redraw the limit of our democracy and the role of experts. In the medical field, risks are not something new. However the complexification of the medical system make evaluation and correction of risks difficult. By copying the industrial models, we now start to manage « the risk ». In France, risk information is a legal obligation. Practically, however, patient cannot understand the risks. This is because when asking for risks, patients mainly ask for the real definitions of the values of our society.

Mots clés :

Risque – Information des patients – Complications – Chirurgie – Société du risque

Key-words

Risk – Patients' information – Complications – Surgery – Society of risk

English Title

The risk and its information in surgery

Remerciements

De nombreuses personnes m'ont aidé, soutenu ou encouragé ces dernières années. Il serait illusoire de vouloir être exhaustif en les citant toutes, injuste de ne pas écrire que je reste leur débiteur. Je pense qu'elles se reconnaîtront puisqu'elles savent ce que je leur dois. Je voudrais plus particulièrement signaler cependant quelques personnes, par ordre chronologique :

Jean-Claude Doutres

Chirurgien, il a été mon premier contact avec le monde chirurgical quand je faisais un petit boulot d'été de brancardier. C'est lui qui m'a montré l'importance du compagnonnage, la fierté du métier de chirurgien et le plaisir de l'enseignement. Après une duodénopancréatectomie céphalique, alors que je lui demandais si ce genre de malade n'était pas plutôt pour l'hôpital, il m'avait répondu : « *On a pas besoin d'être à l'hôpital pour opérer des beaux malades et ici je suis plus libre de m'organiser. Ce qui me manque, c'est un petit con comme toi pour me poser toujours des questions* ». Je continue de (me) poser des questions.

Raymond Vilain

Je n'ai fait que croiser l'homme comme étudiant en médecine. Ses défauts ont été largement soulignés, ses qualités aussi. Il était célèbre pour ses formules percutantes. Une m'a profondément marqué au moment où je commençais mon internat de chirurgie : « *Vas-y petit, montre leur qu'un chirurgien, ça peut être intelligent...* ».

Alain-Charles Masquelet

Je suis toujours resté admiratif du personnage qui allie la main (c'est un excellent opérateur) et la tête (bien faite et réfléchissant sur son métier). J'ai toujours répondu avec enthousiasme à tes propositions de travail, pour m'apercevoir après que c'était beaucoup plus dur que ce que j'imaginais. Cette thèse ne fait pas exception. Merci pour ta confiance et pour l'obligation que tu me fais de sans cesse m'améliorer et de me remettre en question.

Raoul Tubiana

Mon maître en chirurgie de la main. Vous avez, à votre âge, déjà eu tous les honneurs officiels et toutes les récompenses, et toutes étaient méritées. Je voudrais souligner votre modestie. Vous représentez pour moi l'honnête homme, l'humaniste et un vrai modèle pour une société en mal de repères.

Christian Hervé

Vous m'avez accueilli très gentiment dans votre laboratoire d'éthique et m'avez encouragé à continuer. Malgré le long délai de réalisation de cette thèse, vous m'avez toujours soutenu et stimulé. Votre enthousiasme à encourager les médecins à réfléchir sur leurs pratiques est remarquable. Votre aide m'a été précieuse, j'espère que cette thèse justifiera la confiance que vous m'avez accordée.

Et puis, à part, ma famille. Ma mère. Elle était arrivée en retard pour la soutenance de ma thèse de médecine, elle ne sera pas là pour celle de sciences. Ma femme et mes enfants qui continuent toujours à se demander pourquoi je passe mes soirées sur mon ordinateur mais qui ne m'ont jamais fait de reproches. Ils savent combien je les aime.

Table des matières

Introduction

« Docteur, est-ce qu'il y a des risques ? ».

De très nombreux actes chirurgicaux sont réalisés chaque année en France et dans le monde.

Leur fréquence à l'échelle d'une nation ne doit pas cacher l'angoisse que ressent l'individu au

moment de prendre sa décision. Se faire opérer n'est jamais facile ; accepter la proposition

thérapeutique d'un chirurgien est une décision lourde de conséquences. Il faut donner sa

confiance à un chirurgien que l'on a rencontré une ou deux fois le plus souvent. Parmi les

éléments qui permettent à un patient d'accorder sa confiance à un chirurgien, la connaissance

du « risque » encouru est devenu un élément clé dans notre société actuelle.

Le premier risque de la vie, c'est la mort ! [1]. Dans toute question sur le risque que pose le

patient se cache l'angoisse de la mort. Il faut vivre dangereusement disaient, avec panache,

Bonnie et Clyde dans les années 1930 !. Aujourd'hui, le risque est devenu omniprésent dans

notre société, mais il s'agit maintenant d'un risque beaucoup plus gestionnaire que

romantique [2]. Une recherche sur Internet avait permis de retrouver 351000 réponses pour le

mot clé « Risk Management » [3]. Dans le quotidien Le Monde daté du 18 septembre 2002, on

peut lire : « ...*La pédagogie du risque est insuffisante...Outre-mer, les habitants ont la*

culture du risque,...les zones rouges du PPR, plan de prévention du risque (p.13) ». Ailleurs :

« *La règle du risque constant, ...surrisque chez les jeunes conducteurs...*(p10) » ou sur les

---

[1] Paradoxalement, c'est aussi la seule situation dans laquelle il n'y a plus de risque !
[2] Szulmajster-Celnikier A. Histoire de mot. In Le Risque, M. Asch et A. Le Ninèze (eds), Collection Mot à Mot, EDP Sciences, Paris, 2003, pp 7-15
[3] Asch M. Peut-on risquer sans risque ?. In Le Risque, M. Asch et A. Le Ninèze (eds), Collection Mot à Mot, EDP Sciences, Paris, 2003, pp 16-54

pirates informatiques :« *je vais lire les nouvelles lois pour savoir ce que je risque…*(p14) ».

Dans le même quotidien du 2 octobre 2002, on lisait p17-18 un article économique dans lequel les experts nous disaient : « *Les banques qui vendent leurs risques peuvent réutiliser plusieurs fois leur capital…Il se forme ainsi des chaînes de risque opaques aux autorités prudentielles. Or, le comportement des investisseurs reste caractérisé par une aversion au risque.* » [4].

Le risque est donc partout, et celui que l'on rencontre en Médecine n'est qu'un avatar de tous ceux que l'on croise dans notre vie quotidienne [5]. Le risque est une composante permanente de la médecine moderne. Face à la maladie, les médecins mettent en oeuvre différentes actions afin d'apporter un bénéfice aux patients. Le bénéfice attendu est la justification de l'action entreprise. Cependant, celle-ci peut avoir une conséquence négative. Cette conséquence potentiellement négative accompagnant la recherche de bénéfice constitue le risque médical. Bien que les avancées scientifiques et technologiques aient permis des progrès considérables dans la qualité et l'efficacité clinique de la prise en charge des patients, ce gain d'efficacité s'est accompagné, en contrepartie, de l'apparition de nouveaux risques 6. Aux États-Unis, par exemple, le nombre de décès liés à « une erreur médicale » est estimé entre 40 000 et 100 000 par an. À titre de comparaison, les accidents de la route tuent 35 à 40 000 personnes par an dans ce même pays. La sécurité des personnes est donc un enjeu majeur pour les médecins et les établissements de santé.

---

[4] Szulmajster-Celnikier A. Histoire de mot. In Le Risque, M. Asch et A. Le Ninèze (eds), Collection Mot à Mot, EDP Sciences, Paris, 2003, pp 7-15
[5] « Esope allait aux bains sur les conseils de son ami Xantippe. Chemin faisant il rencontre la patrouille d'Athènes : - Où va-tu ? Où je vais ? répond Esope. Je n'en sais rien – Tu n'en sais rien ! Marche en prison ! Eh bien ! reprit Esope, ne l'avais je pas dit que je ne savais pas où j'allais ? Je voulais aller aux bains et voilà que je vais en prison » in Jacques le Fataliste, Diderot.
[6] ANAES. Principes méthodologiques pour la gestion des risques en établissement de santé. 2003. Disponible sur www.anaes.fr, 110 pages.

L'information du patient des risques mais également des bénéfices d'une intervention fait partie du devoir du médecin depuis des siècles. Cependant, en France, le renversement de la charge de la preuve (d'information) qu'a entraîné la décision de la cour de Cassation du 25 février 1997 [7] a considérablement modifié la relation médecin - patient. D'une confiance plus ou moins implicite, sous-tendue juridiquement depuis l'arrêt Mercier [8] par la notion de contrat, cette relation est devenue beaucoup plus formelle et ce contrat est maintenant écrit et signé par les patients en pratique quotidienne. Ce contrat doit (devrait) parler des risques encourus par le patient afin de lui permettre de choisir l'option thérapeutique qui lui convient, aidé en cela par le praticien. La négation des risques entraînera, s'ils se réalisent, un sentiment d'injustice (« on ne m'avait pas dit..), leur surévaluation peut faire choisir une option thérapeutique mal adaptée, source ensuite de l'apparition de complications parfois plus sévères que le risque que le patient souhaitait éviter. On comprend ainsi l'importance qu'a prise actuellement la notion de risque, pour les patients et leurs relais médiatiques, dans la médecine moderne. Et pourtant !, ce sont les maladies et les accidents qui sont responsables de la très grande majorité des décès dans le monde, pas les actes médicaux eux-mêmes !. Mais les innovations technologiques, notamment celles observées en médecine et plus particulièrement en chirurgie, pratique professionnelle qui se déroule dans un cérémonial particulier, cristallisent la plupart des appréhensions. Sans vouloir établir une comptabilité morbide, il est surprenant de constater l'attention aiguë, parfois paradoxale, portée à des risques « techniques », parfois hypothétiques et hors de proportion avec des risques bien réels

---

[7] Cass. 1ère civ., 25 févr. 1997, *Hédreul*, JCP 1997, éd. G., I, 4025, n° 7, obsv. G. Viney ; G. Mémeteau. Devoir d'information, renversement de la charge de la preuve. Méd Droit 1997;24:6.

[8] « *attendu qu'il se forme entre le médecin et son client un véritable contrat comportant, pour le praticien, l'engagement, sinon bien évidemment de guérir le malade, ce qui n'a d'ailleurs jamais été allégué, du moins de lui donner des soins non pas quelconques, ainsi que paraît l'énoncer le moyen du pourvoi, mais consciencieux et attentifs, et réserves faites de circonstances exceptionnelles, conformes aux données acquises de la science, que la violation même involontaire de cette obligation contractuelle est sanctionnée par une responsabilité de même nature, également contractuelle ainsi que l'action civile qui réalise une telle responsabilité...échappe à la prescription triennale de l'article 638 du code d'instruction criminelle...* ». Cour Cass Civ I, 20 mai 1936.

et souvent beaucoup plus meurtriers. Ceci est lié à la perception et à l'acceptabilité des risques. Les risques dits « naturels », jugés inévitables, sont acceptés avec un certain fatalisme ainsi que ceux que chacun décide de prendre dans l'exercice de ce qu'il estime être son libre arbitre (cancer du poumon du fumeur,…). Il en va autrement des risques que l'on subit du fait d'une activité humaine collective (au sein d'un établissement de santé) ou « individuelle » (celle liée à un médecin / chirurgien spécifique). Ce sont ces risques et surtout leur image fantasmatique que les chirurgiens doivent apprendre à connaître pour mieux les définir et les expliquer afin que le patient puisse, sans risque de se tromper, choisir l'option adaptée à son cas.

Notre travail porte sur la notion de risque et son information et comprend donc plusieurs parties :

- La première partie consistera à définir le risque. Historiquement associé aux assurances et aux probabilités, le risque est maintenant une construction sociale centrale des sociétés occidentales. La notion de risque a récemment glissé de son contexte assurantiel qui fondait un lien social grâce à la répartition des charges financières induites par la couverture des risques vers la notion de précaution qui s'accorde mieux avec la société individualiste actuelle et l'apparition de risques invisibles ou pour l'avenir. Le risque a généré sa propre science, la cyndinique [9], et puisqu'il ne peut disparaître, il doit maintenant se gérer.

- La deuxième partie traite du risque en médecine. Le risque a existé de tout temps et depuis toujours les médecins essaient de quantifier ce risque et d'en apprécier les facteurs favorisants. La médecine s'est rapidement servi des statistiques et des probabilités pour quantifier et essayer de définir les risques. La médecine moderne,

---

[9] Du grec Kyndunos (κινδυνοσ), le danger.

plus efficace, génère maintenant des risques sériels et apprend également à gérer le risque.

- La dernière partie traite de l'information du risque au cours du colloque singulier que constitue la consultation. Le risque médical ne revêt pas la même apparence selon que l'on est patient ou médecin, mais aussi selon qu'on soit en colloque singulier ou dans une réflexion de santé publique. Car c'est au niveau de l'individu que se posent les problèmes pratiques. Comment peut-on transmettre une information portant sur les risques chirurgicaux ? Est-il seulement possible de la transmettre ou s'agit-il d'une vision juridique plus théorique que pratique, et si oui comment faire dans une pratique professionnelle ? Si des difficultés existent, et elles existent, quelles réflexions éthiques peut-on avoir pour aider au mieux nos patients ?. Ces questions sont l'objet de la troisième partie de cette thèse. Elles sont la poursuite du travail accompli lors de mon DEA [10]. Les travaux publiés depuis concernent essentiellement la chirurgie de la main (et du membre supérieur) car on n'analyse correctement que ce que l'on pratique quotidiennement. Comme les travaux concernant la chirurgie de la main sont rares, je me suis appuyé dans la discussion sur l'expérience d'autres chirurgiens et médecins ayant réfléchi à ces problèmes.

---

[10] Dumontier C. L'information des patients. Les chirurgiens ont-ils toute l'information ? L'information complète existe t'elle dans la chirurgie des lambeaux pulpaires des doigts longs. Mémoire DEA, Paris 2000. Résumé disponible sur http ://www.inserm.fr/ethique

Le risque : Définitions – Le risque comme construction sociale – La gestion du risque

Le risque fait partie de la vie. Il est présent dans toute activité humaine, mais c'est un événement que l'on redoute en raison de ses conséquences négatives. Au risque sont associées les notions de gravité et de probabilité. Mais trois aspects sont d'emblée à souligner :

- La prise de risque est liée à la recherche d'un bénéfice dans l'activité réalisée. « Là où est le danger, là croît aussi ce qui sauve » (Hölderlin). « Le risque est un besoin essentiel de l'âme. L'absence de risque suscite une espèce d'ennui qui paralyse autrement que la peau, mais presque autant...Le risque est un danger qui provoque une action réfléchie...dans certains cas, il enferme une part de jeu, dans d'autres cas, quand une obligation précise pousse l'homme à y faire face, il constitue le plus haut stimulant possible »[11].

- La prise de risque est souvent une condition de la performance. Risquer c'est se risquer plutôt que subir. Agir ne semble pas pensable indépendamment de la prise de risque, c'est-à-dire de l'identification, de la connaissance et de la mesure de cette part d'aléa ou de danger non complètement anticipable et qui de ce fait devient constitutif de l'action. Hamlet dénonce celui qui hésite à s'engager, faute de savoir [12]. Dans tous les domaines, prendre des risques, peut permettre d'augmenter la performance. En santé, la recherche d'un bénéfice à long terme rend souvent nécessaire une prise de risque à court terme. En médecine, ne pas prendre de risque signifie ne pas soigner et donc augmenter le risque (d'aggravation) pour le patient.

---

[11] Simone Weil, L'enracinement.
[12] *« La résolution au teint rose pâlit sous le regard de la pensée, et tout l'élan des grandes entreprises (...) sous ce regard se détourne et se fige »*

- La perception du risque peut varier et influence de ce fait son acceptabilité. Que serait l'aventure sans le risque ? Un risque sera davantage acceptable lorsqu'il est perçu comme choisi et non comme subi et, surtout, quand l'individu a le sentiment de pouvoir y échapper. L'information du patient constitue un volet à part entière de la gestion de l'acceptabilité du risque.

Dans ce chapitre, nous allons voir l'origine du mot, son sens, son utilisation et son évolution dans la société moderne et en médecine et préciser ce qu'on entend par la gestion du risque.

1 : Définitions

Le mot « risque » est un nom commun, d'usage courant et dont la définition dans le Petit Robert paraît assez simple : « *Danger éventuel plus ou moins prévisible* ». Le risque, dans son sens commun, c'est la survenue d'un événement négatif (le danger), qui n'est pas obligatoire (éventuel, veut dire qu'il doit être possible d'y échapper) mais, qui n'est pas, non plus, totalement une surprise (prévisible). « *Le risque est une attitude pouvant déboucher sur une dégradation de la situation, un accident au sens large : accident matériel ou de personne, problème psychologique, social (perte d'emploi, pauvreté...), perte financière...*[13] ».

Les juristes et les avocats ont une définition assez proche : « Éventualité d'un événement ne dépendant pas exclusivement de la volonté des parties et pouvant causer la perte d'un objet ou tout autre dommage », plus agréable à l'oreille des chirurgiens. Éventualité a un côté plus scientifique, statistique, qu'éventuel. Évènement a une connotation plus neutre que le mot danger. Cette neutralité apparente des termes n'empêche pas que la fin de la phrase montre

---

[13] http://www.encyclopedie-enligne.com/r/ri/risque.html

qu'il n'y a pas d'ambiguïté sur le caractère négatif de l'événement pour les juristes. Enfin, à titre personnel, je trouve savoureux le « ne dépendant pas exclusivement ». Si les juristes acceptent apparemment qu'existent des aléas, que le chirurgien ne soit pas toujours responsable de ce qui survient, il n'en est pas moins sûrement coupable quelque part.

Pour les scientifiques, le risque est la combinaison d'enjeux soumis à un aléa, résumé par la formule : aléa x enjeux = risque. L'aléa est ici la possibilité d'apparition d'un phénomène ou d'un événement résultant de facteurs ou de processus qui échappent au moins en partie à l'homme. Les enjeux (ou vulnérabilités) sont les personnes, biens, équipements, et/ou environnement susceptibles de subir les conséquences de l'événement ou du phénomène. Les différents types de risques auxquels nous pouvons être exposés sont regroupés en 5 grandes familles :

- Les risques naturels : avalanche, feu de forêt, inondation, mouvement de terrain, cyclone, tempête, séisme et éruption volcanique… ;
- Les risques technologiques : d'origine anthropique, ils regroupent les risques industriels, nucléaire, rupture de barrage, transport de matières dangereuses…
- Les risques liés aux transports collectifs,
- Les risques de la vie quotidienne (accidents domestiques, accidents de la route …) ;
- Les risques liés aux conflits.

1-1 : Un peu de linguistique

Le mot risque n'apparaît qu'en 1557 dans la langue Française [14]. Son origine reste discutée :

---

[14] Szulmajster-Celnikier A. Histoire de mot. In M. Asch, A. Le Ninèze (eds). Le risque, collection mot à mot, EDP Sciences, Paris, 2003, pp 7-15.

- L'origine la plus probable est qu'il viendrait de l'Italien risco/risico (aujourd'hui rischio), lui-même issu du latin médiéval risicus/risigus, tiré du latin classique resecare « enlever en coupant ». A l'appui de cette hypothèse étymologique, le mot resega qui en dialecte milanais veut dire « scie » et « danger », les mots resegue et resega qui en Provençal moderne signifient « danger » et « couper », enfin les mots espagnols riesgo « risque » et risco « écueil, rocher escarpé » puis par extension tout péril que court une marchandise en mer.

- Une autre hypothèse en fait un dérivé du latin populaire rixicare, tiré du latin classique rixare « se quereller, se battre » (en phonétique riksare, ce qui aurait donné après métathèse, riskare).

- Une hypothèse moins probable ferait du mot risque un dérivé du mot grec rhizikon (« risque » en grec moderne), de rhiza « racine ».

- Enfin une dernière hypothèse en ferait un mot dérivé d'origine arabo-musulmane « ce que Dieu accorde aux hommes ». Cette notion, présente dans le Coran, passerait dans le langage courant maritime pour désigner l'événement fortuit [15], où l'on retrouve la notion d'écueil.

On trouve un exemple de l'emploi du mot "risque" dans les statuts urbains, de la ville de Mantoue datée de 1229 : « ... *Il doit aller et venir en sécurité, au risque (resigum) et péril de Mantoue, par tout son district, au cas où il subit un vol* » [16]. On retrouve également des formules typiques de notules commerciales marseillaises par lesquelles un commerçant garantissait les risques encourus par les navires par le biais d'un prêt d'argent, lequel ne lui était pas remboursé en cas de perte du navire, mais lui permettait de participer aux bénéfices en cas de profit. À l'époque où les chrétiens se devaient des prêts gratuits se posait donc la question de la validité par rapport au droit canon des contrats de prêts non gratuits et donc

---

[15] Lemaitre A. Le risque dans sa génèse. Table ronde du CRESAT (centre de recherche sur les sciences, les arts et les techniques), mars 2001. Journal des accidents et des catastrophes, disponible sur http://www.iutcolmar.uha.fr/internet/Recherche/JCERDACC.nsf/NomUnique/JLAE-54NJNR
[16] Piron S. Le risque dans sa génèse. Table ronde du CRESAT (op.cit.)

considérés alors comme usuraires. Il y avait, à cette époque, des débats à propos de la validité de ces contrats sur le risque, le risque (periculum) pouvant éventuellement constituer une justification de l'usure, « *pour faire disparaître l'usure, le risque doit porter, pour celui qui en tire profit, tant sur la propriété que sur l'usage de la chose soumise au risque* » [17].

À son origine controversée, le substantif ajoute un genre fluctuant. Le mot est féminin jusqu'en 1782 puis passe au masculin excepté dans l'expression a toute risque qui devient a tout risque en 1835. Le mot « risque » a été emprunté par les langues germaniques (anglais risk, allemand risiko, yiddish rizike), slaves (polonais rysyko, russe risk), et par le grec (si on rejette l'étymologie grecque).

Avec risque, la structure syntaxique dominante est celle d'un verbe (de mouvement) suivi d'un objet direct, la plus fréquente étant : « courir (le/la) risque ». Puis viennent s'exposer au risque et se mettre en risque (XVIIe s.) qui ne présentent plus d'objet direct.

Le verbe risquer est d'abord réfléchi : se risquer (à). Dès le XVIe s., il s'élargit à un verbe transitif puisque le Français risque sa vie, la prison, une bataille mais aussi sa réputation, l'impopularité, une comparaison, un œil, voire son argent pour ne pas dire le paquet ! [18]. Risquer est plus tardivement intransitif : « *en ce monde, il faut risquer…pour faire fortune* » et ce n'est qu'au XXe s. que dans l'expression « *ça ne risque pas* », le mot risque prend une valeur de « chance ».

---

[17] Pierre de Jean Olivi, Traité des contrats, vers 1293
[18] Szulmajster-Celnikier A. Histoire de mot. In M. Asch, A. Le Ninèze (eds). Le risque, collection mot à mot, EDP Sciences, Paris, 2003, pp 7-15.

Ses principaux synonymes sont anciens : péril (Xe s.), aventure (XIe s.), danger et hasard

(XIIe s.) et l'on trouvera dans la littérature Française médiévale [19] : « *Ainsi mit-il son corps en*

aventure plusieurs fois » (Jean, Sire de Joinville, Livre des saintes paroles et des bons faits de

notre saint roi Louis, XIII-XIVe s.) ; « *Quoiqu'il ait perdu sa malle, n'a pas la mort*

encouru » (Passerat, La satire Ménipée, Tapisseries, XVIe s.) ; « *sans rompure encourir ; j'en*

prendrois…l'adventure » (Villon, Ballade, Poésies divers, XVIe s.) ; « *les lieux plus asseurés*

luy estoyent des hazards » (Aubigné, Vengeance, XVIe s.). Parmi les synonymes actuels, le

« risque » se situe vers le centre gauche d'un axe négatif/positif : sa valeur est plus positive

que péril et danger, mais plus négative qu'aventure, hasard, fortune et chance. On prend un

risque, on ne prend pas un danger !. Le danger, le péril sont considérés comme différents du

risque car il s'agit de la nature même du risque envisagé. Le danger est ce qui « menace ou

compromet la sûreté, l'existence d'une personne ou d'une chose ». On parle du risque

d'accident, mais on étudie le danger, c'est-à-dire la manière dont surviennent les accidents. Le

danger est une menace que l'on identifie et dont on examine les moyens propres pour la

traiter. Le hasard renvoie à ce qui n'est pas historique, pas humain [20]. Dans l'exemple suivant,

le hasard et le risque jouent, chacun différemment, dans le cas des accidents de la route. « *Les*

chiffres indiquent qu'il y a chaque année, environ 8 000 morts, en France, dans ces accidents.

Donc nous ne devrions pas monter dans notre véhicule, car la probabilité que je sois tué ou

que je tue existe. Même si elle est faible, elle est calculable. Cela, c'est le risque. Mais il y a

les dimensions psychologiques. La probabilité est très faible ». Globalement le chiffre des

morts est très élevé, mais le risque, en pratique, va être nié, parce que sa probabilité

d'occurrence est infime. « *Si cela nous arrive, nous accuserons le hasard* ».

---

[19] Szulmajster-Celnikier A. Histoire de mot. In M. Asch, A. Le Ninèze (eds). Le risque, collection mot à mot, EDP Sciences, Paris, 2003, pp 7-15.
[20] Wieworka M. Le risque selon les sciences sociales. Entretien avec P. Campion et S. Gibert, 10 décembre 2001, disponible sur http://cru.chateau.free.fr/wieworka.htm

Il n'existe pas de mot en Français pour désigner le risque imprévisible, que les Latins appelaient « casus » dans lequel on retrouve la notion de chute, de l'évènement qui vous tombe dessus de façon inattendue [21].

1-2. Le champ sémantique du risque

Le « risque » se déploie à travers deux champs sémantiques. Le premier est représenté par toutes les activités humaines, physiques, intellectuelles,…parmi lesquelles la guerre, le jeu, la finance, la médecine. Le second champ est couvert par les forces de la nature et leurs retombée humaines, juridiques et financières. D'où les mots composés ou les expressions figées que sont : les risques du métier, risque maritime, risque de transport, assurance tous risques, risque naturel, groupe à risque, facteurs de risque, y compris l'expression juridique à ses risques et périls apparue dès le XVIIe siècle. En médecine, on parle ainsi du risque (de complications), mais aussi de facteurs de risque, d'un risque statistique, d'un risque relatif, d'un risque absolu, sans oublier les terrains à risque.

On remarquera que le mot « risque » est très souvent utilisé dans un langage bureaucratique et que ce sont des métaphores qui sont utilisées pour des usages plus fantaisistes : jouer aux dés, avec le feu, tenter le diable, marcher sur le fil du rasoir (où l'on retrouve l'étymologie « couper » !), tirer sa dernière cartouche…

2 : Le risque et sa perception historique

Nous sommes dans une ère où la recherche de la sécurité des biens et des personnes est considérée comme fondamentale. Cette notion nous paraît familière, aller de soi et dépendre

---

[21] Casus a donné deux dérivés : L'accident, avec une connotation négative, et la chance, positive.

essentiellement de l'évolution des techniques qui permettent de quantifier le risque et de lutter contre sa survenue. La sécurité des patients n'est pourtant pas une préoccupation récente puisqu'elle est évoquée dans le code d'Hammurabi roi de Babylone, et plus tard dans le fameux « primum non nocere » d'Hippocrate. Mais c'est seulement dans les années 1990 que la gestion du risque devient une discipline à part entière.

2-1 : Histoire du « risque »

En fait la perception que nous avons du risque et de son antonyme, la sécurité, est récente. « Le paradoxe des sociétés modernes est qu'elles jouissent d'un degré de sécurité inégalé dans l'histoire et qu'elles se perçoivent de plus en plus comme des sociétés à risques » (Le Monde, éditorial des 21-22 octobre 2001) [22]. La perception de la sécurité, jusqu'au XVIIIe siècle, résidait essentiellement dans la confiance en Dieu [23]. Pour les Grecs, pourtant férus de mathématiques, l'homme est impuissant face à son destin. Quand on veut savoir l'avenir, on se tourne donc vers les oracles, non vers les philosophes ! On trouve bien quelques essais de quantification du risque dans le Talmud, mais, jusqu'à la Renaissance, l'avenir ne sera jamais aux yeux des humains qu'une question de chance, ou le fruit de contingences [24]: Jour après jour on mène la même vie ou presque. Au moyen âge, le danger représente l'expérience initiale du risque. Les dangers encourus ici-bas n'inquiètent que parce qu'ils constituent des indices relatifs à l'avenir dans l'au-delà [25]. Dans ce monde qui n'est pas encore « désenchanté », l'accident et le hasard n'ont pas de place, le risque non plus. Il faut en fait

---

[22] De nombreux auteurs, Français (Ewald), Allemand (Beck) ou Anglais (Giddens) parlent de « sociétés du risque ». Nous ferons de larges emprunts à leurs travaux.
[23] Allard P. Éléments pour une problématique de l'histoire du risque. Du risque accepté au risque maîtrisé. Représentation et gestion du risque d'inondation en Camargue, XVIIIe-XIXe siècles. Ruralia (en ligne), disponible sur http://ruralia.revus.org/document152.html.
[24] Bernstein PL. Plus fort que les dieux- la remarquable histoire du risque, Flammarion, 1998.
[25] Paretti-Watel P. Variétés historiques des perceptions du risque : le croyant face à la damnation. In Sociologie du risque, Armand Colin ed, Paris, 2000, pp31-47.

attendre la renaissance pour voir apparaître une théorie de la gestion du risque [26]. Cette théorie, ce sont Pascal et Pierre de Fermat qui vont la modéliser et mettre au point le calcul des probabilités [27]. Et pour quoi ? Pour améliorer la chance au jeu du chevalier de Méré !. Car l'homme s'est toujours passionné pour le jeu. Le premier jeu de dé a été conçu à partir d'un astragale de mouton évidé pour le durcir et le jeu de dé moderne, qui existe depuis les croisades, a donné le mot Français hasard (de l'arabe Az-arh qui signifie « le dé », alea en Latin). Adam Smith y voit l'effet de « cette outrecuidance si bien partagée, jointe à la confiance aveugle de chacun en sa bonne étoile » [28].

La découverte des probabilités à la renaissance tient au fait que pour intégrer la notion de risque, il faut porter son regard vers le futur, et non sur le présent. Le monde moderne est, dit Dominique Lecourt, né avec le sens de l'aventure. C'en est fini de l'obsession du retour qui taraudait le héros antique [29]. Dans le christianisme, si l'avenir reste un mystère, il relève d'une instance supérieure dont les intentions et les valeurs sont accessibles à qui veut bien les étudier. Les croisades font découvrir aux occidentaux la culture raffinée de l'Islam et les chiffres dit arabes (notamment le 0 qui facilite grandement les calculs) que les Arabes ont en fait ramené d'Inde [30]. Les abaques romains cèdent alors la place aux méthodes de calcul. Le remplacement de l'abaque par les chiffres arabes symbolise l'avènement d'un calcul écrit, autrement dit de la pensée abstraite [31]. Cependant le système des chiffres ne permet pas de

---

[26] Asch M. Peut-on risque sans risques. In M. Asch, A. Le Ninèze (eds). Le risque, collection mot à mot, EDP Sciences, Paris, 2003

[27] « La peur du danger devrait être proportionnelle pas seulement à la gravité du danger, mais aussi à la probabilité de l'événement » In La logique ou l'art de penser, Blaise Pascal, 1662.

[28] Ignatin G, Smith R. The economics of gambling, in WR Eadington, Gambling and Society : interdisciplinary studies on the subject of gambling, Londres, Charles Thomas, 1976 cité par PL Bernstein, Plus fort que les dieux- la remarquable histoire du risque, Flammarion, 1998 p 7

[29] Lecourt D. Contre la peur. De la science à l'éthique, une aventure infinie. PUF, Paris, 1990, pp1-172.

[30] Ifrah G. Histoire universelle des chiffres. Edition Bouquins, Robert Laffont, Paris, 1994.

[31] Bernstein PL op cit.

remplacer le concept de hasard par celui de probabilité qui signifierait que l'avenir est mesurable, voire contrôlable. Il faut pour cela que l'homme prenne conscience qu'il n'est pas le jouet du destin, que son avenir n'est pas déterminé par les dieux. La réforme, en éliminant la confession, engage l'individu à voler de ses propres ailes et à s'assumer pleinement. Le salut dépend de la vie morale du Catholique qui en devient responsable. Jacques Ruffié pensait que les découvertes, à la Renaissance, étaient plutôt faites par les Catholiques qui, grâce à un intermédiaire auprès de Dieu (Le Christ intercédait pour eux), pouvait se consacrer à la découverte du Monde, alors que les Protestants se devaient de justifier personnellement leurs actions auprès du Divin [32]. La doctrine de la prédestination, trait le plus caractéristique des dogmes de la réforme, d'une « inhumanité pathétique» plonge le croyant dans une solitude intérieure totale [33]. Christophe Colomb ne part pas en croisière aux Caraïbes, il prend des risques pour faire fortune ! L'apologie du commerce par Voltaire au XVIIIe siècle en France signe cette évolution des mentalités. Au Moyen-âge faire fortune était encore considéré comme un péché, d'où l'éclosion des nombreuses messes (Les messes hautes et les (fameuses) messes basses) dite au décès de l'individu pour dépenser la fortune qu'il avait accumulée pendant la vie sur terre et « acheter » ainsi plus sûrement son paradis pendant la période du purgatoire [34]. Le purgatoire offre « un complément d'espérance ». En permettant le rachat des peines, le purgatoire rapproche la damnation du risque moderne : il suscite des mécanismes assurantiels.

---

[32] Ruffié J. De la biologie à la culture. Flammarion, Paris, 1983. Voir Aussi l'analyse de Peretti-Watel in Sociologie du risque (op.cit.). « *Ce rôle dévolu au Christ (qui a pris tous les péchés sur lui) perdure dans les ordres monastiques. Le clergé régulier s'apparente à une assurance mutualiste…* ».
[33] « *Dans l'affaire la plus importante de sa vie, le salut éternel, l'homme de la réforme se voyait astreint à suivre seul son chemin à la rencontre d'un destin tracé pour lui de toute éternité. Rien, ni personne, ne pouvait lui venir en aide.* » In Weber M, L'éthique protestante et l'esprit du capitalisme. Presses Pocket, 1964, p116.
[34] Aries P. Histoire de la mort en occident. Du moyen âge à nos jours. Seuil, Paris, 1990.

La science devient, dès cette époque, un moyen de penser la société. Bacon, dans la nouvelle Atlantide (1627), donne la description d'une société organisée par et pour la science qui se présente comme la cité idéale et ce rêve Baconien s'est transmis de génération en génération avec ses variations notamment sociales avec Hobbes (la société est constituée avec un corps, elle a ses atomes, les individus). Le Physicien Suisse Daniel Bernoulli (1700-1782) introduit la notion d'utilité, notion particulière à chaque individu qui pondère la probabilité pure [35]. Carl Friedrich Gauss (1777-1855) introduit la courbe de Gauss, dite courbe normale, qui est au centre de la plupart des systèmes de gestion des risques. Francis Galton (1822-1921), en étudiant l'hérédité a montré la tendance de chaque espèce à tendre vers l'individu moyen (la régression vers le type ancestral moyen) qui est à la base de nombreuses théories boursières. Dans le domaine des affaires, l'assurance est parmi les premières applications de la théorie des probabilités, à la suite notamment des travaux sur la loi des grands nombres de Jacques Bernoulli. Edmund Hally (1656-1742) crée les premières tables de mortalité qui permette l'évaluation des assurances-vie. Le risque relève du calcul, il est distinct du hasard. Le calcul du risque suppose que l'on n'explique plus l'événement par le destin ou la fatalité, Dieu, la Nature ou quelque entité métasociale, mais qu'il soit rapporté à des conduites sociales ou humaines identifiables et dont la réalisation relève de certaines régularités. Le caractère aléatoire autorise ensuite que cet événement soit soumis à un calcul de type assurantiel [36].

---

[35] « *L'utilité qui résulte de toute augmentation de richesse sera inversement proportionnelle à la quantité de biens déjà possédés* ».
[36] Peretti-Watel P. Pourquoi et pour qui un risque est-il acceptable ? In Cahiers de la sécurité intérieure 1999 ; 38 : 9-35.

2-2 Le risque comme construction sociale

Le XIXe siècle est celui de la responsabilité. Au XIXe siècle, la notion d'accident inclut celle de dommage. Auparavant, le monde était perçu comme un monde dangereux et la réalisation de dommages sans faute faisait partie des risques de la vie. La valeur morale qui s'y référait était que chacun devait supporter le poids du destin. C'était une conception de responsabilisation individuelle. La question des accidents de travail va poser un problème nouveau aux juges. Il est le plus souvent impossible à l'ouvrier de faire la preuve de la faute patronale. Lorsque la faute est établie, elle est infamante pour le patron. Sous certaines conditions, on va donc admettre l'existence d'un danger inhérent à l'activité même, qui échappe au patron et dont il ne saurait être tenu pour responsable. La notion de risque va alors se substituer à celle de faute [37]. La fin du XIXe siècle marque le début des dispositifs de solidarité (et de leurs critiques). C'est l'évolution progressive, dans le temps, du secours à la solidarité, le début de la socialisation du risque [38]. La philosophie sous-jacente à cette évolution est qu'il existe des risques sociaux et que leurs réalisations doivent donner lieu à une prise en charge collective et solidaire. Comme il y avait solidarité dans le bien, il fallait répartir la charge des risques. La jurisprudence de la fin du XIXème siècle, puis la loi du 9 avril 1898 sur les accidents du travail, marquent à cet égard une avancée substantielle. Le principe de la responsabilité automatique des employeurs est adopté, même dans les cas

---

[37] Peretti-Watel P. L'invention du risque moderne. In Sociologie du risque, Armand Colin, Paris, 2000, pp48-62.
[38] Frédéric Bastiat. _"Les Harmonies Économiques" – 1850. *[...] J'ai vu surgir spontanément des sociétés de secours mutuel, il y a plus de vingt-cinq ans, parmi les ouvriers et les artisans les plus dénués, dans les villages les plus pauvres du département des Landes [...] Dans toutes les localités où elles existent, elles ont fait un bien immense [...] Leur écueil naturel est dans le déplacement de la Responsabilité. Ce n'est jamais sans créer pour l'avenir de grands dangers et de grandes difficultés qu'on soustrait l'individu aux conséquences de ses propres actes. Le jour où tous les citoyens diraient : « Nous cotisons pour venir en aide à ceux qui ne peuvent travailler ou ne trouvent pas d'ouvrages », il serait à craindre [...] que bientôt les laborieux ne fussent réduits à être les dupes des paresseux. Les secours mutuels impliquent donc une mutuelle surveillance, sans laquelle le fonds des secours serait bientôt épuisé. Cette surveillance réciproque [...] fait la vraie moralité de l'institution. C'est cette surveillance qui rétablit la Responsabilité [...]*

d'accidents fortuits ou de faute de la victime. La prise en charge des risques est inséparable du progrès et essentiel pour ne pas le freiner.

La signification de l'accident a changé, il inclut désormais l'idée d'un dommage à réparer. Mais on est encore dans une idée de transcendance, dans laquelle le risque pouvait être calculé. On acceptait le risque parce que ce risque était indemnisable. Cette monétarisation va atteindre l'homme lui-même, avec l'évaluation du coût d'un décès et donc de la valeur monétaire d'une vie [39]. Le risque est lié à l'assurance. Le risque est un capital, on n'assure pas le dommage, mais un capital fixé à l'avance. Calculer un risque, c'est maîtriser le temps, discipliner l'avenir [40]. C'est faire preuve de prévoyance, vertu cardinale du libéralisme du XIXe siècle. Pour être calculable, c'est-à-dire pour pouvoir être associé à une fréquence, le risque doit être considéré au niveau d'une population. L'assurance est par nature collective, faisant de chacun la partie d'un tout ; elle symbolise le lien social.

Le risque professionnel va devenir social en 1905 avec la loi sur l'assistance obligatoire pour les personnes âgées, les infirmes et les indigents. Vieillir n'est pas un accident, mais la notion de risque permet d'appréhender les inégalités sociales [41]. C'est cette espèce de risque fourre-tout que socialisent les assurances sociales. En devenant social, l'accident perd ses causes traditionnelles. Il ne renvoie plus à un châtiment, ni à une intention ou à une erreur humaine, il devient « normal ». Il manifeste simplement le lien social, l'interdépendance des activités humaines. Toute personne doit être protégée contre les risques, car ils ne sont pas équitablement répartis dans la société. L'assurance sociale, acte individuel de capitalisation, disparaît au profit d'une assistance généralisée fonctionnant par répartition. Cependant cette

---

[39] Peretti-Watel P. Pourquoi et pour qui un risque est-il acceptable ? In Les cahiers de la sécurité intérieure, 1999 ; 38, p9-35.
[40] Ewald F. L'état providence, Grasset, Paris, 1986, p180.
[41] Peretti-Watel P. L'invention du risque moderne. In Sociologie du risque, Armand Colin, Paris, 2000, pp48-62.

déviation engendre également ses propres inconvénients. L'assurance (sociale) ne sert plus à prendre des risques, elle autorise à n'avoir jamais à en prendre ce qui est économiquement (et moralement) contre-productif [42].

Les probabilités, nées avec le calcul du risque, vont être utilisées dans différents domaines comme la finance. Le calcul des risques financiers et la bourse, à la suite des travaux de Harry Markowitz, vont permettre la sélection des portefeuilles. D'où vont naître les produits dérivés (options et contrats à terme), initialement mis au point pour les agriculteurs et qui existaient depuis 1865. Les produits dérivés n'ont pas de valeur propre et leur valeur est fixée à l'aide de modèles mathématiques. Le risque politique s'appuie, lui, sur la théorie des jeux de John Von Neumann (1903-1957).

Dans les sciences sociales, la notion de risque apparaît dans les années 1980, introduite par le sociologue allemand Ulrich Beck [43]. L'idée centrale de son ouvrage est que l'idée de progrès ne cesse de reculer, tandis que la peur du progrès augmente à proportion. Quand on est dans l'ère industrielle, dit Beck, l'idée principale, est que, si l'on produit davantage, on va vers le progrès. Le problème est donc celui de la production. La notion de risque avait déjà sa place dans cette société, mais elle explose, pour ainsi dire, dans nos sociétés occidentales post-industrielles. Désormais on s'interroge non seulement sur les finalités de la production mais aussi sur « *les dégâts du progrès* », selon l'expression que la CFDT avait lancée dans les années 1970 [44]. L'idée, qui commence à prévaloir, c'est donc que la croissance de la production ne suffit pas pour qu'il y ait progrès, car elle développe ses propres risques :

---

[42] Ewald F. Le risque dans la société contemporaine. In Risque et Société, sous la direction de M. Tubiana et al. Nucléon, Paris, 1999, pp41-54.
[43] Ulrich Beck : La société du risque, sur la voie d'une autre modernité. Champs, Flammarion, Paris, 2001.
[44] Wieworka M. Le risque selon les sciences sociales. Entretien avec P. Campion et S. Gibert, 10 décembre 2001, disponible sur http://cru.chateau.free.fr/wieworka.htm

pollution, destruction de l'environnement, accidents et maladies du travail…Non pas que ces phénomènes n'existaient pas ou n'étaient pas connus, c'est qu'ils n'étaient pas considérés et pensés comme les risques du progrès lui-même: tout se passe comme si ces questions ne pouvaient pas être posées tant que l'on n'était pas sorti de l'ère de la production industrielle [45]. Ce sont des penseurs sensibles aux questions d'environnement et de développement, comme Hans Jonas [46], qui ont ensuite mis en place la notion de principe de précaution. La peur de la nature n'est plus liée à ses manifestations spontanées et dévastatrices mais au mépris de son équilibre et aux effets des actions de l'homme.

Ce n'est donc que progressivement que la société Européenne est passée de la notion de risque comme fatalité divine, contre laquelle la protection humaine est de peu de poids, à celle d'un risque maîtrisé ou maîtrisable qui aurait pour corollaire le droit à la sécurité et la gestion du risque. La notion même de risque dépend donc de l'époque dans laquelle nous vivons et du lieu où nous vivons. Elle s'est même développée et diversifiée à partir du moment où nous sommes entrés dans l'ère post-industrielle [47]. Le risque est une construction sociale [48].

3 La vision « moderne » du risque et de sa perception

Le phénomène de risque comporte une double polarité. Sa réalité (statistique) peut être chiffrée comme « espérance mathématique » (chaque fois que je prends ma voiture pour faire

---

[45] Ulrich Beck : La société du risque, sur la voie d'une autre modernité. Champs, Flammarion, Paris, 2001.

[46] Hans Jonas, Le Principe responsabilité (Das Prinzip Verentwortung, Insel Verlag, 1979), trad. de Jean Greisch, Paris, Cerf, 1990, rééd., Champs-Flammarion, 1998.

[47] « Le risque est en nous-mêmes. Nous sommes tous, quelle que soient notre bonne santé ou l'absolue moralité de notre conduite, des risques les uns pour les autres. Le risque est le mode moderne du rapport à autrui. » in Ewald F., L'état providence, Grasset, Paris, 1986, p20.

[48] « Le risque n'est que le travail de la société par lequel des peurs et des inquiétudes sont rendues perceptibles par une entreprise de domestication, de recherche continue de l'incertitude, de nomination du danger » Claude Gilbert cité par Fijalkow in La construction des territoires du risque sanitaire. Innovations et société n°1, GRIS ed, Rouen, pp65-84.

1000 km, j'encours un certain risque). L'attitude scientifique se réfère, en général, à

l'espérance mathématique. Sa perception peut s'appréhender comme « espérance d'utilité »

(même si le train est plus sûr que ma voiture, je prends ma voiture pour telle ou telle raison).

La différence entre perception et acceptabilité du risque souligne l'importance des facteurs

psychologiques et ces facteurs dépendent en grande partie de notre appartenance sociale.

3-1: La classification sociologique des individus

La perception du risque n'est pas la même pour tous [49]. Ce sont nos valeurs qui nous

permettent de définir la valeur, positive ou négative, que nous accordons à chaque chose.

Plusieurs études ont cherché à différencier des groupes selon leur perception du risque. Les

études de Wildavsky [50] et de Mary Douglas [51] ont repris les travaux de Dake qui définissait 4

groupes [52]. Il se dégage de ces travaux sur les variations de la perception des risques qu'ils ne

dépendraient pas de différences de personnalité au sens psychologique, ni du niveau

d'éducation ou même de connaissance technique du risque concerné, mais de visions

philosophiques. Les groupes définis sont [53] :

- Les « individualistes ou entrepreneurs» qui n'aiment pas la déviance sociale et craignent

tout événement extérieur pouvant nuire aux échanges entre individus. Ils considèrent la

technique bonne et les ressources de la terre sans limites. Tout est assurable, pourvu que l'on

[49] Marris C, Langford I, Saunderson T, O'Riordan T. Exploring the "psychometric paradigm": comparisons between aggregate and individual analyses. Risk Anal. 997 Jun;17(3):303-312.
[50] Wildavsky H, Mate K. Theory of risk perception : who fears what and why ?. J Am. Acad. Arts Sciences 1990.
[51] Douglas M, Wildavsky H. Risk and culture, an essay on the selection of technological and environmental dangers, University of California Press, 1984 résumé dans Peretti-Watel P, Sociologie du risque (op.cit.)
[52] Dake, K. Myths of nature: culture and the social construction of risk. Journal of Social Issues, 1992 ; 48: 21-37.
[53] Ces analyses sont elles-mêmes marquées dans le temps et l'espace, construites aux USA dans les années 1970, lors des grandes mouvements de contestation écologiques. Voir la construction et l'analyse des groupes dans Peretti-Watel P, Sociologie du risque, Armand Colin, 2000.

paye le prix du risque encouru. Ils ne craignent pas le risque qui est une opportunité plus qu'une menace.

- Les « hiérarchistes ou bureaucrates» qui bannissent la déviance sociale, respectent les institutions et les experts. Ils acceptent le progrès technique s'il ne remet pas en cause l'ordre social. Chacun prend des risques, la société n'en reconnaît que certains. Le bureaucrate déteste le changement, il a, à la fois une aversion au risque et il est aveugle aux risques, surtout si ils sont lointains. Ce type de structure, face à un risque a tendance à désigner un bouc émissaire.

- Les « égalitariens ou sectaires » rejettent toute hiérarchie, sont moins sensibles à la déviance sociale mais craignent la technique et ses conséquences sociales. L'indemnisation devra compenser les erreurs, les abus, les dysfonctionnements, la faute est rejetée sur les institutions. Pour maintenir la cohésion de ce groupe, il faut renoncer à la prospérité. Sa grande crainte ce sont les risques « catastrophiques ». Cette focalisation sur les « risques globaux » soutient une dénonciation globale du système, qui permet la cohésion du groupe. Dans les années 1970, les préoccupations écologiques à l'égard des risques n'étaient pas indépendantes de la crise économique et de la remise en cause d'un certain modèle de société. Outre les industries polluantes, c'est tout un système social, productiviste et capitaliste, et les valeurs qui le légitiment, que dénoncent les écologistes.

- Les « fatalistes, le pôle résiduel, les exclus» acceptent tout comme leur nom l'indique car ils ne constituent pas un groupe soudé et n'ont pas de sentiment identitaire. Ils subissent les règles imposées par les bureaucrates, ils sont aujourd'hui chômeurs, ouvriers spécialisés. Leur incapacité à se sentir capable d'agir sur leur situation leur fait subir les risques qu'ils considèrent comme de la malchance sur laquelle ils n'ont aucune prise [54].

Ce schéma est, peut-être, moins utilisé que celui développé par Slovic [55] appelé « paradigme psychométrique ». Le schéma de Slovic est basé sur une carte cognitive avec des items comme : 'involuntariness' (action involontaire); 'delayed effects' (effets secondaires); 'seventy'; 'dread! (redouter, appréhender); 'catastrophic potential' (possibilité de catastrophe); 'harm to future generations' (nuisance pour les générations futures); 'unfairness' (injustice, arbitraire); 'lack of knowledge to those exposed' (absence de connaissance des sujets exposés); et 'lack of knowledge to scientists' (absence de connaissance des scientifiques). Ces items sont combinés avec des notions comme inacceptable, fatalité, risques-aléas. Au niveau du groupe, ce schéma est plus pertinent que celui du biais culturel proposé par Wildavsky mais par contre au niveau individuel, la combinaison des deux montre que les 4 groupes de la théorie culturelle définis précédemment sont pertinents. Les études sociologiques expliquent aussi les difficultés à analyser des données nouvelles. Plusieurs études ont constaté « *la lenteur avec laquelle les gens changent d'avis et leur résistance extraordinaire à l'information nouvelle...une fois formées, les premières impressions orientent l'interprétation des informations ultérieures : les gens font confiance aux apports qui confirment leurs*

---

[54] « *La protection des hommes contre la peur et la terreur n'implique pas la suppression du risque ; elle implique au contraire la présence permanente d'une certaine quantité de risque dans tous les aspects de la vie sociale...il faut seulement que le risque se présente dans des conditions telles qu'il ne se transforme pas en sentiment de fatalité...* » Simone Weil, L'enracinement.
[55] Marris C, O'Riordan T. Risk Perceptions and Cultural Biases in Norfolk. The 1996 Annual Meeting of the Society for Risk Analysis-Europe

convictions initiales, et rejettent ceux qui les infirmeraient, comme étant sujets à caution erronés ou non représentatifs » [56].

3-2 La subjectivité du risque

« Le risque c'est une probabilité, la mesure de la croyance ». Dès la découverte des probabilités, il est apparu que le risque était composé de deux éléments distincts et cependant inséparables : les faits objectifs et un regard subjectif sur la désirabilité de ce qui est à gagner ou à perdre en prenant la décision [57]. Il est surprenant de constater l'attention aiguë, parfois paradoxale, portée à des risques techniques, parfois hypothétiques et hors de proportion avec des risques bien réels et souvent beaucoup plus meurtriers [58]. Ceci est lié à la perception et à l'acceptabilité des risques. Dans une enquête réalisée auprès de la population Française en 2001, à la question : « quels sont, à votre avis, les risques les plus importants dans votre vie quotidienne, les réponses citées ont été, par ordre décroissant [59] :

- L'excédent d'engrais qui passent dans les réserves d'eau (68%),
- La pollution de l'air crée par les voitures,
- Les pesticides utilisés pour la production de plantes,
- Les OGM,
- Le voisinage des centrales nucléaires,
- Le travail quotidien en face d'un ordinateur et
- L'utilisation des téléphones mobiles.

Et pourtant, en 2001, 64% des décès de causes naturelles ont été le fait des séismes !.

---

[56] Peretti-Watel P. L'étude expérimentale de la perception du risque. In Sociologie du risque, Armand Colin, Paris, 2000, pp111-125.
[57] Ash M, Le Ninèze A. Le risque. Collection mot à mot, EDP Sciences, 2003, pp1-147.
[58] Kourislky P : Du bon usage du principe de précaution. Ed Odile Jacob, Paris, 2002.
[59] Maîtrise des risques : prévention et principe de précaution. Les entretiens de l'INRS, 6 novembre 2001, disponible dans Documents pour le médecin du travail, 2002 ; n°90, pp175-180.

Les sociologues ont développé dans leurs travaux sur le risque l'importance de la notion de perception et de ses conséquences individuelles et collectives. Les inventions technologiques cristallisent la plupart des appréhensions même si ce sont toujours les maladies et les accidents qui sont responsables des désastres et des morts. Il y a une grande différence entre le risque réel et le risque perçu dans lequel intervient souvent une très forte composante « émotive ». Il existe des risques qu'on peut qualifier de majeurs (comme les accidents de la route) qui sont sous-estimés, sinon niés, car il y a une très grande distance entre les affects de l'opinion publique et les chiffres objectifs de la mort ou des invalidités. Le problème de la perception du risque est renforcé chaque fois qu'il est question d'une activité dont la probabilité d'accident est extrêmement faible avec un nombre de victimes potentielles, très élevées, comme dans le cas du nucléaire et la méfiance du public à son égard. Dans le domaine du nucléaire, nos connaissances techniques ne permettent pas d'appréhender, objectivement, la réalité du risque ce qui laisse une grande part à l'imagination [60]. Une perception subjective du risque un peu différente est celle du Sida. Certains prennent des précautions quand d'autres n'en prennent pas ou les abandonnent. Le risque est connu, l'information existe, mais la perception du risque est subjective, dépendante de l'individu. On peut ainsi dire qu'il existe des risques perçus et traités (pour lesquels une prise en charge sociale ou individuelle existe), des risques perçus et non traités, peut-être même des risques perçus et non traitables : il y a sans doute un risque majeur à habiter San Francisco, sur la faille de San Andreas, mais comment déplacerait-on la ville ?.

---

[60] Amalberti R. La conduite de systèmes à risques, PUF, 243pp, 1996.

3-2-1 : Risque individuel contre risque collectif

L'angoisse de mort que l'on feint de croire évitable se décline en une infinité de peurs nouvelles : Alcool, Tabac, Sexe,…L'amélioration de la durée et de la qualité de vie, la couverture offerte par les assurances publiques ou privées, ont transformé la conception que nous avons de la vie qui devient de plus en plus précieuse et perçue comme « un droit ». Cette nouvelle sensibilité crée de nouvelles attentes. Les dangers contre la vie deviennent de plus en plus intolérables. Plus on fait reculer l'espace du risque, plus il semble urgent de continuer à le faire reculer. Au XVIIIe siècle, la mortalité infantile était gigantesque. C'était un fait démographique, qui rencontrait une certaine insensibilité [61]. Dans nos sociétés, où elle est devenue très faible, elle paraît d'autant plus intolérable et l'on dépense des ressources considérables pour la réduire encore. On est passé d'un fléau à un risque [62]. Le Conseil d'état dit dans son rapport sur le risque [63] : « *La tendance générale est à l'extension de la couverture des risques et au recours à des mécanismes mêlant, à des degrés divers, assurance, responsabilité et solidarité.__ L'évolution ainsi constatée vers une plus grande " socialisation du risque " qui fait appel à une solidarité élargie, y compris nationale, participe de l'idée qu'il y a des risques dont il serait injuste de ne pas partager la charge* ».

Le risque occupe une position centrale dans le champ social, mais avec une apparente ambivalence dans sa perception. La prise de risque à titre individuel est valorisée, comme dans le jeu sportif ou boursier, alors que l'attente, au niveau collectif, est plutôt celle d'une gestion prudente et mesurée, d'une sécurité maximale. Cette contradiction apparente tient à la

[61] Vovelle M. La mort et l'occident. Gallimard, Paris, 1992.
[62] Wieworka : Le risque selon les sciences sociales. Entretient avec Campion P et Gibert S. 10 décembre 2001, disponible sur http://cru.chateau.free.fr/wieviorka.htm
[63] Conseil d'Etat - Rapport public 2005 - Jurisprudence et avis de 2004. Responsabilité et socialisation du risque (Etudes & Documents n.56).

valeur positive que peut avoir le risque [64]. Dans le risque individuel, il s'agit de s'affirmer comme sujet de son existence à travers une sorte d'épreuve de soi, où l'on fait courir un danger à soi-même et parfois aux autres. Pour le sociologue Wieworka et le philosophe Lecourt, « *C'est l'une des caractéristiques du monde moderne, liée à la perte des valeurs transcendantales, que de laisser les individus face à eux-mêmes et face à l'espèce de preuve qu'ils sont éventuellement tentés de s'administrer de leur propre existence. Ils sont « condamnés à inventer leurs propres valeurs* ». Cette conduite a une valeur ordalique, de « jugement de Dieu », qui peut revêtir une dimension d'autodestruction. Ainsi, au Brésil, on voit des « surfeurs du rail », ces gamins qui voyagent sur le toit des trains de banlieue. Ils s'affirment comme les seuls maîtres d'une vie qui ne vaut pas grand chose et qu'ils peuvent ainsi risquer, pour en éprouver la réalité. Les sports à risque sont nés très récemment, en opposition avec les valeurs sportives qui prônent une diminution de la violence dans le sport [65]. Ces sports à risque ont même leur propre chaîne de télévision (Xtreme sports) et plusieurs cas d'accidents ont été rapportés chez des jeunes adolescents ayant tentés d'imiter ces « sportifs de l'extrême ». L'individualisme étant très prégnant dans notre société moderne, chacun veut participer comme individu à la vie et aux décisions collectives et chacun veut être le sujet de son existence et piloter sa propre vie. Un risque est plus facilement accepté par ceux qui y sont exposés lorsqu'ils ont le sentiment de pouvoir le maîtriser. On peut noter chez l'individu une capacité d'addiction assez considérable, mais l'homme s'expose théoriquement à ces risques en « connaissance de cause », étant donné le niveau d'information disponible.

---

[64] Wieworka M. Le risque selon les sciences sociales. Entretien avec P. Campion et S. Gibert, 10 décembre 2001, disponible sur http://cru.chateau.free.fr/wieworka.htm
[65] Elias N. avec Eric Dunning. Sport et civilisation. La violence maîtrisée. Paris, Arthème Fayard, 1994.

De nombreuses enquêtes mettent en évidence « un biais d'optimisme » et montrent également qu'on estime le risque encouru plus élevé pour les autres que pour soi-même [66].

Il existe à l'inverse des risques auxquels nous nous exposons « facilement » sans que cela ne mette en valeur notre individualisme. Il faut ici faire intervenir la notion d'effroi et de crainte, ou, pour revenir à Bernoulli, la notion d'utilité. Cette notion que les économistes appellent le minimax (minimum de risques pour un maximum de gain) explique ainsi que nous acceptions facilement les téléphones portables malgré leur danger apparent (utilité maximum), et que nous refusions les OGM qui sont peu dangereux mais dont l'utilité est mal perçue.

De façon apparemment contradictoire, nous nous reposons beaucoup (trop ?) sur la notion de solidarité nationale (la mutualisation du risque par la société). En fait cette contradiction n'est qu'apparente si l'on comprend que les deux modes de l'individualisme débridé et de l'étatisation complète de la société sont intrinsèquement insupportables [67]. Si je veux être sujet de ma propre expérience, il faut convenir que je dois la reconnaître aux autres ce qui va impliquer la notion de responsabilité et obliger à mettre en place des formes d'organisation de la vie collective. Il y a là une contradiction « rousseauiste » entre l'individu (qui prend des risques pour lui) et le citoyen (qui ne les accepte pas).

3-2-2 Risque choisi contre risque subi. L'acceptabilité du risque

Le risque est toujours la contrepartie d'un « bénéfice ». C'est le cas des *risques volontaires* (c'est-à-dire les risques « choisis ») pour lesquels, par exemple, dans de nombreux métiers (à risques) le salaire est ajusté aux dangers encourus. C'est aussi le cas des *risques involontaires* (c-à-d. les risques « subis »); mais dans ce cas précis, celui (ou celle) qui retire le bénéfice

---

[66] Peretti-Watel P. Pourquoi et pour qui un risque est-il acceptable ? in les cahiers de la sécurité intérieure, 1999 ; 38 : 9-35.
[67] Wieworka M. Le risque selon les sciences sociales. Entretien avec P. Campion et S. Gibert, 10 décembre 2001, disponible sur http://cru.chateau.free.fr/wieworka.htm

n'est pas nécessairement celui (ou celle) qui encourt le risque. Ainsi, par exemple, l'installation d'un site de déchets radioactifs de basse et moyenne activités en un endroit précis est ressenti par la population concernée comme un danger inacceptable pour la santé (aspect « risque ») et donc, refusé. Indépendamment du fait de savoir si cette installation constitue vraiment un risque inacceptable pour la santé, il faut cependant admettre qu'il est nécessaire de se débarrasser de déchets dont certains proviennent d'applications en médecine nucléaire (diagnostic, radiothérapie, etc.), lesquelles contribuent de manière positive au bilan de la santé publique (aspect « bénéfice »). Un risque est d'autant mieux accepté que ceux qui y sont exposés ont le sentiment d'avoir choisi de le prendre et non d'y être soumis contre leur gré. Mais il faut distinguer entre les risques naturels et les risques artificiels, produits par l'homme ; ces derniers sont encore plus mal acceptés que les premiers. Les risques subis sont d'autant plus mal acceptés quand quelqu'un qui exerçait un pouvoir l'a utilisé d'une manière qui a fait courir un risque en plaçant d'autres individus dans une situation de dépendance vis-à-vis du risque qu'ils ne découvrent qu'après coup.

L'acceptabilité sociale du risque est une notion « médiatique » pour Patrick Peretti-Watel qui décompose le risque en trois volets [68]: un volet probabiliste, et l'acceptabilité devient alors une question purement technique qui nécessite des calculs, parfois difficiles, mais toujours résolubles. Le risque devient acceptable au prix d'un investissement approprié. Le risque devient médiatique dès lors que les représentations du public commencent à peser sur les politiques. Le problème est qu'un expert, qu'un état, ne peut pas convaincre un public réticent si il n'a pas sa confiance. Il faut donc faire participer le public, qu'il devienne un partenaire à

---

[68] Peretti-Watel P. Pourquoi et pour qui un risque est-il acceptable ? In Les cahiers de la sécurité intérieure, 1999 ; 38 : 9-35.

part entière de la négociation. La question de l'acceptabilité devient alors politique au sens noble du terme. L'acceptabilité dépend de la confiance accordée aux autorités et cette confiance est diversement partagée au sein du système social (voir supra). Les individus qui contrôlent le moins leur vie, en général de position sociale modeste, ont le sentiment d'être plus vulnérables et sont plus volontiers averses au risque.

Comment expliquer cette subjectivité de la perception des risques ? « *L'humanité a besoin d'ombre pour échapper à la folie* » a dit Pierre Legendre [69]. Certaines attitudes humaines échappent à la rationalité. Les risques perçus sont ainsi parfois très différents des risques réels mais, même quand les spécialistes informent de la réalité des risques, leur perception ne change pas nécessairement. Un exemple classique est celui de l'irradiation des fruits et légumes dont certains n'arrivent pas à croire à l'innocuité quand bien même elle a été démontrée [70]. Les risques, surtout hypothétiques, se prêtent aux débordements et constituent un lieu privilégié de glissement de sens. Le risque c'est l'inconnu, c'est la chose qu'on cache. On revient dans un monde très métaphysique, une structure religieuse du monde, valorisée par la peur d'un arrière-monde qu'on ne voit pas [71]. Il se peut également que dans un espace social déterminé, la quantité de drame perçue soit constante ou présente un minimum incompressible. Si aucune catastrophe n'alimente l'actualité, on noircira un fait-divers. Dans cette perspective, il serait vain de vouloir réduire toutes les aires de prétendues irrationalités dans la gestion des risques potentiels [72].

---

[69] Kourilsky P. Du bon usage du principe de précaution. Odile Jacob, Paris, 2002, pp1-175.
[70] Kervasdoué (de) J. Risque et politique de santé (chapitre 5) in : La santé intouchable. Disponible sur http://medcost.fr/html/economie_sante_eco/eco_010197f.htm
[71] Ewald F. In la difficile évaluation du risque. Quotidien du médecin 8 novembre 2005 ; n°7838, p18.
[72] Kourilsky P. Du bon usage du principe de précaution. Odile Jacob, Paris, 2002, pp1-175.

Mais en fin de compte, comme le remarque un peu cyniquement Ewald : « On peut se livrer aux calculs les plus complexes, on en arrivera, en fin de compte, à cette conclusion qu'un risque acceptable, est un risque accepté » [73].

3-3 Le risque « moderne » et ses conséquences politiques et sociales

Selon le sociologue Allemand Ulrich Beck, les risques que nous percevons ne sont plus extérieurs, naturels, mais sont devenus internes, produits de la rationalisation et de la science, mais aussi de la politique, du Droit et de la "démocratie". Toni Négri développait le constat d'une société-usine effaçant les frontières entre travail productif et vie privée. Dans le même esprit, Ulrich Beck montre que le triomphe du système industriel brouille les limites entre nature et société, jusqu'à l'internalisation de la nature au processus industriel et à la civilisation. "*Face au risque internalisé, il n'y a plus d'indépendance*". "L'extérieur disparaît. Les conséquences sont « *internes* ». Le risque devient global, systémique, et invisible. Lors du tremblement de terre de Lisbonne, les réactions de l'époque furent unanimes : grâce au progrès des sciences et des techniques, une telle catastrophe pourrait, à l 'avenir être évitée. Aujourd'hui c'est la science qui est menaçante ou maléfique et la nature bienveillante [74]. On peut y ajouter le fait que, grâce à la mondialisation, il existe parfois une dissociation entre les lieux de production du risque et ceux de son expression, et que le risque est maintenant global, présent partout mais caché (dans les ondes du téléphone comme dans l'air qu'on respire) [75].

---

[73] Ewald F. L'état providence. Grasset, 1986, p 424.
[74] Ferry L . La nouvelle société du risque. In Liberté, risque et responsabilité IFRI, 2002 ; 17-26.
[75] Le nombre de décès dus à la pollution urbaine se situe probablement à la hauteur du nombre de décès par accident de la route. W. Dab. Santé, risque et précaution au XXIe siècle. In Liberté, risque et responsabilité, IFRI, 2002, pp27-36.

3-3-1 Le risque comme conséquence du progrès

La première modernité se caractérisait pour Beck par quatre traits : Une conception autoritaire et dogmatique de la science qui prétendait rimer avec émancipation et bonheur ; l'idée de progrès s'inscrivait très logiquement dans le cadre de la démocratie parlementaire et de l'état-nation ; les lois scientifiques, comme les droits de l'homme avaient une prétention à l'universalité. La confiance en l'avenir était de rigueur, la question des risques étant reléguée au second plan ; les rôles sociaux et familiaux étaient encore figés, voire naturalisés. La deuxième modernité va faire imploser ces principes, non pas par l'effet d'une critique externe, mais par l'approfondissement de ses propres principes [76].

- La science : ce n'est plus la nature qui engendre les risques majeurs, mais la recherche scientifique. Ce n'est donc plus la première qu'il faut dominer, mais la seconde. Du coup, le cadre de l'état-nation paraît étique (le nuage de Tchernobyl ne s'arrête pas aux frontières). Les processus de la croissance économique sont multinationaux et dépassent les volontés de représentation du peuple.

- Les rôles sociaux se retrouvent mis en question (place des femmes,...).

La société du risque, fondée sur la peur et la réflexion, serait devant nous. Elle n'est pas une survivance des anciennes figures de résistance au progrès, mais son dernier avatar. L'idée principale de Beck consiste à montrer que la modernisation de la société traditionnelle aboutit à sa disparition, et que nous assistons depuis cette modernisation de la société industrielle, à une critique de l'industrie, de la science et de la rationalisation.

« *La société du risque* » est une société de la catastrophe comme le montrent les récentes « catastrophes » essentiellement sociales qu'ont été dans le domaine de la santé la vache folle, le SRAS, la grippe aviaire, le sang contaminé, ... Parmi les autres caractéristiques de ces

---

[76] Ferry L. La nouvelle société du risque. In Liberté, risque et responsabilité IFRI, 2002 ; 17-26.

risques c'est que d'individuels, ils deviennent sériels et qu'ils sont sensiblement plus diffus, dans leurs causes comme dans leurs effets, compte tenu de la multiplicité des chaînes de production et de décision [77]. La perception du « temps futur » socialement différenciée, influence les perceptions du risque. Pour plusieurs auteurs, on constate une inversion des priorités à partir d'un certain niveau d'abondance. La précarité dispenserait de toute inquiétude relative à l'avenir. La réussite de l'économie annonce la fin de sa suprématie, la fin des pénuries donnant la priorité à la sécurité de même que l'intégration de toutes les activités met au premier plan la nécessité de la cohésion sociale face à la fragilité du système qui nous rassemble et nous rend transparents. On se préoccupe davantage des risques à venir dès lors qu'une sécurité matérielle dans le présent assure notre présence dans le futur [78]. Les peurs de la société post-moderne témoignent de l'adaptation à un haut niveau de sécurité qui rend automatiquement exceptionnel et injustifié les accidents de parcours des individus et des institutions [79]. C'est la réussite du système industriel qui rend prioritaire sa critique, la correction de ses nuisances, la protection de ses dangers, l'urgence de la modernisation de la modernité (réflexive) et d'une reconfiguration de la société, de son rapport à la science, à la politique et à l'économie [80].

Ce à quoi répond en écho le philosophe F. Guéry [81] en se référant à Descartes, Hans Jonas, et Heidegger : La technologie devient le danger, elle contient toutes les menaces contenues avant dans la nature. « *Le risque fondamental est la création elle-même : Dieu s'est risqué*

---

[77] Conseil d'état. Rapport public 2005 - Jurisprudence et avis de 2004. Responsabilité et socialisation du risque (Etudes & Documents n.56).
[78] Peretti-Watel P. Variété culturelle des perceptions du risque : l'approche ethnologique de Mary Douglas. In Sociologie du risque, Armand Colin, Paris, pp15-30.
[79] Lianos M. Point de vue sur l'acceptabilité sociale du discours du risque. In Les cahiers de la sécurité intérieure 1999 ; 38 : 55-73.
[80] http://perso.wanadoo.fr/marxiens/egep/pub/livres/beck.htm
[81] Guery F. in La génèse du risque. Table ronde du CERDACC.
http://www.iutcolmar.uha.fr/internet/Recherche/JCERDACC.nsf/NomUnique/JLAE-54NJNR

dans la création et donc a mis la main au mal. L'homme est devenu un être éthique à cause de la compromission de Dieu ». Guery souligne que c'est Hans Jonas qui a ressuscité l'idée leibnizienne de l'éthique. « *Il faut librement imaginer qu'un dieu n'est pas nécessairement un créateur du monde, Dieu s'est échangé contre le monde, il a laissé aux hommes un monde imparfait dont ils ont la charge* ». En conséquence, l'image définitive de la création peut dépendre des décisions des hommes. Il faut donc « *faire de la sûreté, de la sécurité, du risque de l'insécurité, une affaire fondamentale, une affaire de principe, une affaire de valeurs, presque une affaire ontologique, qui met l'être lui-même en jeu* ». Guery propose de repartir du concept des droits de l'homme qui aide à comprendre « la » nouvelle cause à savoir la sûreté avec un recentrement sur l'individu et ses droits fondamentaux. Il faudra faire l'inventaire de l'éventuel après avoir fait celui du pensable.

Dans cette peur du futur et du progrès lié à la recherche, il faut probablement, comme le propose Dominique Lecourt, différencier deux types de recherche [82] :

- La recherche fondamentale, qui progresse par coups d'audace « *férocement spéculatifs* » selon le mot d'Einstein et se caractérise moins par son souci de la prévision que par son ouverture déterminée à l'imprévu. « *Dans le règne de la pensée, l'imprudence est une méthode* ». [83] Cette recherche ne génère pas en elle-même de dangers. Le scientisme qui est l'application politique de la croyance scientifique a tout à perdre de la passion politique qui l'anime. Le risque du scientisme est avant tout de perdre la dimension d'aventure et de risques intellectuels que comporte la pratique de la science [84].

---

[82] Lecourt D. Contre la peur : de la science à l'éthique, une aventure infinie. PUF, Paris, 1990, pp1-172.
[83] Bachelard G. Le rationalisme appliqué, Paris, PUF, 1949.
[84] Lecourt D. Contre la peur : de la science à l'éthique, une aventure infinie. PUF, Paris, 1990, pp1-172.

- La recherche appliquée, « *rationnelle par rapport à une fin* » (Max Weber), régie par une autre logique parce qu'elle obéit à des fins sociales. C'est ce qu'on appelle la technologie. Pour Dominique Lecourt, le scientisme, avec ses défauts et ses limites, a peu à peu cédé la place à un « plat technologique » qui lui paraît dangereux car n'ayant aucune qualité, ni aucune envie pour endosser les prétentions éthiques et/ou politiques du scientisme. La technique apparaît comme une retombée de la pensée scientifique, avec tout ce que le mot suggère de chute, de dégradation, d'affaissement et, aujourd'hui, de nuisances. La technologie qui est la forme appliquée de la science risque de dissoudre les liens sociaux. Il y a beaucoup à craindre d'une technologie menant la recherche avec pour seul credo ; je le fais parce que je sais le faire. La dérive technologique aurait débuté, il y a 30 ans, pour Lecourt avec l'apparition du mot techno-science qui laisse à croire que « *la science est devenu un moyen de la technique* ».

L'idée forte du philosophe est que cette vision réductrice voudrait que la science ne puisse plus progresser que par des améliorations techniques, que tout progrès dépende « exclusivement » de l'équipement technique. Or si dans la science on peut trouver une pensée, une matière à réfléchir, il n'y en a aucune dans la technologie et c'est ce manque de pensée, de réflexion qui nous fait découvrir avec peur les complications de la technique, comme ces robots devenus fous des films de science-fiction. Habermas également insiste sur la distinction entre science et technologie en distinguant la rationalisation « par en bas » qui s'étend à toutes les formes de vie de proche en proche et celle qui « par en haut » tend à installer la technique comme mode de légitimation de la domination sociale et politique. On mélange, selon lui, la sphère d'activité sociale régie par des normes, et la sphère du travail gouvernée par des règles techniques. En méconnaissant cette distinction, la « conscience technocratique » reprend l'illusion que les questions « pratiques » , celles qui relèvent du droit et de la morale peuvent être techniquement posées, traitées et résolues. « *Le moment arrive enfin où la technique se lasse de servir la vie et s'érige en son tyran. Une orgie de pensée déchaînée aux proportions vraiment tragiques est précisément subies par la culture occidentale aujourd'hui* » écrivait déjà Oswald Spengler avant la deuxième guerre mondiale [85].

Mélanger les deux types de recherche, faire l'amalgame, conduit à croire que la recherche sur les atomes débouche automatiquement sur l'invention de la bombe atomique et le souhait de s'en servir [86].

Lecourt critique assez vivement dans son livre la vision post-moderniste qui, selon lui, d'abord en architecture, puis en peinture et dans l'art en général s'est détourné du modernisme dès la fin de la deuxième guerre mondiale, à une époque où l'on pouvait encore croire aux bénéfices du progrès. Ce qui nuit au mouvement post-moderniste, selon Lecourt, c'est que la notion de fin, catastrophique, de la modernité apparaît comme une chance. « *L'individu éclaté, excentré, dispersé, disséminé est libre d'affirmer et d'épanouir sa singularité contre la rigueur de tous les conformismes sociaux* ». Dans cette vision post-moderne, la société ne connaît plus d'éthique autre qu'un hédoniste un peu nihiliste qui « *en se détournant de l'Etre, n'accorde « d'être » qu'à l'évènement* » [87]. La maladie, l'accident médical, le risque de façon général ne peut alors être vécu que comme une agression. Quelqu'un, pour qui reste en encore un fond obscur de respect [88], a manqué à ses devoirs. L'échec, la complication deviennent une trahison dont l'individu ne peut à aucun moment, se penser responsable. Habermas lui aussi

---

[85] Oswald Spengler. Le déclin de l'occident. Cité par D. Lecourt. op.cit.
[86] Lecourt D. op.cit.
[87] Lecourt D. Contre la peur : de la science à l'éthique, une aventure infinie. PUF, Paris, 1990, pp1-172.
[88] Ce fond obscur de respect dont parle Lecourt transparaissait dans une affiche publicitaire de la BRED, où l'on voyait un jeune enfant passer sous une toise dont l'échelon le plus haut était étiqueté Chirurgien placé au-dessus du médecin !.

critique la modernité, qui s'est égarée, dont il s'agit d'analyser les échecs, mais pas de la remettre en cause d'une façon aussi radicale [89]. La modernité n'aboutit à Auschwitz que par perversion de sa rationalité. « *L'institutionnalisation du progrès scientifique et technique, et la rationalité bourgeoise de la vie qu'elle a favorisé, ont conduit à la démission de citoyens désormais apathiques parce qu'inaptes à s'approprier le sens de leurs actions* ». Le pouvoir cloisonné en systèmes indépendants, livrés aux experts, fini par mettre en péril l'essence même de la démocratie.

3-3-2 Les conséquences sociales

Notre société post-industrielle détruit les cadres sociaux de la modernisation selon trois axes principaux [90]:

- Les progrès de la productivité en diminuant la pression de la nécessité mènent à une *inversion des priorités* entre risques et profits, le progrès et ses effets secondaires, développant la critique de la science et de l'économie.

- *L'individuation résultant* de l'Etat social, de la diversification des parcours et de la division du travail, fait éclater la famille et les normes salariales, généralisant incertitude et insécurité. L'individuation a détruit les solidarités de classe et soumis nos vies à une insécurité grandissante et une perte des normes. "*L'existence des gens s'autonomise par rapport aux milieux et aux liens dont ils proviennent ou dans lesquels ils s'intègrent*". Pour Wacquant, le discours actuel sur le risque est lié à l'insécurité de vie (chômage de masse, diffusion du salariat désocialisé, affaissement de la famille nucléaire patriarcale,...) et du rétrécissement de

---

[89] Habermas J. Le discours philosophique de la modernité. Paris, Gallimard, 1988.
[90] http://perso.wanadoo.fr/marxiens/egep/pub/livres/beck.htm

la protection sociale [91]. Il est sans doute exagéré de faire de l'Etat social la cause de l'individuation, il y en a bien d'autres (formation, division du travail, salariat, etc.), mais l'Etat et le Droit sont indiscutablement des instruments de dépersonnalisation, indispensables pour assurer l'anonymat et l'égalité des rapports marchands notamment. En tout cas le fait est qu'il existe une différenciation et une perte des solidarités sociales. Là où chacun suivait une voie tracée, il n'y a plus désormais que parcours individuel. Le soi se fortifie en se contractant contre les dangers affichés bien avant que la menace n'émerge. Les représentations collectives dans ce contexte se détériorent rapidement. On n'a pas le choix, on est obligé de se soucier de soi (individualisation des risques, échecs personnels, responsabilité). On voit ainsi apparaître la prise en charge du risque par des groupes humains qui s'organisent indépendamment de l'état [92]. La demande pressante des citoyens de participer ou de travailler sur le risque correspond à un changement de demande sociale, à travers notamment la montée des mouvements écologiques, favorisé par le transfert des modalités d'action de l'état-providence.

- La victoire de la démocratie vide de substance le centralisme politique qui perd son pouvoir sur la société, mais généralise l'action citoyenne sub-politique, conduite avec ses propres moyens, aussi bien contre un pouvoir sourd qu'une science aveugle à ses effets. C'est la fin du double *monopole* de la science et de la politique, du savoir et du pouvoir. Il faut maintenant définir une politique rationnelle grâce à une « éthique du consensus » [93]. Les contradictions de la société post-moderne sont le résultat de la réussite des idéaux de la modernité : abondance, formation, droits (auxquels il faut opposer solidarité, autonomie, responsabilité). Le risque

---

[91] Wacquant L. Du risque à l'insécurité. In innovations et sociétés, GRIS, 2000,1 pp7-14. Wacquant parle, non pas de « sociétés de risques », mais de société d 'insécurité avancée.
[92] Dans les années 1980, les patients HIV+ s'organisent pour accélérer la recherche en modifiant les délais de mise à disposition des médicaments. Dans les années 1990, ce sont les avocats des femmes atteintes de cancer du sein qui exigent plus de dépenses dans la recherche. Dans les années 2000, certains groupes s'organisent, choisissent leurs chercheurs et commercialisent le résultat de leurs recherches (en France, le téléthon en est un exemple).
[93] Lecourt D. Contre la peur : de la science à l'éthique, une aventure infinie. PUF, Paris, 1990, pp1-172.

n'est pas (n'est plus) une imperfection du progrès mais sa contrepartie. Nous nous inquiétons de savoir si le progrès lui-même est bien un progrès. La peur devient la figure, jusque là inédite, du lien social [94].

3-3-3 Les réponses politiques - Les groupes à risque

Pour certains analystes (de tendance marxistes) la valorisation du risque correspondrait aux tendances idéologiques des phases de dépression. Alors que des années 80 à très récemment le risque, sous toutes ses formes, industrielles, financières, professionnelles était de plus en plus valorisé, petit à petit on valorise plutôt désormais la sécurité (des investissements, des emplois, des cités) [95]. Un des dangers de cette « société du risque », souligné par le Conseil d'état, tient à la socialisation du risque lui-même. En substituant la notion de risque à celle de faute, on accroît le danger d'une déresponsabilisation [96].

Dans l'incapacité où nous sommes de lutter efficacement contre tous les risques, la société va se concentrer sur certains d'entre eux. La construction du risque introduit la notion de « territoires à risque » qui sont des produits sociaux. Le résultat (scientifique) de la collecte de connaissances ou même de l'observation de ces « territoires à risque » n'est pas neutre [97]. Suite à la crise de l'état-providence, on assiste à un infléchissement des formes de l'action sociale de l'état qui devient ciblé sur des populations ou des territoires ; d'où la multiplication des catégories-objets de l'action publique : jeunes à risques, milieu à risque,…[98]. Si on dessine la société par groupes qui luttent pour le pouvoir, face au risque, chaque groupe social aura tendance à réagir collectivement par la mise en œuvre d'un mécanisme de sélection victimaire

[94] Ferry L. la nouvelle société du risque. In Liberté, risque et responsabilité IFRI, 2002 ; 17-26.
[95] http://perso.wanadoo.fr/marxiens/egep/pub/livres/beck.htm
[96] Conseil d'état. Rapport public 2005 - Jurisprudence et avis de 2004. Responsabilité et socialisation du risque (Etudes & Documents n.56).
[97] Fijalkow Y. Innovations et sociétés ; Connaissance et risque. GRIS, Rouen, 2000, n°1 : pp1-219.
[98] Wacquant L. Du risque à l'insécurité. In innovations et sociétés, GRIS, 2000,1 pp7-14.

en désignant comme victime ET coupable des individus extérieurs au groupe [99]. Les éléments du « groupe à risque » sont stigmatisés sur la base de « leur déviance » [100]. Le risque peut également être utilisé comme un outil pour l'affirmation de nouvelles formes de pouvoir qui favorisent l'emprise croissante des institutions sur les collectivités sociales et les individus.

L'exposition au risque est également évoquée comme remplaçant l'accès aux biens en tant que facteur de stratification des sociétés capitalistes. « *On passe d'une logique de la distribution de la richesse dans une société de rareté vers la logique de la distribution de risque dans la modernité avancée* » [101]. Le danger se constitue « *par la connaissance plutôt que par l'ignorance* ». Le sujet de la société du risque se concentre sur de nouvelles menaces portant sur son existence sociale (divorce,…), son intégrité physique (les maladies graves…) ou l'environnement naturel et géopolitique dans lequel il évolue (pollution, guerre,…). Pour calmer les angoisses de l'individu, il a fallu, pour limiter les pertes dans une société en expansion économique, trouver un compromis nécessaire pour accroître le rythme de cette expansion et contrôlée l'influence des propositions politiques rivales. L'assurance « *n'est plus l'antichambre du socialisme, mais son antidote* » [102]. L'idée principale de Lianos et d'autres, c'est qu'en mettant en avant le risque et sa gestion, on en oublie sa production. Le discours du risque désamorce, et le plus souvent élimine, le droit à la pensée individuelle. On améliore uniquement ce qui peut être amélioré sans modifier le cadre dans lequel on évolue. Si le discours démocratique est déontologique, celui du risque est « pragmatique ». Toutes les

---

[99] Peretti-Watel P. Pourquoi et pour qui un risque est-il acceptable ? In Les cahiers de la sécurité intérieure, 1999 ; 38 : 9-35.
[100] Une étude à l'usine de la Hague a montré que les ouvriers titulaires stigmatisaient les intérimaires dont la moindre qualification les exposerait aux risques. Les anciens stigmatisent les plus jeunes pour leur manque d'expérience, quand ces derniers stigmatisent les anciens pour leur manque de diplômes. Tous se retrouvent pour stigmatiser les ouvrières moins compétentes et plus exposées…
[101] Beck U. La société du risque, sur la voie d'une autre modernité. Champs, Flammarion, Paris, 2001.
[102] Lianos M. point de vue sur l'acceptabilité sociale du discours du risque. In Les cahiers de la sécurité intérieure, 1999 ; 38 : 55-73.

institutions ont intérêt à traduire le discours démocratique en discours du risque, en lui soustrayant, par cette transcription, sa radicalisation, potentiellement déstabilisante. On retrouve ici la notion de groupe (les bureaucrates) qui n'a aucun intérêt à ce que les choses changent ce qui permet aux sectaires de s'opposer de front. Le discours sur les OGM en est l'exemple le plus parlant.

3-3-4 Le risque zéro

Le risque, comme vision moderne, en transformant notre conception de la causalité, reste inséparable d'un optimisme positiviste têtu qui croit en la science et au progrès, lequel se mesurerait à la capacité de l'homme à contrôler son environnement. L'objectif final, c'est la maîtrise parfaite du réel, l'éradication de toutes les contingences, le « risque zéro » [103].

Cependant, cette vision du risque, parce qu'elle affaiblit les liens causaux ne les fait pas disparaître, mais, au contraire, les multiplie ! Si un danger se trouve subordonné à une cause précise, il suffit de se soustraire à cette cause pour éluder le danger. Face à une multitude de facteurs de risques, aussi tenus soient-ils, il n'est plus possible de se prémunir à tout coup. Considérer un danger en termes de risque, c'est admettre qu'on ne pourra jamais s'en prémunir complètement : on pourra le gérer, le domestiquer, mais pas l'anéantir. Ainsi, « à une conception du risque comme danger à éliminer grâce au développement et à l'action normatrice, a succédé un concept de risque comme.aléa à gérer » [104]. Dans un sondage de 1997, 9 Français sur 10 pensaient que le risque zéro n'existait pas. Ce n'est d'ailleurs pas le risque zéro que les Français souhaitent, mais le « zéro mépris » [105]. Il ne faut pas entretenir

---

[103] Terme introduit de façon paradoxale par les militaires !
[104] Lascoumes P, cité par Peretti-Watel P in Les cahiers de la sécurité intérieure, 1999 ; 38 : 9-35.
[105] Dab W. Santé, risque et précaution au XXIe siècle. In Liberté, risque et responsabilité, IFRI, 2002, pp27-36.

l'idée, l'illusion qu'il est possible de vivre sans risques. Avec l'abandon du risque zéro, c'est toute la question de l'acceptabilité du risque qui revient au-devant de la scène.

4 : Le principe de précaution

Aujourd'hui, en Médecine comme ailleurs, le risque s'apparente au danger, et il n'est plus question de parler d'incertitude sous peine de paraître politiquement irresponsable [106]. Cette perception est amplifiée par la vision simpliste et le comportement des médias. Nos sociétés, qui acceptaient la fatalité, n'acceptent plus le risque. Si on accepte de prendre des risques, on ne tolère pas ceux qui proviennent des autres, qu'il s'agisse d'individus ou d'institutions. L'énergie nucléaire en France a causé moins d'accidents en 30 ans que l'industrie du bâtiment en un mois [107]. Le clivage vient d'une conception du risque individuel ou collectif crée par la complexité des sociétés contemporaines. Les risques individuels encourus sont en baisse, en dehors des risques qu'on accepte de prendre en tant qu'individu, mais le risque potentiel lié à l'utilisation technique ou à la dépendance aux technologies, comme dans la médecine moderne, est fort ou perçu comme tel.

Cette vision particulière est liée à la complexification de nos sociétés et à la difficulté de repérer « le responsable ». Auparavant les sociétés étaient composées de cellules indépendantes utilisant des sources d'énergie et de travail non mécanisées. Le risque était limité à un individu ou un petit groupe. Le risque était connu et, on pouvait éventuellement rattacher sa survenue à une faute individuelle. Les sociétés sont aujourd'hui complexes et le risque collectif est à la mesure de cette organisation. La complexité du monde (au sens

---

[106] De Kervasdoué J. La santé intouchable. In Risque et politique de santé, 1997. Ce chapitre est disponible sur www.medcost.fr/html/economie_sante_eco/eco_010197f.htm
[107] De Kervasdoué J. op. cit.

physique du terme, c'est-à-dire extrêmement lié, interdépendant) fonctionne comme un système dynamique ce qui entraîne 4 conséquences [108]:

- Un effet d'échelle très important
- Une notion d'irréversibilité (Clonage, Tchernobyl,...)
- Des phénomènes auto-entretenus, où des acteurs se convainquent que le mouvement est en cours et que rien ne pourra l'arrêter (Bulle internet)
- Une collusion ou une incompatibilité entre des droits nationaux et des systèmes plus larges

Dans ce monde complexe, la dilution des responsabilités rend difficile l'identification d'un responsable particulier ce qui génère un sentiment de peur, par nature à tendance irrationnelle. L'infection nosocomiale désigne un coupable là où la science est incapable de trancher : le terrain, le chirurgien, le processus de stérilisation, l'aléa thérapeutique...L'affaire du sang contaminé a mis en lumière dans des systèmes de gestion complexes, la difficulté à identifier les responsabilités individuelles. Le transfert des responsabilités au plus haut niveau de la sphère politique a représenté pour le public une compensation symbolique de la difficulté d'identifier des « vrais » responsables [109]. Étonnamment, le « contrat » fondé sur la confiance dans le médecin et l'acte médical n'a pas été réellement ébranlé par ce scandale, dans lequel les médecins prescripteurs ont été assez peu mis en cause. C'est l'institution politique plus que l'institution médicale qui a été accusée. C'est dans ce climat de perte de confiance qu'est apparue la notion de « principe de précaution » [110].

---

[108] de la chapelle B. Introduction. Liberté, risque et responsabilité, IFRI, 2002 ; pp8-14.
[109] Kourilsky P. Du bon usage du principe de précaution. Odile Jacob, Paris, 2002, pp1-175.
[110] *« La précaution naît quand le risque se divise, que son objectivité se double de doute, de suspicion, de crainte ».* F. Ewald. Le principe de précaution entre responsabilité et politique. Bull Acad Nat Med 2000 ; 184 : 881-895.

4-1 L'origine du principe de précaution

Le principe de précaution concerne l'attitude souhaitée face à des risques dont la nature n'est pas encore définitivement étayée sur le terrain scientifique. Il ne faut pas attendre d'avoir des certitudes scientifiques pour commencer à s'occuper d'un problème !. Cette notion est née avec les mouvements écologiques en Allemagne dans les années 1960 mais elle n'est réellement apparue que dans les années 1980 et elle faisait alors explicitement référence à des problèmes environnementaux [111]. Ce principe de précaution fut consacré à la conférence de Rio en 1992, inscrit la même année dans le traité de Maastricht (article 130r-2) et fit son entrée en 1995 dans le droit Français [112]. La Loi du 2 février 1995 stipule : « *L'absence de certitudes, compte tenu des connaissances scientifiques et techniques du moment, ne doit pas retarder l'adoption de mesures effectives et proportionnées visant à prévenir un risque de dommages graves et irréversibles à l'environnement à un coût économiquement acceptable* ». Ce n'est que secondairement que ce principe de précaution s'est étendu aux problèmes relatifs à l'alimentation et à la santé. Pour le Conseil d'état (1998): « *Ce nouveau concept se définit par l'obligation pesant sur le décideur public ou privé de s'astreindre à une action ou de s'y refuser en fonction du risque possible. Dans ce sens, il ne lui suffit pas de conformer sa conduite à la prise en compte des risques connus. Il doit, en outre, apporter la preuve, compte tenu de l'état actuel de la science, de l'absence de risque* ». Autrement dit, ce serait « *un principe qui veut qu'un décideur ne se lance dans une politique que s'il est certain qu'elle ne comporte absolument aucun risque environnemental ou sanitaire* » [113]. Après la désillusion

---

[111] Le principe de précaution apparaît dans le rapport Brundtland sur le développement durable et dans les 2ème et 3ème conférences internationales sur la protection de la mer du nord. Il vient de l'Allemand « Vorsorgeprinzip », traduit en Anglais par « precautionary principle », lui-même traduit en Français.
[112] Loi n°95-101 du 2 février 1995 relative au renforcement de la protection de l'environnement (loi "Barnier")
[113] Godard O. Réflexions sur le principe dit de précaution. Courrier du Cethes (Construire une éthique de l'enseignement scientifique), décembre 2000 ; 46. Disponible sur http://www.fundp.ac.be/cethes/CourrierduCethes/dec00_1.html

de la maîtrise et de la domestication du risque, le principe de précaution propose une nouvelle interrogation des références, normes, procédures et structures existantes [114]. Dans ce nouveau modèle, la décision publique intervient, là où la science n'est plus à même de fournir des réponses précises et consensuelles sur un péril.

Si le principe de précaution est controversé c'est que sa définition même prête à confusion. *« La précaution n'est pas une notion au contenu substantiel stabilisé »* a pu dire Lascoume [115]. Si on en fait une obligation morale, le principe de précaution ne peut conduire qu'à l'abstention et il sert alors à légitimer le conservatisme et l'immobilisme. Si on y voit un principe politique, il relève de la responsabilité de l'état et de la théorie des pouvoirs de police de l'administration [116]. Il fournit alors à la machine judiciaire un instrument de punition qui risque d'être invoqué longtemps après les faits sans tenir compte des connaissances de l'époque et de la marge incompressible de risques que comporte toute action humaine [117]. Pour être efficace, il faut donner au principe de précaution un contenu « positif » qui permette d'accomplir des progrès dans la diminution des risques. Pour Godard, l'une des principales implications pratique de la précaution est d'inverser la charge de la preuve. L'application stricte d'un tel principe revient à demander l'impossible [118]. La précaution se refuse au retard décisionnel. Elle exige la rapidité de l'action, en la fondant simplement sur l'hypothèse (du pire) ce qui l'expose au catastrophisme car selon Paul Valery : *« peu de choses sont moins coûteuses pour l'esprit que la formation d'une catastrophe quelconque ».*

---

[114] Roy A. La précaution mise à l'épreuve. La dissémination dans l'environnement des plantes transgéniques. In innovations et sociétés, GRIS, 2000,1, pp15-40.
[115] Lascoume P. La précaution, un nouveau standard de jugement. Esprit 1997 ; 11 : 129-140.
[116] Ewald F. Le principe de précaution entre responsabilité et politique. Bull Acad Nat Med 2000 ; 184 : 881-895.
[117] Kourilsky P. Du bon usage du principe de précaution. Odile Jacob, Paris, 2002, pp1-175.
[118] David G. La médecine saisie par le principe de précaution. Bull Acad Nat Med 1998 ;182 :1219-1228.

L'exercice de la précaution comporte en lui-même des risques. Le premier est de se tromper dans la définition ou l'évaluation des risques potentiels. Ainsi il y a forcément des coïncidences entre une vaccination pratiquée dans l'ensemble d'une population et l'apparition de telle ou telle pathologie chez un petit nombre de personnes vaccinées. La fréquence des corrélations étant très faible, la corrélation comme l'absence de corrélation seront impossibles à prouver. Il y a une véritable loi d'incertitude. Sur le plan scientifique, en empêchant de démontrer que la survenue du danger relève de l'erreur de l'hypothèse, la précaution qui « *ne tolère pas l'incertitude temporaire, se condamne en fait à une incertitude beaucoup plus étendue* » [119]. Des mesures radicales d'interdiction peuvent fermer le champ expérimental. Des innovations potentiellement utiles se trouvent alors définitivement écartées. Enfin la précaution a un coût, en général largement reporté sur la collectivité. Le principe de précaution doit gouverner la mise en œuvre de la précaution. Cette apparente tautologie traduit le fait que, tout comme la prévention, la précaution est fille de la prudence. Inscrit dans le cadre de la prudence, le principe de précaution exprime la demande sociale d'une diminution des risques [120]. La prudence [121], selon Aristote, c'est d'essayer d''éliminer le risque inhérent à l'action, ou du moins de le réduire autant qu'il est possible en agissant de façon rationnelle, en envisageant toutes les possibilités, en essayant d'anticiper, de prévoir. C'est ce qui doit éviter et dominer l'*ubris*, la démesure, qui apparaît quand l'homme introduit le désordre par la rupture de l'ordre naturel, quand il est dominé par son « âme appétive ». La prudence tient lieu, chez l'homme, de l'instinct, chez les bêtes et, de la providence chez les Dieux [122]. Cependant la prudence, une des 4 vertus cardinales du moyen âge [123], peut parfois

---

[119] David G. op. cit.
[120] Kourilsky P. Du bon usage du principe de précaution. Odile Jacob, Paris, 2002, pp1-175.
[121] Prudence vient du latin prudentia, de pro-videre, voir avant, prévoir. C'est par ce terme qu'était traduit la Phronesis des Grecs et notamment d'Aristote.
[122] Ciceron. Cité par A. Comte-Sponville. Petit traité des grandes vertus, PUF, 1995.

être trop avantageuse pour être morale. Être prudent, c'est aussi ne pas faire, ne rien faire. C'est manquer à l'éthique de responsabilité, dont parle Max Weber, qui veut qu'on réponde non seulement de nos intentions et de nos principes, mais également des conséquences prévisibles de l'action (ou de l'inaction).

Le principe de précaution invite à réfléchir sur l'action humaine et sur de nouvelles formes de responsabilités. Est-on moralement responsable uniquement de ce que l'on fait intentionnellement ? ou faut-il élargir le périmètre de la responsabilité ? doit-on faire admettre l'omission au même titre que l'action ? La conception la plus habituelle, limite la responsabilité de l'individu à son action intentionnelle, mais compense les conséquences non intentionnelles par une obligation de réparation. D'où les notions de responsabilité sans faute et de « risque de développement ». L'obligation de réparation est concentrée sur le producteur d'un bien ou d'un service, considéré comme le générateur du risque, même si le vice révélé par l'expérience ne pouvait être décelé, ni même connu au moment de la fourniture du produit. Dans le domaine de la santé, le principe de précaution apparaît avec la Loi du 4 mars 2002. Il existe maintenant une « *obligation d'information y compris lorsque des risques nouveaux sont identifiés postérieurement à l'exécution de traitements, investigations ou actions de prévention* » [124].

4-2 La perte de la « toute puissance » scientifique

Les techniques existent depuis le début de l'histoire humaine, mais la science, notamment au 19è siècle à réellement commencer à transformer les techniques ce qui a eu des conséquences

---

[123] Avec le courage (force d'âme), la tempérance et la justice.
[124] Article L-1111-2 Code Civil

sociales majeures qu'il a fallu justifier [125]. La science s'est imposée dès le XIXe siècle comme un puissant motif idéologique, portée par les travaux d'Auguste Comte tandis que la pratique politique se limitait le plus souvent à la gestion de l'existant [126]. Pourtant la science progresse moins par son souci de la prévision que par son ouverture déterminée à l'imprévu. La science vivante est rebelle à son interprétation positiviste. Hiroshima est, pour Lecourt, le moment où les citoyens ont pris conscience « *qu'un enchaînement d'opérations ayant commencé dans un laboratoire avait l'ampleur et la soudaineté d'un épisode mythologique* ». Ce mouvement avait commencé avant puisque, dès 1935, Husserl pouvait écrire, « *un renversement eut lieu au tournant du siècle dernier dans l'attitude à l'égard de la science. Ce revirement concerne la façon générale d'estimer les sciences. Il ne vise pas leur scientificité, il vise ce que les sciences avaient signifié et pouvaient signifier pour l'existence humaine* » [127]. La peur de la science, son refus, s'exprime avec Hamann : « *disséquer, c'est donner la mort* », au sens où la dissection du savant mène à une froide déshumanisation du politique, car aucun enchaînement de concepts ne saurait jamais permettre de comprendre un homme, une œuvre d'art ou l'essence d'une civilisation [128]. La bombe d'Hiroshima, c'est le secret du pacte, passé dans le dos des citoyens, entre les savants et le pouvoir politico-militaire. Le secret alimente le soupçon, qui en retour entretient la crainte. Au motif du secret, il faut rajouter l'impuissance des savants à maîtriser, ou de moins à peser sur l'utilisation de leurs découvertes. On mélange en fait assez allègrement la peur de la science avec celle de la technologie qui apparaît comme son prolongement. De même on confond l'expérimentation (qui fait partie de la recherche fondamentale) et l'application qui obéit à une autre logique,

---

[125] Kahn A. Lecourt D. Bioéthique et liberté, PUF, Paris, 2004, 115p.
[126] Lecourt D. Contre la peur : de la science à l'éthique, une aventure infinie. PUF, Paris, 1990, pp1-172.
[127] Husserl E. La crise des sciences européennes et la phénoménologie transcendantale, Paris, Gallimard, 1962.
[128] Lecourt D. op.cit.

parce qu'elle obéit à des fins sociales. Si on veut bien différencier les deux, il n'y a pas, dans la science, « *d'automatisme du progrès ni de fatalisme de la catastrophe* » [129].

La crainte de la population traduit en fait une défiance vis-à-vis des décideurs (les politiques) et de leurs conseillers (les scientifiques) comme certains « scandales » récents (pour la santé : la vache folle, le sang contaminé, les maladies à prions,…) l'ont mis en évidence de façon criante. Dans ces différentes « affaires », ni l'autorité de la science, ni la légitimité représentative du politique, les deux piliers traditionnels de la décision, n'ont été suffisants pour associer et légitimer des décisions publiques face « au tribunal de l'opinion » [130]. Considérant que les risques ne sont pas maîtrisés dans le processus normal de la prévention, l'opinion réclame qu'ils soient évités plus en amont de la décision. La demande traduit ainsi le manque de confiance dans les institutions et une méfiance envers les différents acteurs sociaux (scientifiques, experts, médias, industriels, multinationales, administrations ou politiques). Le principe de précaution renvoie à une épistémologie de la relativité de la connaissance scientifique [131]. Elle traduit aussi le souhait des sujets d'être partie prenante dans la décision : on accepte moins de courir des risques dont on n'a pas été au préalable averti [132]. Enfin, le principe de précaution est également porté par un mouvement « anti-science », sous-tendu par des visions de type écologique [133]. Le principe de précaution, tel qu'il est régulièrement invoqué, cache parfois la notion que la nature ne doit pas être transgressée par l'homme ce qui revient à placer la nature au-dessus de l'homme. Si la technologie pouvait nous faire rêver à la création d'un surhomme qui dominerait le monde, le principe de

---

[129] Lecourt D. op.cit ;
[130] Kourislky P. Du bon usage du principe de précaution. Odile Jacob, Paris, 2002, pp1-175.
[131] F. Ewald, cité par Alexis Roy. La précaution mise à l'épreuve. La dissémination dans l'environnement des plantes transgéniques. In innovations et sociétés, GRIS, 2000,1, pp15-40.
[132] Kourilsky P. op.cit.
[133] Lecourt D. Contre la peur, PUF, Paris, 1999, 176p.

précaution nous renvoie vers un monde ancestral, idéalisé, dans lequel la nature, un des avatars du destin, de la providence ou des dieux, nous était favorable et nous protégeait [134]. Le principe de précaution doit aussi être considéré comme un mode de gestion des fantasmagories. Les risques hypothétiques se prêtent aux débordements et constituent un lieu privilégié de glissement de sens. C'est pourquoi le principe de précaution ne peut se dispenser de rappel à la réalité [135]. On espère que le principe de précaution peut redonner une maîtrise sur les évènements grâce à la vigilance accrue dont il est porteur. L'appétence que nous montrons pour le côté sombre de la vie a un sens qui conduit à penser que le principe de précaution peut avoir fonction d'exorcisme.

4-3 Conséquences politiques

Ce qui est nouveau c'est que, d'une part, notre société fabrique de nouveaux périls, d'autre part, que ces dangers ne sont pas envisagés de manière démocratique. Autrement dit, à la notion de risque (subi) est venu s'ajouter un appel à plus de démocratie. Le XIXe siècle croyait qu'existait naturellement une alliance entre science et démocratie. L'individu (citoyen) veut pouvoir donner son avis et ne veut plus se reposer sur les hommes politiques, qui ne débattent pas de ces problèmes avec la population, ou sur des experts, qui au nom de la raison mettent en avant leurs savoirs et la rationalité technologique et/ou économique. Chacun veut s'assurer soi-même et être expert de sa propre vie. Dans des contextes incertains et controversés (justement ceux pour lesquels le principe de précaution est invoqué), il ne semble pas raisonnable d'exiger des certitudes sur l'absence de dommage avant d'autoriser une activité ou une technique, pas plus qu'il ne l'est d'exiger des certitudes sur l'existence d'un

---

[134] Ce que l'oncle Vania, le pithécanthrope descendu des arbres traduisait par « back to the trees » dans Pourquoi j'ai mangé mon père, de Roy Lewis, Actes Sud, Paris, 1990.
[135] Kourilsky P. Du bon usage du principe de précaution. Odile Jacob, Paris, 2002, pp1-175.

dommage pour commencer à s'en préoccuper et prendre des mesures de prévention. C'est pourquoi Godard propose de reformuler le principe de précaution en une maxime plus générale: « *principe selon lequel il est fondé d'agir avant d'avoir des certitudes scientifiques* » (agir signifiant ici autant "innover" que "prendre des mesures de sauvegarde") [136]. Si donc il faut agir sans certitudes absolues, il faudra mettre sur pied des procédures de délibération collective et d'implication des citoyens afin de passer d'une notion de risque acceptable discerné par des experts, à une notion de risque accepté par la société. Quels mécanismes de décision doit-on mettre en place pour permettre à l'assemblée des citoyens de faire valoir leur point de vue, non sur la recherche, mais sur les applications de celle-ci [137]. La société civile fait actuellement irruption dans les débats, c'est une forme d'appropriation engagée de la science par la société civile dans un pays où l'expertise était longtemps restée un monopôle d'état [138]. La confiance résulte d'un contrat. La perte de confiance traduit la nécessité de renégocier des contrats sociaux là où il en existait et d'en conclure de nouveaux là où la confiance était aveuglément accordée. Au modèle linéaire de la décision appuyée sur l'expertise scientifique, se substitue un modèle nouveau, polycentré, appuyé sur l'organisation d'espaces de délibération pluriels contribuant à construire la légitimité de la décision à travers la négociation. Les contraintes qui pèsent sur la décision peuvent ainsi conduire à des choix où la parole des experts ne constitue qu'une donnée parmi d'autres [139]. La légitimité de l'état repose sur la protection des individus, sans laquelle il ne serait pas nécessaire. L'état va donc

---

[136] Godard O. Réflexions sur le principe dit de précaution. Courrier du Cethes (Construire une éthique de l'enseignement scientifique), décembre 2000 ; 46. Disponible sur http://www.fundp.ac.be/cethes/CourrierduCethes/dec00_1.html
[137] « *en raison de l'incertitude scientifique qui entoure la mesure d'un risque, sa mise en forme scientifique suppose l'incorporation d'hypothèses normatives concernant les contextes sociaux* ». A. Roy in La précaution mise à l'épreuve. La dissémination dans l'environnement des plantes transgéniques. In innovations et sociétés, GRIS, 2000,1, pp15-40.
[138] Kourilsky. op.cit.
[139] Ainsi la commission de génie moléculaire présidée par Axel Kahn avait elle estimée logique d'autoriser la mise sur le marché d'un maïs résistant aux antibiotiques mais le gouvernement (dirigé par Alain Juppé) n'avait pas suivi cet avis, provoquant la démission d'Axel Kahn.

être conduit à prendre des décisions de plus en plus fondées sur des connaissances « molles » [140]. Si les risques non-avérés sont le plus souvent susceptibles d'être causés par des acteurs privés, le principe de précaution tend à être interprété comme ne pesant que sur la puissance publique, ce qui va dans le sens de l'élargissement de la responsabilité de cette dernière. Il est la traduction d'une recherche d'une plus grande responsabilité des décideurs.

Quel sera le rôle des médias dans une société qui veut prévenir les risques sans toucher à son système de protection ? Les médias ne pourront s'exonérer, au nom de la liberté de la presse, d'une analyse critique de leurs structures et de leurs pratiques. La recherche du sensationnel a tendance à gauchir l'information qui augmente la peur et ne permet pas de prendre de décisions dans lesquelles le citoyen connaît et comprend l'information indispensable pour faire son choix. Ce qui fait peur à une population, ce n'est pas l'ampleur du risque, mais l'incertitude quant à son existence. Une population adopte des attitudes irrationnelles quand elle a le sentiment que le système est irresponsable, qu'elle ne sait pas qui assure les responsabilités [141]. La demande d'information des citoyens se transforme en droit à l'information comme cela se retrouve dans plusieurs textes de lois nationaux et internationaux [142]. Ce droit en l'information ne suppose-t-il pas également un devoir de s'informer ?. Même si l'état est, notamment en France, en première ligne dans les questions de précaution, on ne peut exonérer les individus de toute responsabilité. Les citoyens ne peuvent réclamer une extension de leurs droits sans que des devoirs s'inscrivent en contrepartie. Au droit à l'information répond ainsi un devoir de s'informer que nous retrouverons dans la troisième partie de cette thèse.

---

[140] Dab W. Santé, risque et précaution au XXIe siècle. In Liberté, risque et responsabilité, IFRI, 2002, pp27-36.
[141] Dab W. Santé, risque et précaution au XXIe siècle. In Liberté, risque et responsabilité, IFRI, 2002, pp27-36.
[142] Voir par exemple art 32 de la Loi du 6 janvier 1978 (CNIL) sur le droit à l'information recueillies.

4-4 Les experts restent indispensables

Présenté parfois comme un nouveau paradigme, le principe de précaution implique une modification des liens unissant l'expertise scientifique et la décision. *« En donnant à l'incertitude une fonction centrale à la mise en œuvre de décision visant à prévenir l'occurrence d'un péril potentiel et en ouvrant l'espace de production des connaissances aux avis minoritaires ou contradictoires, le principe de précaution s'inscrit dans une rupture avec le modèle technocratique de l'expertise où l'idée de maîtrise repose sur la légitimité des savoirs « objectifs » produit par les experts »* [143]. Comment, dans ce contexte, vont alors évoluer les relations entre science et décision ? Selon Godard, *« la prise de distance envers l'exigence d'un fondement scientifique strict de la décision publique va conduire paradoxalement à un approfondissement de la dépendance de la décision publique vis-à-vis de la vie scientifique ».* Le principe de précaution va en effet conduire à de nouvelles demandes de connaissances nécessaires pour prendre des mesures efficaces. Quelle que soit la décision prise, la « précaution » reste suspendue à une mise en forme scientifique minimale des risques à appréhender. Jamais les experts n'ont été autant dénigrés et jamais ils n'ont été autant sollicités. On demande aux experts de créer de plus en plus les normes et de définir les conduites à adopter, par exemple les procédures pour le rasage de l'opéré, le lavage des mains, l'antibioprophylaxie, la préparation cutanée de l'opéré...pour ne citer que les quelques conférences de consensus récentes qui « s'imposent » aux chirurgiens. D'une façon générale, la mise à disposition des travaux des groupes Cochrane (de l'Evidence-Based medecine) deviennent la norme. L'expertise est devenue une nouvelle religion des temps modernes et la gestion du risque constitue un de ces champs d'expertise.

---

[143] Roy A. La précaution mise à l'épreuve. La dissémination dans l'environnement des plantes transgéniques. In innovations et sociétés, GRIS, 2000,1, pp15-40.

Une certaine judiciarisation est le corollaire obligatoire de la mise en oeuvre du principe de précaution. Le juge aura besoin de se faire aider d'un expert. L'expertise apparaît ainsi comme la clé de voûte qui donne toute sa solidité au système de décision. Cependant, il faut rester vigilant car la Justice n'est pas la science. La justice a montré qu'elle est capable d'utiliser un type d'expertise qui n'est pas basé sur « l'Evidence-based Medecine », comme dans l'affaire de la vaccination contre l'hépatite B, durement pénalisée, en 1998, au nom du principe de précaution. Depuis cette condamnation, et malgré les nombreuses publications scientifiques ayant confirmé l'absence de relation entre vaccination et maladie neurologique, la vaccination contre l'hépatite B ne décolle pas dans notre pays. Seuls 30% des enfants sont vaccinés, malgré les recommandations de l'AFSSAPS en 2003, alors même qu'il n'y a aucun cas décrit d'affection démyélinisante chez les enfants de moins de 7 ans.

Une telle application du principe de précaution va transformer les relations entre les décideurs et le monde scientifique, entre les champs scientifique, politique et économique. Elle impliquerait, entre autres, l'organisation d'une recherche continue sur les menaces et risques encourus par la société, la constitution de réseaux pluralistes d'experts prêts à être consultés, l'adoption de mesures provisoires et expérimentales de sauvegarde,... [144]. Si le rôle de l'expert reste essentiel, ce sera aux pouvoirs publics que reviendra la décision de fixer ou non des mesures de précaution qui sont, par définition, transitoires [145]. La société du risque est une société dans laquelle on ne recherche plus la répartition la plus équitable des biens, mais la répartition la moins dangereuse des maux, c'est-à-dire les risques. Savoir est une certaine

[144] Godard O. Réflexions sur le principe dit de précaution. Courrier du Cethes (Construire une éthique de l'enseignement scientifique), décembre 2000 ; 46. Disponible sur
http://www.fundp.ac.be/cethes/CourrierduCethes/dec00_1.html
[145] Gillot D. La médecine saisie par le principe de précaution. Discours d'ouverture, Bull. Acad Nat. Med 2000 ; 184 : 869-993.

façon de se mettre du côté de la menace potentielle. Pour Beck, nous assistons à une crise de l'expertise et de la connaissance qui accompagne le changement de paradigme de la société post-industrielle [146].

Le principe de précaution est une idée essentiellement européenne. Aux USA, les patients sont habitués à des discours plus pragmatiques centrés sur l'évaluation des risques (risk assessment). Aux USA, la logique de marché qui prévaut est inscrite dans un contexte juridique fondée sur la présomption de responsabilité des acteurs. Ce sont, par exemple, les compagnies d'assurances qui financent les prédictions. Cela leur permet d'annuler en avance les polices annulables en cas d'inquiétudes. L'administration n'intervient pas dans la mise à disposition d'un produit ou d'une technique, en dehors du médicament. Elle intervient par contre, et de façon suffisamment brutale et efficace pour que ce soit dissuasif, en cas d'accident selon une logique de sanction qui oblige le « promoteur » à s'autocontrôler. Ainsi ce sont les juges et non les politiques qui disent le « bien public ». Des dispositifs particuliers, tels que la protection des dénonciateurs d'irrégularité (whistle blowers), aident le juge. La logique de ce système reste néanmoins perméable à l'influence des lobbies (qui ont permis la mise à disposition d'un coupe-faim dans le traitement de l'obésité ayant entraîné des centaines de morts, alors que le même médicament était interdit en Europe). Cet « accident » est cependant vécu aux USA comme un fait–divers plus que comme une catastrophe nationale et n'incite pas forcément à la transparence des systèmes productifs. À l'inverse l'Europe, par le biais des administrations et des règlements, préfère un contrôle a priori en principe plus favorable à la transparence et à la traçabilité que le contrôle a posteriori des Américains [147].

---

[146] Beck U. op.cit.
[147] Kourilsky P. Du bon usage du principe de précaution. Odile Jacob, Paris, 2002, pp1-175.

5 Prévention et gestion des risques

Le progrès était, a priori, synonyme de sécurité, mais, avec le temps, cette certitude s'est affaiblie. L'apparition de la modernité a coïncidé avec la fin d'une conception religieuse de la catastrophe et l'émergence d'un imaginaire catastrophique nouveau. Quelque chose a changé dans la catastrophe à partir du moment où elle se trouve liée au développement conjoint de la science et de la technique [148]. Actuellement, on peut plus facilement dire *« qu'au monde de la sécurité a succédé la conscience d'un monde de vulnérabilité »* [149] par la modification de l'ampleur des risques, accrue par la technologie. On assiste donc à un risque de moins en moins bien assumé par ses victimes et de plus en plus revendicateur. La notion de préjudice a elle-même évoluée. L'indemnisation est recherchée, de plus en plus, dans des hypothèses dans lesquelles aucune responsabilité ne peut être retenue (catastrophes naturelles, terrorisme...). L'idée de secours a évolué vers celle d'indemnisation, et, au-delà, de réparation intégrale. Cependant, aucun des systèmes d'indemnisation mis en place n'a entraîné d'effets significatifs sur la maîtrise du risque, ni sur la diminution de son coût et de sa fréquence, ce qui oblige à mettre en place d'autres mécanismes [150]. Ceci est d'autant plus important que l'ampleur des risques potentiels (atomique notamment) dépasse les possibilités de financement assurantiel.

On ne pense plus indemnisation, on pense prévention. Cette réalité fut soulignée par Orio Giarini, qui rappelle que « plus une technologie est avancée et complexe, plus la marge d'erreur et de tolérance est restreinte, étant donné les coûts extrêmement élevés et les

---

[148] Lecourt D. Contre la peur. PUF Paris, 1999, pp1-176.
[149] Rapport de F. Ewald à B. Kouchner, ministre de la Santé et de l'Action Humanitaire, « Le problème français des accidents thérapeutiques. Enjeux et solutions. », éd. du SICOM, sept./oct. 1992.
[150] Peugeot P. Les assurances à l'heure du mythe du risque zéro. In Liberté, risque et responsabilité, IFRI, 2002 ; pp45-60.

mauvaises conséquences liées à un mauvais fonctionnement » [151]. Il faut d'abord définir ce que les cyndiniques appellent précaution et prévention et donc différencier un risque potentiel d'un risque avéré. Les risques avérés peuvent être sinon chiffrés, au moins, définis de façon scientifique. L'appréciation des risques potentiels suit une démarche qui n'est pas complètement rationalisable. Le risque potentiel est « un risque de risque ». La précaution est relative à des risques potentiels, la prévention à des risques avérés. Les probabilités sont ici de nature différentes. Dans le cas de la précaution, il s'agit de la probabilité que l'hypothèse soit vraie. Dans le cas de la prévention, la dangerosité est avéré, et il s'agit de la probabilité de l'accident. Trois paramètres vont intervenir dans la prévention des risques : le savoir scientifique et technique, les moyens financiers, la perception du risque lui-même.

Lors de mes recherches bibliographiques, j'ai été frappé par l'importance accordée à la notion de « gestion du risque ». Le concept de gestion du risque est moderne. Il n'est pas étonnant qu'Adam Smith, le père du libéralisme, se soit intéressé aux risques et cela explique sans doute que la plupart des ouvrages sur le risque concernent l'économie. En économie Maurice Allais organisait dès 1952 un colloque sur le risque [152]. Pour Keynes : « *Le simple calcul nous dissuaderait d'investir, si le goût du risque n'était pas inscrit dans la nature humaine* » [153]. Ironiquement, plus nos économies sont libérales, plus augmente la part du revenu consacré à mutualiser les risques liés à l'exercice de la liberté. Bientôt les Américains consacreront plus de la moitié de leurs revenus à des dépenses collectives et mutuelles [154]. Pour « gérer »

---

[151] O.Giarini « La responsabilité civile dans la nouvelle économie de service », SCOR notes, responsabilité civile et innovation, Janvier 1991, p.18.
[152] Allais M. Le comportement de l'homme rationnel devant le risque : critique des postulats et axiomes de l'école Américaine. Econometrica, 1952 ;21 :503-546.
[153] JM Keynes, The general theory of Employment, Interest and Money, New York, Harcourt Brace, 1936, p159 in PL Bernstein, plus fort que les dieux- la remarquable histoire du risque, Flammarion, 1998 p 8
[154] Attali J. Chronique, L'express, N° 2818, semaine du 4 au 10 juillet 2005, p37.

correctement un risque, il faut analyser comment celui-ci peut survenir et c'est l'industrie qui a donné les premiers modèles d'analyse.

5-1 La complexité des structures de production [155]

Les systèmes de production contemporains résultent de l'évolution des techniques et des processus de production. Ils permettent la création de produits ou de services nouveaux (véhicule automobile sophistiqué, transport aérien, mise en orbite de satellite, production d'énergie, soins de santé). Ils ont fait l'objet de perfectionnements permanents intégrant les progrès de la science, les innovations techniques et organisationnelles, les contraintes de l'environnement,.... Les savoir-faire des organisations se sont progressivement accrus et se sont structurés autour de métiers spécialisés et complémentaires pour assurer performance, fiabilité et sécurité. Les systèmes résultants de cette évolution sont des systèmes complexes. Le service fourni nécessite la réalisation de nombreuses activités différentes et le bon fonctionnement de multiples processus. Dans une production standardisée, tout changement même minime peut avoir des conséquences sur le résultat final. Dans une production peu standardisée, comme c'est le cas en santé, s'ajoute la nécessité de s'adapter en permanence à la variabilité des situations. En santé comme dans les autres domaines, pour développer et mettre en oeuvre ces activités en leur conférant efficacité, fiabilité et sécurité, les métiers se sont organisés. Ils s'assurent notamment de la formation initiale et continue par la mise en place de qualifications et se sont dotés de règles de bonnes pratiques. Chaque institution concernée précise ses règles de fonctionnement et l'État intervient en définissant la réglementation applicable.

---

[155] Methodologie de la gestion des risques. Rapport de l'ANAES, janvier 2003.

5-2 Comment se produisent les défaillances dans les systèmes complexes ?

Reason [156] puis d'autres [157] ont proposé un modèle permettant de présenter les différentes causes possibles des défaillances et de montrer qu'elles se cumulent. Le modèle postule l'existence de deux types distincts de défaillance :

- Les défaillances patentes ou erreurs actives. L'erreur active est l'erreur de l'acteur de première ligne qui va être en lien direct avec l'accident. Par ex.: erreur de dose de médicament lors de la prescription ou de la préparation, perforation d'un organe lors d'un acte invasif, erreur de diagnostic.

- Les défaillances latentes. Elles correspondent à une caractéristique du système qui a contribué à la survenue de l'accident. Par ex.: inadéquation de la compétence des intervenants aux missions confiées, défaut d'organisation du travail ou de communication, surcharge de travail, fatigue, stress.

Dans la plupart des cas, les défaillances latentes et patentes vont se cumuler pour aboutir à un accident. L'analyse qui suit est largement empruntée au rapport de l'ANAES [158].

5-2-1 Les erreurs humaines :

La littérature montre l'importance de l'erreur humaine, y compris dans les systèmes complexes. L'analyse des accidents impute 65 à 80 % des causes immédiates aux opérateurs de première ligne dans l'industrie et les transports publics [159]. Plusieurs notions sont à prendre en compte pour améliorer la sécurité des systèmes.

---

[156] Reason J. L'erreur humaine. Paris: Presses Universitaires de France; 1993.
[157] Vincent C. Clinical risk management. Enhancing patient safety. London: BMJ Book; 2001.
[158] Méthodologie de la gestion des risques. Op.cit.
[159] Woods et al., 1994 ; Hollnagel, 1993 cités dans le rapport de l'ANAES

L'impossibilité de supprimer l'erreur du fonctionnement humain. L'erreur est inséparable de l'intelligence humaine. Elle reflète les stratégies « performantes » que l'homme met en place pour contourner les limitations de ses capacités. L'opérateur humain est limité en ressources, limité en rationalité, mais il ne subit pas cette limitation. Il organise sa cognition pour y faire face : réduction de la complexité, conduite par anticipation, fonctionnement par essai/erreur, conduite en parallèle de plusieurs tâches, économie des ressources faisant préférer un niveau de conduite automatique à un niveau de conduite contrôlé,....Cette manière de procéder s'accompagne de prises de risques car elle privilégie la performance aux dépens de l'analyse exhaustive des situations ou de la concentration sur une seule tâche. Le choix de cette «stratégie» par le cerveau humain prend en compte (même si quelquefois elle la surestime) la capacité de récupération en cas d'erreur. L'erreur est la conséquence naturelle de ce fonctionnement et ne peut pas être supprimée. De ce fait, les erreurs sont fréquentes dans les activités humaines, parfois plusieurs par heure, mais leur taux de détection et de récupération par leur auteur est également très élevé, de l'ordre de 80 % [160].

La compréhension des différents mécanismes d'erreurs. Reason en propose une classification en trois catégories (Tableau 1):

- Les erreurs de routine correspondent au fonctionnement fondé sur les habitudes. Il s'agit de défaillances dans la surveillance de l'exécution. L'action se déroule sans contrôle conscient, dans le cadre de problèmes familiers. Le sujet n'a pas pris conscience qu'il y avait un problème. Ce sont les erreurs les plus fréquentes ;

- Les erreurs d'activation de connaissance. Le sujet est face à une difficulté qu'il ne peut pas résoudre de façon routinière. Il a conscience d'avoir un problème et cherche une solution. L'erreur va résulter d'une mauvaise solution qui résulte elle-même de

---

[160] Reason J. op. cit.

l'activation d'une mauvaise règle. Cette erreur n'est pas contradictoire avec l'idée que

le sujet possède par ailleurs la connaissance de la bonne solution ; mais il n'a pas su

l'activer, la recouvrir en mémoire, ou pas pu, faute de temps, s'en servir ; une autre

solution – moins valide mais immédiatement disponible - s'est imposée à sa logique

d'action ;

- Les erreurs de possession de connaissance. Le sujet est ignorant de la solution du

  problème qu'il a à régler. Il mobilise toute sa cognition, lentement, pas à pas, pour

  produire une nouvelle solution. L'erreur peut alors revêtir différentes formes : bonne

  solution hors délais, mauvaise solution,....

Tableau 1 : Les différents types d'erreurs, d'après Reason, 1993

Dimension	Erreurs de routine	Erreurs d'activation de connaissance	Erreurs de possession de connaissance
Type d'activité	Actions routinières	Activités de résolution de problème	
Concentration de l'attention	Sur autre chose que la tâche en cours	Sur des considérations liées au problème	
Mode de contrôle	Schémas	Règles stockées	Processus conscients limités
Caractère prédictible de l'erreur	Largement prédictible	Variable	
Fréquence	Élevée dans l'absolu, mais paradoxalement faible en proportion du grand nombre de routines...	Dépendante du contexte et de l'expertise du professionnel	Faible dans l'absolu, mais élevée en proportion du très faible nombre de ces situations d'ignorance quasi totale
Capacités de détection	Élevées	Très faibles sans intervention	

5-2-2 La nécessité d'intégrer au système des mécanismes de lutte contre l'erreur

La prévention des défaillances humaines repose sur la construction de systèmes capables de limiter et de tolérer les erreurs. Le pré requis est, bien entendu, l'adéquation de la compétence des intervenants avec les missions qui leurs sont confiées. Ceci permet notamment de réduire les erreurs de possession et d'activation de connaissance sans les supprimer totalement. Ce mécanisme est à l'origine des démarches de sélection, de formation et de qualification des professionnels. Cette approche n'est cependant pas suffisante. Reason insiste sur un paradoxe : l'erreur n'est pas évitable, mais elle est relativement prévisible en fonction des enjeux de la situation, des conditions de travail, des compétences. Loin d'être un constat inquiétant pour la sécurité, ce résultat met l'accent sur la nécessité de traiter les circonstances favorisantes des erreurs ou leurs conséquences plutôt que de tenter de supprimer toute erreur.

C'est en fait tout le lien entre erreur et accident qu'il convient de considérer. Un système sûr n'est pas un système dans lequel il ne se commet pas d'erreurs, mais un système qui se protège par une suite de défenses en profondeur contre le développement « d'histoires d'accidents » à partir des erreurs commises. La détection et la récupération des erreurs occupent une place importante dans de tels systèmes. La littérature montre [161] que les opérateurs les plus brillants ne sont pas ceux qui commettent le moins d'erreurs, mais ceux qui détectent et récupèrent au mieux les erreurs commises. Aucune de ces défenses ne peut garantir la sécurité, mais leur empilement finit par conférer une fiabilité acceptable au système.

---

[161] Voir Allwood CM. Error detection processes in statistical problem solving. Cogn Sc 1984 ; 8 : 413-437 ; Rasmussen J. Risk management in a dynamic society. A modelling problem. Saf Sci 1997 ; 27 : 183-213 ; Rizzo A, Bagnara S, Visisola M. human error detection process. Int J Man-Mach Stud 1987 ; 27 : 555-570 et Le rapport de l'ANAES.

5-3 La culture de la gestion des risques

Le développement d'une culture de gestion des risques est celui d'une approche positive et non punitive de l'erreur. Pour développer une culture de gestion des risques, il convient de dissocier les notions de faute et d'erreur. L'erreur humaine a été de tout temps considérée comme une défaillance coupable liée à l'inconstance de l'être humain capable du meilleur et du pire. Elle est la fois une gêne à l'obtention d'une performance régulière et répétitive, et la source de défaillances plus graves qui mettent en péril la survie du système. Pour développer une culture de gestion des risques, une action déviante de la norme doit être examinée indépendamment de la responsabilité de l'individu. Il s'agit de déterminer les causes et le contexte de cette erreur. Cela suppose de s'affranchir de la recherche d'un fautif.

En effet, tout système, et notamment les systèmes complexes, comporte en lui des conditions favorisantes de l'erreur : défauts de conception, défauts de réglementation, carences du management. Il s'agit des erreurs latentes définies plus haut. L'opérateur de première ligne révélera ces erreurs latentes par des erreurs patentes à l'occasion de circonstances particulières. Pour faire progresser la sécurité, il convient de considérer que l'accident n'est pas uniquement lié à l'erreur de l'opérateur. L'accident n'est que le révélateur d'une ou plusieurs mauvaises défenses du système dans son ensemble, qui ont permis à l'erreur de l'opérateur, à la panne ou à toute combinaison des deux, de dégénérer en accident. Les accidents surviennent rarement de façon isolée, ils sont associés à des évènements mineurs : anomalies, dysfonctionnements et presqu'accident. Un système sûr doit permettre de résister aux erreurs et aux pannes et de se protéger contre leurs conséquences : c'est l'approche systémique de la gestion des risques.

L'analyse des risques passe par la réalisation d'arbres de défaillance.

- Liste de tous les évènements susceptibles de mettre le système hors service

- Noter tous les enchaînements de cause qui peuvent produire la défaillance

- Associer à chacun d'eux une probabilité ou un risque

- Puis introduire des modifications (procédures) qui peuvent diminuer le risque.

5-3-1 La notion de déviance

Plusieurs études, relatives à la sécurité, montrent que tout système comporte une déviance volontaire par rapport aux normes, instructions et directives [162]. Elle concerne les pratiques individuelles, l'encadrement et le management. Pour Vaughan, la déviance s'installe chez les opérateurs par extension progressive en raison, d'une part d'un contrôle de plus en plus approximatif du fait de l'absence d'incident et d'accident, et d'autre part de la tolérance de la hiérarchie [163]. Dans le modèle développé par Amalberti du « cadre des migrations et transgressions des pratiques », un système migre progressivement vers plus de performance et plus d'avantages secondaires pour les individus [164]. La déviance est la conséquence de l'adaptation d'un système et de ses acteurs. Le management du risque suppose la prise en compte de la déviance, à la fois source de performance et de risque, à en identifier les sources et à les traiter. L'exemple donné par l'ANAES est celui du lavage des mains. Le protocole de lavage des mains préalable à la réalisation d'un sondage urinaire, rédigé à l'issue d'un consensus scientifique dans une institution, préconisait l'utilisation d'un savon antiseptique. Élaboré par un groupe de travail, diffusé au moyen de formations réalisées dans les services et sur le site intranet de l'hôpital, ce protocole a fait l'objet d'une évaluation au bout d'une année par auto-questionnaire. À la question « quel savon utilisez-vous ? », plus de 50% des

[162] Rapport ANAES. op.cit.
[163] Vaughan D. La normalisation de la déviance : une approche d'action située. In: Bourrier M, ed. Organiser la fiabilité. Paris: L'Harmattan; 2001.
[164] Amalberti R. La maîtrise des situations dynamiques. Psychol Fr 2001;46(2):107-18.

infirmières ont répondu le savon simple et non le savon antiseptique. L'analyse des causes de cette application insuffisante du protocole a révélé :

- Une irritation cutanée plus fréquente avec l'utilisation du savon antiseptique ;
- Une disponibilité dans la chambre du patient du savon simple et non d'un savon antiseptique;
- Un gain de temps, le protocole de lavage par savon simple prévoyant 15 secondes contre 1 minute pour celui par le savon antiseptique.

La déviance a les caractéristiques suivantes :

- Elle est vue d'abord comme une source de bénéfice et non comme un risque ;
- Elle permet, dans certains cas, une performance plus grande pour le système, pour le professionnel ou pour le patient ;
- Elle est tolérée par la hiérarchie qui, parfois, la sollicite ;
- Elle peut passer inaperçue lorsqu'elle est installée car l'ensemble des professionnels de l'entreprise ou du secteur s'y est habitué.

La déviance modifie les risques :

- Elle conduit à intervenir dans un contexte non prévu par l'organisation de base et les analyses de risque, c'est-à-dire un contexte de risque non correctement appréhendé ;
- Elle s'accompagne en contrepartie d'une production de sécurité occulte, non officielle.

En effet, les opérateurs, sachant qu'ils transgressent une norme, mettent en place des stratégies personnelles de maîtrise du risque. La correction de la déviance peut paradoxalement accroître le risque par suppression de cette sécurité.

5-3-2 L'analyse des processus pour un contrôle efficace du risque

Kourilsky propose une analyse en dix étapes [165], valable pour toutes les situations, pas seulement médicales :

1. Le risque a-t-il été défini, analysé, évalué et gradué ?. Cette étape de rationalisation doit conduire à séparer le risque potentiel du fantasme et de la simple appréhension. C'est une étape longue et coûteuse. Il faut évaluer tous les risques potentiels, les graduer ensuite et décider d'un seuil d'alerte. En règle générale, la prise en considération d'un risque potentiel plausible induit une obligation de recherche et ouvre la question de la prise de décision.

2. Les conséquences des différentes options ont-elles été comparées ? Notamment le risque d'agir doit être comparé au risque de ne pas agir, règle qui est au cœur de la pratique et de la déontologie médicale.

3. Une analyse économique a-t-elle été effectuée en préparation à la décision ? L'idée que la gestion des risques puisse être inféodée à des considérations économiques est mal acceptée. Cette analyse économique présente également l'intérêt d'obliger les différents acteurs à préciser leurs positions et à sortir d'une vision dogmatique, théâtrale, du principe de précaution. Cette analyse économique se heurte, dans le domaine de la santé, à l'idée que la vie n'a pas de prix. Les analyses coûts/bénéfices sont insuffisantes ce qui nuit au réalisme de la prise de décision. À l'inverse aux USA la Loi « Levin-Thompson regulatory improvement act » de 1997 a renforcé l'obligation pour la FDA d'effectuer cette analyse et de justifier l'option retenue avant d'édicter toute règle ayant un impact économique.

---

[165] Kourilsky P. Du bon usage du principe de précaution. Odile Jacob, Paris, 2002, pp1-175.

4. Le travail d'analyse des risques a-t-il été mené de façon indépendante ? (exemple le nucléaire en France).

5. A-t'on prévu un programme de recherche qui vise à sortir de l'incertitude ?

6. La décision envisagée est-elle révisable et la solution réversible ? Révisabilité et reversibilité posent un véritable défi aux structures lourdes et complexes, notamment les administrations publiques.

7. La solution est-elle proportionnée ? ce qui suppose qu'on ait fait une analyse économique. C'est le rapport coûts/avantages (au sens large) qu'il faut évaluer. À risque comparable, il faut privilégier la prévention sur la précaution. L'exemple de l'arrêt de la vaccination contre l'hépatite B est ainsi un exemple dans lequel on a privilégié la précaution sur la prévention. À risque comparable, il faut privilégier l'analyse des risques potentiels étayés sur les risques potentiels plausibles. Il existe une asymétrie entre la facilité d'interdire et la difficulté d'autoriser un produit ou une technique présentant un risque. Cette asymétrie est perceptible au niveau judiciaire car on a condamné par défaut de précaution et jamais pour excès, quand bien même les conséquences négatives pourraient être importantes. Les chirurgiens qui essayent d'abord et réfléchissent après sont un peu à l'abri de ce problème !. Enfin on peut globaliser la gestion du risque. Il ne s'agit plus d'interdire que de limiter l'excès de son utilisation. La dissémination de la résistance aux antibiotiques liée pour partie à leur abus est un exemple.

8. Les circuits de décision et les dispositions sécuritaires sont-ils appropriés, cohérents, efficaces et fiables ? Les retards administratifs peuvent avoir des conséquences très discutables au plan éthique lorsqu'ils entraînent le report d'essais cliniques dans des domaines critiques pour la santé. La FDA, critiquée pour sa lenteur, s'est auto-

réformée dans les années 1990. La fiabilité suppose de minimiser les erreurs commises au sein de systèmes souvent complexes. La réduction des erreurs implique toujours une définition précise des procédures. Cette approche recouvre très largement celle de la démarche qualité. La compétence, la déontologie et le sens des responsabilités des acteurs constituent des garanties que les procédures opératoires ont été convenablement exécutées.

9. La transparence est-elle assurée, notamment grâce à la traçabilité et à l'étiquetage ? La transparence n'est pas l'information. C'est la qualité d'un système qui rend son fonctionnement déchiffrable et compréhensible pour des individus qui lui sont extérieurs. On retrouve ici la démarche qualité. La lisibilité de l'information et la volonté de fournir l'information constituent les deux propriétés indissociables d'un système qui se veut transparent. La transparence peut contribuer à une meilleure répartition des responsabilités entre la puissance publique et les citoyens. Si la transparence est complète, les citoyens peuvent être mis en position d'endosser la responsabilité du risque potentiel.

10. Le public est-il bien informé et/ou associé ?

Le risque en médecine

Le risque en médecine constitue la deuxième partie de cette thèse, car le risque est au cœur du métier de médecin. La liberté des prescriptions de soins a pour corollaire la notion de responsabilité, qui est elle-même sous-tendue par la notion de précaution. Cette démarche est inhérente à l'exercice de la médecine. En tant que médecin nous vivons avec le risque depuis le début de l'humanité ; Risques pour le patient en premier lieu, mais risques également pour le soignant, parfois tenu pour responsable de l'état de santé de son patient. Si la notion de risque devient aussi prégnante actuellement c'est, paradoxalement et en premier lieu, aux immenses progrès de la médecine que nous le devons [166]. Nous avons vu que l'homme est resté soumis au destin pendant des millénaires et que la notion de responsabilité du médecin n'apparaît qu'au XIXe siècle. Pendant 150 ans, jusqu'à la fin de la deuxième guerre mondiale, la maladie, l'accident étaient encore perçus comme responsables des complications éventuelles de l'acte médical ; elles en étaient le pendant. Les progrès considérables de ces 50 dernières années, la prise en charge « efficace » des maladies chroniques, l'instauration d'un « droit à la santé », et la faiblesse « congénitale » de la réflexion éthique des médecins, tous ces facteurs se sont combinés pour que les complications «potentielles » de l'acte médical apparaissent comme inacceptables, comme des risques. Ces risques paraissent, aux yeux de la population, plus élevé « qu'avant », en raison notamment de la technologie [167]. L'idée prévalait jusqu'à ces dernières années, que plus il y avait de lits d'hôpital, mieux on était soigné. Pourtant, dès les années 1970, Ivan Illich avait écrit dans sa *Némésis médicale* que

---

[166] L'espérance de vie est passée de 25 ans au milieu du XVIIIe siècle, à 45 ans en 1900 et près de 80 ans aujourd'hui.
[167] « *L'opinion place dans le progrès médical des attentes et des espoirs démesurés et refuse l'idée même risque* » Claude Huriet, au colloque les accidents médicaux : quelle prévention ?, 23 Mars 2005.

l'hôpital fabrique plus de maladies qu'il n'en guérit [168]. Le propos était assez excessif, mais, dans ces propos, on peut déjà percevoir le déplacement de la préoccupation. Toute activité humaine peut avoir des effets dommageables ou même profondément négatifs, contre lesquels il faut donc se prémunir, par précaution. Par ailleurs la complexité de l'acte médical rend plus difficile l'appréciation de la responsabilité de chacun dans la survenue de ces risques. En l'absence d'un « responsable » unique, il importe désormais d'analyser les risques en médecine comme dans d'autres systèmes de production industrielle. Mais, si la complexité est importante en santé et universellement admise, l'activité de soins est une activité de service très particulière. Elle correspond à une production de service variable qualitativement et quantitativement nécessitant des capacités d'adaptation considérables. En effet, le système doit s'adapter à la variabilité des flux, à l'urgence et à chaque situation, le cas de chaque patient pouvant requérir des compétences multiples et spécialisées qu'il est nécessaire d'identifier et de réunir dans un lieu et un délai contraint. Il s'agit aujourd'hui d'un système performant en termes de possibilités diagnostiques et thérapeutiques et de rapidité d'investigation et de traitement. Il repose sur de multiples processus, des techniques, des compétences et des savoir-faire très sophistiqués. Leur prévention constitue un nouveau champ de recherche. À cette réflexion « manageuriale » , doit cependant s'associer une réflexion éthique pour ne pas oublier l'homme, comme cœur et seule légitimation du métier de soignant.

---

[168] Ivan Illich, Némésis médicale. L'expropriation de la santé, Paris, Seuil, 1975.

1 Nature et fréquence des risques (complications) en médecine

Les risques sont-ils si importants que cela en médecine. Hélas ! oui, même si ce sont encore et toujours les maladies et les accidents qui sont responsables de la plupart des décès, les complications engendrées par les soins sont loin d'être négligeables. La conférence internationale de santé avait, en 1996, défini le risque iatrogène comme « *toute pathogénie d'origine médicale au sens large, compte tenu de l'état de l'art à un moment donné, qui ne préjuge en rien d'une erreur d'une faute ou d'une négligence* ». Cette définition, bien que vaste, ne prend cependant pas en compte les évènements subis par les patients en dehors d'un acte médical dans le cadre d'une structure de soins. Même si les données sont fragmentaires et forcément incomplètes, plusieurs types d'informations sont disponibles dans la littérature pour permettre une approximation sur les risques en médecine.

1-1 Les données internationales

La plupart des données qui suivent viennent du rapport de l'ANAES, très complet, sur la gestion des risques [169]. Ces études montrent que les risques graves pour les patients ne sont pas exceptionnels (tableau 2). Ils sont parfois graves, toujours coûteux, souvent évitables. Selon les études, ces risques se réalisent dans 2,4 % à 16 % des hospitalisations. Pour l'Institute of Medicine (2000), l'extrapolation des résultats des études américaines permet d'estimer le nombre annuel de décès liés à la survenue d'événements indésirables entre 40 000 et 100 000 par an pour l'ensemble des hospitalisations de court séjour aux États-Unis, ce qui en fait la 8ème cause de mortalité dans ce pays.

---

[169] ANAES. Principes méthodologiques pour la gestion des risques en établissements de santé, janvier 2003. Disponible sur www.anaes.fr

Les accidents médicamenteux, les infections nosocomiales, les accidents liés aux actes chirurgicaux, les erreurs diagnostiques et thérapeutiques représentent respectivement 19 %, 14 %, 13 % et 8 % de l'ensemble des événements indésirables repérés [170]. La chirurgie concentre une part importante des événements indésirables : près de la moitié (44,9 %) survient en salle d'opération. Parmi les facteurs de risque, on retrouve le type de chirurgie (cardiothoracique, vasculaire, neurochirurgie), l'âge du patient, la durée d'hospitalisation, et la prise en charge en urgence. Selon les études, 30 à 60 % des événements indésirables seraient évitables. Enfin, ils représenteraient, aux États-Unis, 4 % des dépenses de santé (2 %, si l'on considère seulement les événements évitables). Les patients ayant eu à subir un évènement négatif ont vu leur durée d'hospitalisation multipliée par trois dans le travail de Krizek [171].

Tableau 2 : Evènements recueillis par la « Joint Commission on accreditation of Health Organizations » entre janvier 1995 et juin 2002.

	Nombre	(%)
Suicides	289	(16,5 %)
Complications opératoires et périopératoires	215	(12,3 %)
Erreurs médicamenteuses	199	(11,4 %)
Intervention chirurgicale du mauvais côté (ou pour un autre patient)	19	(11,3 %)
Retard au traitement	97	(5,6 %
Chutes de patient	83	(4,8 %)
Blessures ou décès par contention	83	(4,8 %)

---

[170] Kervasdoué J. « *environ 20% des patients sous traitement souffriraient de complications médicamenteuses,...pour 13% d'entre eux il existait une contre-indication explicite à l'un ou l'autre des médicaments* » in Quotidien du Médecin 11 octobre 2005, n°7819, pp6-8.
[171] Krizek TJ. Surgical Error: reflections on adverse events. Bull. Am. Coll Surg 2000; 85: 18-22.

- 77 -

Agression/viol/homicide	72	(4,1 %)
Erreur transfusionnelle	48	(2,7 %
Fugue de patient	36	(2,1 %)
Incendie	32	(1,8 %)
Équipement médical	28	(1,6%
Ventilation assistée	25	(1,4 %
Accidents d'anesthésie	25	(1,4 %
Mort maternelle	25	(1,4 %
Enlèvement et échange d'enfants	23	(1,3 %
Autres	22	(13,0 %)

Dans les données disponibles pour « la chirurgie », une enquête réalisée en Grande-Bretagne sur les causes de décès péri-opératoires [172] a montré que les principales causes de décès étaient dues :

- En chirurgie : à une intervention inappropriée, mal conduite, à un opérateur mal qualifié, une erreur technique, un défaut d'organisation.

- En anesthésie : à un manque d'organisation, un défaut d'équipement, une erreur technique, une intoxication médicamenteuse.

Cette enquête a ainsi révélé qu'en dehors de l'erreur individuelle, fautive telle que définie par les tribunaux, il existait des dysfonctionnements majeurs du système de soins avec dans cette enquête : l'absence de médecin senior lors de la réalisation de l'acte ou du suivi, responsable de 30 à 50% des décès, la programmation durant la nuit ou dans des conditions sub-optimales des interventions (fatigue, personnel restreint,...), des indications opératoires discutables et/ou n'ayant pas été discutées. C'est à partir de cette enquête qu'est apparu le concept de « mort

---

[172] Lunn JN, Delvin HB. Lessons from the confidential enquiry into perioperative deaths in three NHS regions. Lancet 1987 ; 2 (8572) : 1384-1386.

évitable » qui est devenu progressivement celui de « risque évitable » qu'une meilleure organisation aurait pu éviter [173]. On peut en rapprocher le travail remarquable de Krizek [174]. Des étudiants en anthropologie ont surveillé l'activité de trois services et noté consciencieusement tous les évènements négatifs qu'ils voyaient, événements préalablement définis par les médecins. 480 des 1047 patients hospitalisés ont eu un événement négatif, dont 17,7% avaient des conséquences graves !. 29,3 % de ces évènements sont survenus durant les soins, 19,5% lors de la prise en charge des complications et 20% durant les actes chirurgicaux. L'anesthésie n'était responsable que de 2,4% des évènements négatifs. Dans cette étude, un individu n'était fautif, isolément, qu'une fois sur trois, le reste des évènements étant liés au système. Dans ce travail, seules 20% des erreurs commises ont été reconnues comme telles par les soignants, qui ont nié les 80% restants.

1-2 Les données épidémiologiques Françaises

Les données Françaises sont encore limitées, mais nous devrions disposer, dans l'avenir, de plus de données précises car la loi du 4 mars 2002 demande la déclaration obligatoire à l'autorité administrative des accidents médicaux et des affections iatrogènes [175]. Actuellement, les enquêtes nationales de prévalence ont porté sur le risque infectieux nosocomial et le risque médicamenteux :

- Les enquêtes de prévalence des infections nosocomiales de 1996 et 2001 montrent que 6,4 % des hospitalisations se compliquent d'infections nosocomiales. Les déclarations montrent que les patients les plus fragiles sont bien évidemment les plus exposés. La

---

[173] Grapin C. Responsabilité chirurgicale et gestion du risque ; à propos de la chirurgie pédiatrique. E-mémoires de l'académie Nationale de Chirurgie, 2003 ; 2(4) :42-47.
[174] Krizek TJ. Surgical Error: reflections on adverse events. Bull. Am. Coll Surg 2000; 85: 18-22.
[175] Article L.1413-14 du Code de la santé publique

fréquence des infections de ce type est donc plus grande dans les services de réanimation, de cancérologie, de chirurgie. Les enquêtes françaises ont mesuré une prévalence de 22 % pour les hospitalisations en réanimation ;

- L'enquête de prévalence menée en 1997 par les centres régionaux de pharmacovigilance estime que 10 % des hospitalisations se compliquent d'un effet indésirable, dont 30 % sont graves, lié au médicament, et 1,2 % se compliquent de décès. Un quart à la moitié de ces accidents seraient évitables.

L'enquête de la DREES en 2003 [176] a montré que le risque iatrogène grave représentait 10 à 15 % des cas, dont la moitié pouvait considéré comme étant évitable. La chirurgie représentait 50 à 70% des évènements indésirables. Une enquête de 2005 [177] a montré que sur 8754 patients observés, représentants 35234 journées d'hospitalisation, 450 événements indésirables avaient été observés et près de 45% d'entre eux jugés évitables. Pour 72% des évènements indésirables, la fragilité ou le comportement des patients, ou de leur entourage, ont été considérés comme un facteur favorisant leur survenue. En chirurgie, on considère qu'existent 7 pour mille évènements indésirables, générant deux fois sur 5 une prolongation de l'hospitalisation. 32% de ces évènements étaient évitables en chirurgie. Dans 20% des cas, aucune cause n'était identifiable !. Les causes les plus habituelles étaient : l'absence de protocoles, l'insuffisance d'échanges d'information, l'importance de la charge de travail, les défauts de communication interne. Dans cette enquête, ce sont l'ORL (5,7%), la chirurgie plastique (3,6%) et l'orthopédie (2,3%) qui étaient les spécialités les plus concernées.

Les évènements indésirables représentaient 4,5% des admissions en médecine et 3,5% des admissions en chirurgie selon l'ANAES. Les deux tiers étaient secondaires à une prise en

---

[176] Estimation du risque iatrogène grave des établissements de santé en France. Direction de la recherche, des études, de l'évaluation et des statistiques, Fev 2003, Etudes et résultats, n° 219. (voir sur http://www.sante.gouv.fr/drees/etude-resultat/)
[177] http://www.sante.gouv.fr/drees/etude-resultat/er398/er398fiches.pdf

charge en médecine de ville. Le nombre de séjour hospitalier lié à des évènements indésirables est compris entre 175 000 et 250 000 / an dont 7000 à 11000 pourraient être évitables. Dans une enquête pilote conduite en Aquitaine, en médecine, 35 à 68% des évènements indésirables graves ayant conduits à une hospitalisation auraient pu être évités. Ces chiffres sont de 13 à 33 % pour la chirurgie [178]. Selon l'ANAES, les accidents médicaux coûteraient chaque année entre 0,4 et 2,3 milliards d'euros par an, et les infections nosocomiales évitables dans les seuls services de réanimation entre 23 et 200 millions d'euros.

1-3 Les données assurantielles

La SHAM (Société Hospitalière d'Assurances Mutuelles) qui assure une majorité des médecins Français a publié en 2001 ses données. Sur les 3 318 dossiers étudiés :

- 1 765 (53 %) déclarations sont liées à des causes cliniques. Les types d'incidents ou accidents de cette catégorie sont très majoritairement (698 cas) des erreurs dans la réalisation des soins infirmiers ou médicaux, puis des erreurs de diagnostic (313 cas), des suites d'intubation (211 dossiers) et enfin des infections nosocomiales (197 cas) ;

- 1 381 (41 %) concernent des « accidents de la vie hospitalière » dont 989 sont des chutes. Les autres catégories restent plus rares : suicides, fugues, accidents mettant en cause des installations matérielles (portes, ascenseurs, etc.) ;

- 172 déclarations ont pour origine l'emploi de dispositifs médicaux ou de produits de santé.

- La sinistralité est variable d'une spécialité à une autre, les chirurgiens orthopédiste étant les plus exposés puisqu'un chirurgien aura, en moyenne, 23 plaintes en

---

[178] Les accidents médicaux : quelle prévention ? Documents de la réunion du 23 mars 2005 organisée par La prévention médicale.

responsabilité au cours de sa carrière. Non pas que les accidents augmentent en fréquence, mais le pourcentage de patients non satisfaits et désirant poursuivre leur praticien augmente régulièrement (Tableau 3).

Tableau 3. Pourcentage de personnes non satisfaites, désirant poursuivre leur médecin, en fonction du temps (Données Sou Médical)

Personnes non satisfaites

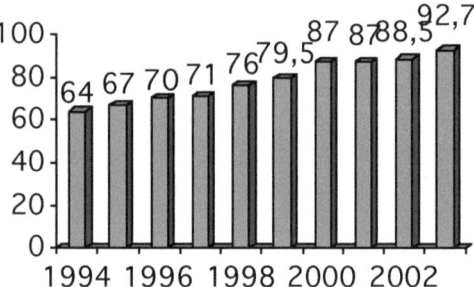

Les risques iatrogènes représentent, pour les assurances, plus de 90 % du nombre et du coût des sinistres. Ces risques décrits à travers la sinistralité diffèrent des risques repérés dans le cadre des enquêtes épidémiologiques. Sur une base décennale, les vigilances, les médicaments et les infections nosocomiales représentent respectivement 7 %, 2 % et 3 % du nombre des sinistres déclarés (soit environ 100 à 200 sinistres liés à des infections nosocomiales par an, alors que les données de l'enquête de prévalence permettent d'estimer qu'environ 800 000 hospitalisations sont compliquées d'infections nosocomiales) et 3 %, 1 % et 4 % des coûts des indemnisations. Les spécialités les plus exposées en termes de fréquence et de gravité sont l'obstétrique, l'anesthésie et les spécialités chirurgicales (neurochirurgie, chirurgie cardio-vasculaire, urologie, orthopédie). L'analyse des coûts montre que l'orthopédie (hors chirurgie du rachis) représente 50% des coûts de l'assurance et 40% des procédures [179]. Une part importante de ces risques est évitable ce qui débouche, logiquement, sur la nécessité d'actions de prévention. C'est la raison pour laquelle s'est crée une association (la Prévention Médicale) regroupant notamment les assureurs et visant à impliquer les professionnels dans la « gestion des risques ».

2 Le risque et sa gestion en médecine

Si on veut analyser les risques, comme dans les autres structures complexes, il faut les définir avec le même langage. Il existe, en chirurgie, pour Christiane Grapin, deux types de risque [180]:

- L'aléa thérapeutique, risque inhérent aux limites des connaissances actuelles en matière de procédures. Ce risque est, presque par définition, non évitable mais les conséquences peuvent en être, éventuellement, prévenues.

- Les défaillances humaines, qui peuvent être divisées en défaillances actives et défaillances latentes.

  o Les défaillances actives (intervention du mauvais côté, surdosage, erreur de maintenance d'un appareil) ont des conséquences immédiates. On les distingue en erreurs, par nature involontaires et en infractions ou transgressions des règles professionnelles. Les erreurs et les infractions peuvent être facilitées par des facteurs liés au patient (son état de santé) ou sa coopération, et aux opérateurs (stress, fatigue, usage de médicaments). Les défaillances actives

---

[179] Gerson C, Bons-Lehurey C, Sicot C. Responsabilité et coût en chirurgie. Ann Chir 2001 ; 126 : 346-354.
[180] Grapin C. Responsabilité chirurgicale et gestion du risque ; à propos de la chirurgie pédiatrique. E-mémoires de l'académie Nationale de Chirurgie, 2003 ; 2(4) :42-47.

sont inhérentes à l'activité humaine, elles sont très fréquentes et sont rarement

dues à des négligences.

o Les défaillances latentes sont dues à des personnes dont les activités sont en

général éloignées des opérateurs. Elles ont trait à la conception de la

production de soins par le biais de décision portant sur les circuits

d'information, les méthodes de travail, les produits consommables. Les

défaillances latentes sont présentes de longue date à l'intérieur du système et

représentent « les accidents en attente ». Elles favorisent les défaillances

actives et en amplifient les conséquences.

À partir de cette classification, on peut envisager la gestion des risques (en chirurgie) après en

avoir défini la nature et la fréquence.

2-1 Gestion et prévention des risques en médecine

Cette notion de « gestion des risques en médecine » comporte, à mon avis, deux volets bien

distincts :

- La gestion (administrative ou procédurale) des risques comme cela existe dans les autres

milieux, et notamment industriels. La gestion des risques vise à mettre en œuvre les

techniques et les moyens qui peuvent diminuer la fréquence et la gravité des risques dans un

domaine déterminé. Elle a de ce fait un fort impact sur la prévention. Le risque « évitable »

existe en médecine, nous l'avons vu dans les enquêtes épidémiologiques. Ce qui est

particulier en médecine, à la différence de la plupart des systèmes industriels dont nous

essayons plus ou moins de copier les principes, est que le risque « pour le patient » est

multiple. Ce risque est lié : d'une part à la maladie elle-même (le patient apporte son propre

risque), ensuite au risque lié à la décision médicale (choix diagnostique et thérapeutique), puis aux risques liés à la mise en œuvre des soins. Dans cette somme de risque, la « bonne gestion » dépend en plus de la compliance du patient, donnée que le chirurgien (et l'institution) auront du mal à intégrer. Il n'y a donc pas, notamment en médecine/chirurgie de situation sans risque et sans erreur ! *« errare humanum est perseverare diabolicum »*. La gestion des risques doit ici aussi être adaptative et prospective plutôt que répressive et réactive. Les chirurgiens n'ont plus maintenant qu'un rôle marginal dans la gestion du risque chirurgical et leur sphère de pouvoir se limite de plus en plus au bloc opératoire [181]. En effet, le risque « du chirurgien » se réduit surtout à sa compétence et à l'acte opératoire. La faute du chirurgien relève de la responsabilité individuelle. Le chirurgien travaille en équipe, avec des anesthésistes, des panseuses, etc., dans un environnement de soins (nombre d'infirmières, compétence de celles-ci, cadres administratifs,..) qu'il ne contrôle plus et qui participe également au risque chirurgical (chute du brancard, infections dites nosocomiales,...). Cette organisation dépend en France, en dernier ressort, du financement de la santé par le gouvernement. Nous devons en tant que chirurgiens accepter de déléguer une partie de notre responsabilité et faire confiance, mais également accepter d'être de simples maillons dans une chaîne procédurale de prévention des risques.

- La réflexion (éthique) sur les risques que l'on fait courir aux patients du fait des moyens employés. Le risque chirurgical peut être analysé comme une somme, celle du risque initial porté par le malade, c'est-à-dire du risque lié à la maladie, auquel se rajoute celui de terrain [182]. L'existence de ce risque légitime le traitement c'est-à-dire la prise du risque thérapeutique dont l'effet peut être positif (augmente le risque) ou négatif (le diminue). C'est

---

[181] Grapin C. op.cit.
[182] Grapin C. Responsabilité chirurgicale et gestion du risque ; à propos de la chirurgie pédiatrique. E-mémoires de l'académie Nationale de Chirurgie, 2003 ; 2(4) :42-47.

sur le choix thérapeutique que le chirurgien doit mener une réflexion où il sera, là, très souvent seul pour exercer sa responsabilité.

2-1-1 La gestion procédurale des risques

Le pourcentage d'incidents ou d'accidents liés aux soins n'a pas notablement diminué en France au cours de ces dernières années [183]. Les accidents survenus au bloc opératoire sont un exemple frappant de risques évitables, dont la fréquence n'a cependant pas diminué en 10 ans [184]. Ces évènements sont dus aux négligences humaines, aux dysfonctionnements de service, à une mauvaise transmission de l'information ou encore à une absence de protocoles. Ces défauts de systèmes et d'organisation, comme dans d'autres pays, sont beaucoup plus fréquents que les erreurs individuelles et donc, par définition, pourraient plus facilement être évitables.

Comme pour d'autres risques, la gestion du risque a été imposée de « l'extérieur » [185]. La mutualisation du risque, et son indemnisation par l'assurance, sont devenus « impossibles » compte tenu de l'augmentation des demandes d'indemnisation et du montant de ces demandes, notamment dans certaines spécialités (à risque). Le but de la prévention est de diminuer la fréquence et la gravité des accidents, pour permettre à l'assurance de continuer à remplir son rôle. En effet, il n'y a aucune raison de penser que les demandes d'indemnisation puissent diminuer [186]. La politique indemnitaire montre d'ailleurs ses limites actuellement [187].

---

[183] Sécurité du patient ; La révolution « culturelle » à venir. Dossier Bulletin de l'Ordre des Médecins, juin-juillet 2005 ; n°6 : 8-12
[184] De 1993 à 2002, 490 sinistres survenus au bloc opératoires ont été déclarés au Sou Médical dont 158 oublis de corps étrangers, 119 paralysies par défaut de position sur la table d'opération, 105 brûlures, par le bistouri électrique le plus souvent, 49 erreurs de personnes, de site opératoire ou de côté, 40 chutes de brancards etc.
[185] La loi sur l'hygiène de 1902 a été votée après 30 ans de débats centrés sur la question : Contraintes législatives versus liberté et responsabilité des acteurs (W. Dab, Santé, risque et précaution au XXIe siècle, in Liberté, risque et responsabilité, IFRI, Paris, 2002 ; pp27-36.)
[186] Pour au moins trois raisons selon les assureurs. Le principe de précaution qui fait croire au risque zéro et à l'obligation de résultat en médecine, le devoir d'information inscrit dans la Loi du 4 mars 2002 dont nous verrons plus loin qu'il est très difficile à appliquer en pratique, Le sentiment de victimisation largement répandu

- 86 -

Dans l'expérience suédoise, malgré un grand nombre d'indemnisation, le système non contentieux mis en place est 20 fois moins onéreux qu'un système judiciaire [188].

La mise en œuvre d'une gestion des risques

Gérer un risque nécessite de définir plusieurs étapes : identifier les situations à risque, reconnaître la part des risques accessibles à une prévention, mettre au point les procédures efficaces, contrôler les résultats [189]. La démarche de gestion des risques vise à concilier la prise de risque avec la maîtrise des dangers qui l'accompagnent et donc à rendre le risque acceptable. Elle recherche un équilibre entre le bénéfice attendu et le risque accepté. Trop peu de risques acceptés ou trop de risques acceptés menaceraient la qualité des résultats. La gestion des risques est un concept basé sur le retour de l'expérience. À partir de là, cette gestion du risque peut être appréhendée par le praticien car on élimine la partie défensive vis-à-vis du patient pour se replacer dans une optique beaucoup plus technique, celle de la qualité des soins, partie technique à laquelle il peut se rattacher.

Il faut, notamment en médecine, de différencier les prises de risques volontaires et involontaires :

- La prise volontaire d'un risque existe en médecine pour traiter un patient ou augmenter la performance du traitement. Par ex. : la décision d'utiliser un protocole de chimiothérapie plus puissant mais avec des effets indésirables plus importants pour augmenter les chances de

---

depuis la Loi Badinter de 1984 sur les accidents de circulation. L'exemple des USA est également un élément prédictif négatif.

[187] Le risque moyen de plaintes pour un praticien ne cesse de croître, conduisant certaines spécialités à « disparaître ». 23 états des USA ont atteint un niveau d'alerte par manque criant d'obstétriciens. En France, plus de la moitié des obstétriciens ont arrêté au moins une partie de leur activité ces dernières années (enquête SYNGOF). Enfin, 60% des frais des procédures d'indemnisation sont des frais de procédures et ne concernent pas la réparation des préjudices (Les accidents médicaux : quelle prévention ? Colloque du 23 Mars 2005)..

[188] Essinger K. Le système suédois d'indemnisation des accidents médicaux. Responsabilité 2005 ; 20 : 34-37.

[189] Grapin C . Responsabilité chirurgicale et gestion du risque ; à propos de la chirurgie pédiatrique. E-mémoires de l'académie Nationale de Chirurgie, 2003 ; 2(4) :42-47.

guérison. Cette « prise de risque » ne se conçoit qu'avec l'accord du patient, et donc son information, ce que nous verrons plus loin.

- La prise involontaire d'un risque correspond aux expositions à des risques non connus ou non prévus. Par ex. : l'erreur de dosage ou de produits lors de l'administration de la chimiothérapie. La maîtrise du risque fera intervenir, comme dans les milieux industriels :

• Des processus de prévention qui doivent empêcher l'erreur : couleurs sur les produits, étiquetage, procédures de préparation de l'opéré, …

• Des processus de récupération qui doivent permettre d'annuler les conséquences d'une erreur quand elle se produit : contrôle par le pharmacien d'une prescription, notice d'emballage, vérification des coordonnées du patient…

• Des processus d'atténuation pour limiter les conséquences des erreurs : Un arrêt cardiaque est moins grave si l'anesthésiste est en salle.

L'effet cascade en médecine– Le problème des faux-positifs

En médecine plus qu'ailleurs, existe un effet dit cascade [190]. Le terme d'effet cascade a été introduit par Mold et Stein en 1986 [191] par analogie avec les effets de cascade des réactions biologiques. Il s'agit, à partir d'un élément déclenchant qui est le plus souvent l'angoisse du praticien, de la succession d'évènements de plus en plus important que l'on arrive plus à arrêter et qui, en eux-mêmes, génèrent des risques bien supérieurs à ceux dont on voulait se prémunir [192]. Deyo en donne plusieurs exemples dans son article [193]. Pour la chirurgie,

---

[190] Mold JW, Stein HF. The cascade effect in the clinical care of patients. N.E.J.M 1986 ; 314 : (8) : 512-514. Voir aussi Deyo RA. Cascade effects of medical technology. Ann.Rev.Public Health 2002 ;23 :23-44.
[191] Mold JW, Stein HF. The cascade effect in the clinical care of patients. N. Engl.J.Med 1986 ;314 :512-514.
[192] L'exemple donné était celui d'un patient présentant une hernie inguinale et des antécédents d'angine de poitrine avec, sur un cathétérisme récent, une très discrète sténose coronaire. Inquiet, le chirurgien a demandé une consultation de cardiologie. Lui-même inquiet, le cardiologue a prescrit une épreuve d'effort. Devant l'attente, le patient, inquiet et nerveux s'est plaint d'une douleur thoracique ce qui l'a conduit en réanimation cardiologique. L'existence de variations électrocardiographiques mineures a fait mettre en route un traitement

- 88 -

plusieurs études portant sur un deuxième avis chirurgical ont montré des indications non

nécessaires dans un nombre non négligeable de cas (jusqu'à 17,6%). En extrapolant à partir

de ces études, un sous-comité du Congrès Américain a conclu que 2,4 millions

d'interventions non nécessaires étaient pratiquées chaque année, pour un coût de 3,9 milliards

de dollars et que ces interventions avaient entraîné 11,900 décès. La chirurgie possède pour

les patients une aura particulière, en combinant notion de risque et potentiel de guérison

spectaculaire, qui favorise la réalisation d'interventions non justifiées [194]. Parmi les facteurs

initiants les effets de cascade, citons à partir des exemples tirés de l'article de Deyo:

- La réalisation systématique de prélèvements biologiques. Les valeurs normales données par

le laboratoire représentent deux écarts-types par rapport à la moyenne d'une population saine.

Le tableau suivant montre que la probabilité d'un test anormal augmente avec le nombre de

tests réalisés. En l'absence d'analyse critique, on pourrait dire, en parodiant Knock « qu'une

personne normale est une personne qui n'a pas eu assez de tests ».

Tableau 4 : Probabilité d'avoir une anomalie biochimique chez une personne saine (d 'après

DEYO)

Nombre de tests	Probabilité d'avoir au moins un test anormal (%) (si chaque test est indépendant des autres)
1	5
6	26
12	46
20	64
100	99,4

médical et prescrire une nouvelle angiographie qui a montré une amélioration de la sténose coronaire. À la suite
de tous ces examens, l'intervention chirurgicale n'a pu avoir lieu, le programme opératoire étant complet ce qui a
conduit le chirurgien à dire que l'intervention n'était pas indispensable...même si elle a eu lieu 15 jours après.
[193] Deyo RA. Cascade effects of medical technology. Annu.Rev.Public Health 2002 ; 23 : 23-44.
[194] Leape LL. Unnecessary surgery. Annu.Rev.Public Health 1992 ;13 :363-383.

- La méconnaissance des résultats faussement positifs. Des résultats positifs pour une maladie

très rare sont très probablement des faux-positifs. C'est ici qu'intervient la compréhension de

la valeur positive prédictive que nous avons déjà vu [195].

- L'utilisation inappropriée de bilans. Les radiographies systématiques comme les ECG ou les

épreuves d'efforts chez les fumeurs ne permettent pas de dépister un cancer du poumon ou

une pathologie cardiaque chez les patients asymptomatiques. Ils peuvent montrer des

anomalies qui vont conduire à effet cascade qui génèrera ses propres risques.

- Les erreurs d'interprétation des données. Une revue systématique de 308 coronarographies a

montré que 17% des pontages coronaires et 10% des angioplasties recommandées lors de la

première lecture n'étaient pas justifiés.

- La surestimation des bénéfices et la sous-estimation des risques. Dans une revue de 1160

endartériectomies carotidiennes faites dans un hôpital universitaire, un groupe d'experts a

conclu que, si le risque de complications graves (décès, infarctus et accident vasculaire

cérébral) était de 3%, 33% des 1160 interventions seulement étaient justifiés. En portant le

risque à 5%, seules 58% des interventions étaient justifiées. Une autre étude a pu montrer que

les opérateurs étaient les moins bons juges pour apprécier la nécessité d'une intervention [196].

- Une attitude défensive. La peur du procès conduit, de façon paradoxale, a des soins plus

coûteux et de moins bonne qualité [197]. On peut citer , en France, l'exemple du dosage des PSA

qui fait partie des 5 examens de biologie les plus prescrits alors qu'il s'agit d'un test inutile.

---

[195] Un touriste revenant de vacances passe un test permettant de déceler une maladie tropicale rare, qui touche une personne sur 10000. Sensibilité et spécificité du test sont respectivement de 100% et 95%. Sachant que le résultat est positif pour notre touriste, qu'en conclure ? Bien que la sensibilité du test désigne le touriste comme malade, la rareté de la maladie, malgré la très bonne spécificité de ce test fait que (théorème de Bayes), la probabilité que le touriste soit atteint si le test est positif est de : 1/10000 : (1/10000 + 0,05 x0,9999) soit 0,002.
[196] Kahan JP, Park RE, Leape LL, Bersetein SJ, Hilborne LH et al. Variations by specialty in physician ratings of the appropriateness and necessity of indications for procedures. Medical care 1996 ; 34 :512-523.
[197] Dekay ML, Asch DA. Is the defensive use of diagnostic tests good for patients, or bad ?. Med.Decis.Making 1998 ;18 :19-28.

Malgré l'avis de l'ANAES en 1998 et 2004, les travaux publiés par d'autres pays, aucun gouvernement n'a osé le retirer !.

- Enfin, la demande des patients. Un traitement « conservateur » peut apparaître comme obsolète, inadéquat ou inférieur à un traitement plus agressif et certains patients demandent un traitement « actif », même si les risques sont plus élevés. Une étude a montré que 83% des femmes étaient persuadés qu'une mammographie était nécessaire chez les femmes de moins de 50 ans, et qu'elles pensaient que la controverse médicale sur les indications idéales de cette mammographie était dictée par des soucis d'économies. Les patients ayant eu des radiographies du rachis pour des douleurs lombaires mineures étaient plus nombreux à penser qu'elles étaient indispensables après qu'avant leur prescription. On peut en rapprocher la faible tolérance des médecins (ou des patients) aux résultats ambigus conduisant à poursuivre les bilans « jusqu'à trouver quelque chose ».

Une fois la cascade initiée, d'autres facteurs favorisants, notamment la disponibilité d'accès à la technologie, permettent un enchaînement de complications. Deyo cite, par exemple, la fréquence des angiographies aux USA, liées à l'évidence au nombre élevé de cardiologues formés (par rapport à l'Europe ou au Canada) alors que plusieurs travaux ont montré que cette technique n'améliorait pas les résultats en termes de morbi-mortalité aux USA par rapport aux autres pays. Les indications sont plus fréquentes chez les cardiologues qui pratiquent cette technique que chez ceux qui ne la pratiquent pas, les internistes ayant les indications les plus rares [198]. Les indications sont également plus fréquentes chez les cardiologues propriétaires de l'appareil que les autres...Chez les patients ayant une assurance privée, la possibilité d'avoir

---

[198] Kahan JP, Park RE, Leape LL, bersetein SJ, Hilborne LH et al. Variations by specialty in physician ratings of the appropriateness and necessity of indications for procedures. Medical care 1996 ; 34 :512-523.

un cathétérisme pulmonaire (dont l'efficacité reste mal précisée) était augmentée de 73% !. Le risque de complications de ces interventions est, par ailleurs, augmenté chez les praticiens ayant une expérience limitée de la technique/technologie [199]. La formation technique de la médecine moderne génère des dérives qui nous font faire ce que nous avons appris à faire sans voir le patient comme un tout, un être en souffrance, pour lequel la réponse n'est pas seulement, voire pas du tout technique. Cherkin montre qu'on peut dire quel médecin a vu un patient souffrant du dos rien qu'à ses prescriptions d'examens complémentaires : Les neurologues et les neurochirurgiens prescrivent surtout des examens d'imagerie, les rééducateurs et les neurologues des électromyogrammes et les rhumatologues des examens de laboratoire [200] !.

À partir de différentes études, on a pu estimer la iatrogénie à environ 12,000 morts par an aux USA pour une chirurgie inappropriée, à 80,000 décès pour des infections nosocomiales et à 106,000 morts/an liées à des effets secondaires de prescriptions médicamenteuses, une partie (non connue) de ces décès étant liés à cet effet cascade [201]. Le simple fait de poser le diagnostic d'hypertension artérielle sans qu'il soit nécessaire de mettre en route un traitement a entraîné une augmentation du taux d'absentéisme [202].

L'analyse de cette cascade et les moyens d'y remédier ont déjà été proposés dès 1986 (tableau 5)

---

[199] Kreder HJ, Deyo RA, Koepsell T, Swiontkowski MF, Kreyter W. Relationship between the volume of total hip replacements performed by providers and the rates of postoperative complications in the state of Washington. J. Bone Joint Surg. 1997 ;79A :485-494.
[200] Cherkin DC, Deyo RA, Wheeler K, et al. Physician variation in diagnostic testing for low back pain. *Arthritis Rheum* 1994;37:15–22.
[201] Starfield BA. Is US healthcare really the best in the worls ? JAMA 2000 ; 284 : 483-485.
[202] Haynes RB, Sackett DL, Taylor DW, Gibson ES, Johson AL. Increased absenteeism from work after detection and labeling of hypertensive patients. N. Engl.J.Med. 1978 ; 299 : 741-744.

Tableau 5 : La « logique » de la cascade inadaptée de prise en charge du patient et les moyens de prévenir son aggravation inutile (d'après Mold et Stein [203]).

Données incomplètes ou inadaptées (mauvais examen clinique et/ou interrogatoire)	Prise en charge correcte du patient. La qualité de l'interrogatoire et de l'examen clinique initial permet d'éviter de nombreuses erreurs
Erreur dans l'analyse des données (surestimation d'un résultat de laboratoire, d'ECG,…). Tendance à croire que la technologie est infaillible [204]	Tout résultat « anormal » doit être évalué en tenant compte de sa valeur prédictive, qui dépend non seulement de la sensibilité et de la spécificité du test, mais également de la prévalence de la pathologie
Sous-estimation des risques de l'évaluation ou du traitement, souvent par surestimation des symptômes à cause de l'anxiété du patient et/ou du médecin	Toute demande d'examen doit être sous-tendue par l'idée qu'elle n'est justifiée que si le résultat influence le traitement, et si ces examens sont pertinents (sensibilité, inconfort ou risques potentiels,…)
Volonté de ne pas courir de « risques inutiles » conduisant à adresser le patient à « un plus spécialisé » sur lequel on transfère l'anxiété initiale.	Ne pas oublier que certains risques sont inévitables. Il est impossible de se prémunir de tous, surtout si ils sont rares. C'est ici qu'intervient une réflexion éthique et non une position défensive qui repose sur la connaissance des risques immédiats et à long terme.

Quelques exemples de gestion des risques par des institutions

La gestion des risques est une démarche (de qualité) qui peut être personnelle, se faire au sein d'un établissement voire également à l'échelle de la nation. Ces dernières années, les autorités politiques ont commencé à réagir, en mettant en place de nombreux systèmes de vigilance (hémovigilance, matériau-vigilance, pharmacovigilance,..), mais ces systèmes sont peu opérationnels faute probablement de la volonté d'informer réellement. Ces obligations légales ne se sont accompagnées d'aucune mesure financière et reposent, en pratique, sur la bonne volonté des individus. L'état pourra dire qu'il a fait, reportant la faute et la responsabilité sur

---

[203] Mold JW, Stein HF. The cascade effect in the clinical care of patients. N. Engl. J. Med 1986 ;314 :512-514.
[204] Deyo RA. Cascade effects of medical technology. Ann.Rev.Public Health 2002 ;23 :23-44.

le praticien, mais en ne lui donnant pas les moyens de l'assumer, il est à craindre que ces systèmes demeurent peu performants.

La création du programme d'accréditation pour tous les établissements de santé (1996), celle de l'agence française de sécurité sanitaire (1998) relèvent également de cette volonté d'améliorer la qualité des soins et de renforcer les normes de sécurité. La loi de réforme de l'assurance maladie du 13 août 2004 avec la création de la HAS (Haute Autorité de la Santé) et d'un observatoire national des risques médicaux, de l'évaluation des pratiques professionnelles sont de belles idées. Cependant, les moyens financiers de l'évaluation des pratiques ne sont pas pérennes, le coût est phénoménal, l'organisation très lourde à mettre en œuvre. En pratique, l'évaluation qui était initialement individuelle est devenue une évaluation en groupe (pour pouvoir faire passer tous les médecins en 5 ans comme le prévoit la Loi).

Les assureurs ont également développé leur propre système de prévention des risques, en association avec les sociétés savantes, inquiètes de l'augmentation considérable du coût des assurances professionnelles, désormais obligatoires depuis la Loi du 4 Mars 2002. La prévention porte, pour les assureurs, sur ce qui pourrait relever de la justice, savoir :

- La formation du chirurgien,

- La surveillance au sens large, pour faire disparaître ou au moins réduire les insuffisances de précaution, de prudence, de manquement à l'obligation de moyens.

Gestion des risques en ophtalmologie : l'exemple français

Les Ophtalmologistes français se sont regroupés pour limiter l'endophtalmie postopératoire, principale complication de la chirurgie de la cataracte qui représente 90% de leur activité chirurgicale. Cela a entraîné :

- La création d'un registre national des complications

- Un groupe d'experts chargés d'analyser les complications déclarée

- Des réunions de concertation avec les assureurs

- Des conférences de consensus sur l'intervention de la cataracte

Les ophtalmologistes s'orientent actuellement vers une certification collective ISO 9001 (en s'impliquant pécuniairement) et sur des actions ciblées vers les ophtalmologistes.

D'autres groupes ont également mis en place des démarches de prévention des risques [205].

L'erreur de côté en chirurgie : un exemple de gestion des risques par les professionnels

L'enquête de Meinberg and Stern [206] sur 1050 chirurgiens de la main Nord-Américains a montré que 21% d'entre eux avait déjà eu une erreur de côté dans leur carrière. 24 chirurgiens avaient déjà eu deux ou plus de deux erreurs de côté durant leur carrière. L'incidence estimée était de 1 erreur de côté pour 27,686 interventions. Ces erreurs de site chirurgical étaient plus fréquentes aux doigts qu'à la main, au poignet ou au coude. On considère qu'un chirurgien de la main sur 5 fera une erreur de site opératoire dans sa carrière. Bien que seules 9% des 242 erreurs de côté rapportées aient entraîné des séquelles, 38% avaient conduit à des poursuites et/ou des indemnisations. L'erreur de côté semble augmenter en fréquence avec l'âge du chirurgien, le nombre d'années de pratique et le nombre d'interventions annuelles [207].

Bien qu'il s'agisse d'une complication classique qui a fait l'objet de nombreuses publications, l'erreur de côté reste une complication dont la fréquence augmente [208] et un bon exemple de l'accumulation d'erreur dans une chaîne de décision. Une commission d'enquête a été mise en place au sein de la société Américaine de chirurgie et a retrouvé 331 plaintes pour erreur de

---

[205] Citons ARRES pour les anesthésistes, le groupe TIRESIAS pour la prévention des infections en chirurgie ostéo-articulaires, et la création récente d'ORTHORISQ pour les orthopédistes.
[206] Meinberg EG, Stern PJ: Incidence of wrong-site surgery among hand surgeons. J Bone Joint Surg 2003 ; 85A:193–197.
[207] Meinberg EG. Op.cit.
[208] Selon la « Joint Commission on Accreditation of Healthcare Organizations », le nombre d'erreur de côté rapporté a augmenté de 15 en 1998 à 58 en 2001.

côté entre 1985 et 1995 chez 100,000 chirurgiens [209] ce qui représente 2% des plaintes [210]. Les facteurs de risque d'erreur sont : la chirurgie en urgence, les variations anatomiques ou physiques du patient, plusieurs chirurgiens, des contraintes de temps ou la nécessité de faire plusieurs interventions sur le même patient. 68% de ces plaintes concernaient des orthopédistes. Ces plaintes ont engendré des indemnisations dans 84% des cas (à comparer à la moyenne de 30% de plaintes indemnisées en orthopédie aux USA), pour une somme moyenne de 48,087 $. L'analyse des données montrent que la plupart des erreurs de côté concernaient des arthroscopies du genou, qu'elles survenaient plutôt en milieu hospitalier et n'entraînaient pas de complications en dehors de la cicatrice. Un orthopédiste a une chance sur quatre d'être confronté à une erreur de côté dans sa carrière [211].

À la suite de cette enquête des procédures ont été mises en place avec, notamment, la signature du côté à opérer par le chirurgien et des procédures de contrôle par les autres intervenants du bloc opératoire. Les premières recommandations datent de 1988 (Londres) puis de 1994 (Canada) avec l'institution de la signature, propositions qui seront reprises aux USA. L'évaluation de ces procédures a permis, au Canada, une diminution des erreurs de côté de 13 en 1994 à 5 en 2000 [212]. Les chirurgiens orthopédistes Nord-Américains ont donc débuté en 1998 une campagne pour sensibiliser le corps médical au problème avec la création d'affiches distribuées dans tous les cours et congrès.

[209] McDonald, AP III; Lourie, GM. Wrong-Site Surgery. Clinical orthopedics 2005 ; 433 : 65-71
[210] Canale ST. Wrong-site Surgery. A Preventable Complication. Clinical Orthopaedics 2005 ; 433 : 26-29.
[211] Canale ST, DeLee J, Edmonson A, et al: American Academy of Orthopaedic Surgeons Report of the Task Force on Wrong-Site Surgery. Disponible sur www.aaos.org/wordhtml/meded/tasksite.htm.
[212] Furey A, Stone C, Martin R. Preoperative signing of the incision site in orthopaedic surgery in Canada. J. Bone Joint Surg Am 2002;84-A(6):1066-8.

Le logo de la campagne de prévention débuté aux USA en 1998.

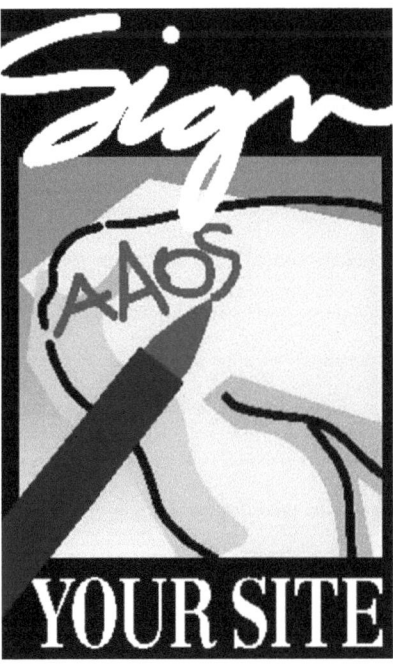

L'évaluation de l'impact de ces mesures a été très fort puisque plus de 70% des chirurgiens en avaient entendu parler et pensaient que cela pourrait réduire le risque d'erreur (mais seule une moitié utilisaient les recommandations en routine). D'autres états Américains ont été plus loin. Dans l'état de New-York, trois personnes doivent signer une feuille pour prouver que le côté à opérer a été vérifié [213]. Dans celui de Floride une erreur de côté entraîne pour le

[213] New York State Department of Health. Disponible sur
ww.health.state.ny.us/nysdoh/commish2001/preop.htm.

praticien, en dehors de toute contrainte judiciaire, une amende de 10,000$ à payer à l'équivalent de l'ordre des médecins et la nécessité de réaliser des travaux d'intérêt généraux ! [214].

Une des propositions faite pour limiter le risque d'erreur a été d'essayer d'impliquer les patients. Malheureusement, le travail prospectif de Di Giovanni [215] qui consistait à demander aux patients de marquer « non » sur le côté à ne pas opérer a été décevant. Sur les 100 patients inclus dans l'étude, 59 ont marqué correctement le côté à ne pas opérer, 37 n'ont rien marqué et 4 ont été considérés comme peu coopératifs. La responsabilité du côté à opérer va donc rester essentiellement du domaine de l'équipe chirurgicale. A l'heure actuelle, il n'existe pas de protocole efficace. Celui proposé actuellement [216] ne permet pas à un chirurgien qui se trompe d'être prévenu et n'a pas prouvé qu'il était plus efficace que d'autres méthodes ou une simple rigueur dans la vérification préopératoire [217]. Il est en effet basé sur une logique de faute.

2-1-2 Risque en médecine et acceptation sociale

En médecine aussi, comme nous l'avons vu précédemment, le risque n'est pas seulement une donnée objective, mais également une construction sociale. Dès lors, l'acceptabilité du risque par les professionnels de santé et par les patients n'est pas uniforme. Elle comporte, là encore, des dimensions différentes et complémentaires.

---

[214] disponible sur www.doh.state.fl.us/mqa/medical/min.
[215] DiGiovanni CW, Kan L, Manuel J: Patient compliance in avoiding wrong-site surgery. J Bone Joint Surg 2003 ; 85A:815–819.
[216] Le protocole recommandé actuellement consiste : (1) à marquer le site opératoire quand une erreur est possible (côté droit ou gauche, plusieurs doigts,...) (2) à utiliser un crayon indélébile (3) à marquer le patient à un endroit qui restera visible après la mise en place des champs (4) marquer d'un NON le côté opposé n'est pas recommandé (5) de même que l'utilisation d'étiquettes. Enfin, il est recommandé que tous les participants s'accordent un temps de réflexion avant d'installer le patient pour confirmer le côté et la technique choisie.
[217] McDonald, AP III; Lourie, GM. Wrong-Site Surgery. Clinical orthopedics 2005 ; 433 : 65-71.

L'acceptabilité du risque technique par le médecin et le corps soignant renvoie à l'idée d'un risque calculé sur des bases scientifiques en fonction d'un rapport risques/bénéfices pour le patient concerné. Elle repose sur la prise en compte des données actuelles de la science dont relève le cas du patient. L'acceptabilité suppose, in fine, la maîtrise par le médecin et son équipe des moyens adaptés à la réalisation de la démarche thérapeutique choisie dans de bonnes conditions de qualité et de sécurité. La sociologie du risque explique que l'acceptabilité est peu corrélée à l'intensité du risque. La principale difficulté rencontrée par les techniques de prévention reste le peu de motivation ou d'implication des soignants dans la diminution des risques. Les soignants ont le sentiment de bien faire, ne se sentent pas impliqués et refusent éventuellement de reconnaître leur implication. Dans le travail de Krizek [218], seules 20% des erreurs commises ont été reconnues comme telles par les soignants, qui ont nié les 80% restants.

Pour être efficace, le développement de la gestion des risques en médecine nécessite notamment une modification de la composante culturelle habituelle des médecins. Compte tenu des conditions à réunir en termes de méthodologie, de formation, de ressources à affecter et surtout de culture à instaurer, l'action doit être continue sur plusieurs années afin d'être efficace. Les points essentiels à prendre en compte sur le plan culturel sont les suivants [219]:

- L'erreur est encore dans les esprits trop souvent associée à la faute, ce qui empêche le développement d'une réflexion objective sur les causes et les circonstances des erreurs lorsqu'elles se produisent. Il manque en particulier la culture du signalement. En France, on stigmatise le témoin ou le responsable plutôt que de rechercher avec lui les causes pour les corriger. Quelques pays ont mis en marche ces démarches (USA, Australie, Royaume-Uni,

---

[218] Krizek TJ. Surgical Error: reflections on adverse events. Bull. Am. Coll Surg 2000; 85: 18-22.
[219] Grapin C. Responsabilité chirurgicale et gestion du risque ; à propos de la chirurgie pédiatrique. E-mémoires de l'académie Nationale de Chirurgie, 2003 ; 2(4) :42-47.

Canada et Danemark). Cependant le remplissage des formulaires est tellement complexe et « chronophage » que certains médecins hésitent à le faire plus d'une fois. L'exemple de l'aviation civile, si souvent citée en exemple, doit nous faire également réfléchir. Malgré la mise en place d'un système de gestion des risques depuis des décennies, ce n'est vraiment qu'à partir de 1990 que le retour d'expérience a réellement démarré. La peur de la judiciarisation a limité le recueil des données jusqu'à ce que ce recueil devienne une obligation juridique (directive européenne de 1996, retranscrite en droit français en 1999) qui protège la personne. Ce n'est qu'en 2003 qu'une nouvelle directive, toujours pas retranscrite dans le droit français, oblige à signaler tous les incidents. Le signalement n'entraîne pas une montagne de paperasse, le personnel ne se prive donc pas de l'utiliser. Cette culture du signalement n'ayant, par expérience, jamais entraîné un blâme, elle est maintenant acceptée. Cependant, lorsqu'on est soit même l'auteur de l'erreur ou lorsque l'incident met en cause une autre personne, les concepts d'action préventive et de délation s'affrontent et le taux de retour n'est pas encore de 100%.

- La recherche d'efficacité dans l'identification et l'analyse des risques grâce à une garantie de confidentialité est dans certains cas en opposition avec l'exigence légitime de transparence dans le fonctionnement des établissements de santé ;

- La perception et l'acceptabilité du danger généré par l'action entreprise sont particulièrement sensibles dans le secteur de la santé.

Le niveau d'exigence de sécurité des populations est de plus en plus élevé. En santé, c'est par exemple l'exigence de disposer de moyens de prise en charge qui doivent être à la fois « de pointe » et « de proximité » (matériel lourd, urgences, traitements les plus récents,…).

« L' obligation de moyens » se transforme peu à peu en « obligation de résultat» comme nous le verrons dans l'évolution de la jurisprudence avec l'apparition de la notion de sécurité-résultat. Comment expliquer cette volonté manifeste des patients de rechercher, en plus de l'indemnisation, une réparation sous forme de condamnation ?. S'agit-il seulement d'un refus d'assumer ses responsabilités ? Pour Ricoeur [220]: « *Le problème n'est pas uniquement, ni même fondamentalement, celui de la punition, mais celui de la reconnaissance de chacun à sa juste place. Il s'agit de dire qui est le coupable, qui est la victime, de dire la parole du droit qui remet chacun à sa juste distance, autrement dit il s'agit avant tout de reconnaissance mutuelle ; et souvent, il est beaucoup plus important d'avoir dit qui est le coupable, que de l'avoir puni : car punir, c'est encore faire souffrir, c'est ajouter une souffrance à une souffrance, sans diminuer la première. Mais il faut que la victime ait été reconnue comme ayant été véritablement lésée...* ». L'expérience que j'ai des expertises m'autorise à pondérer la remarque de Paul Ricoeur. La complication est aussi un moyen de générer des revenus.

L'information complète du patient, en l'avisant notamment des bénéfices et des risques des différentes alternatives de prise en charge, lui permet de participer activement aux choix diagnostiques et thérapeutiques qui le concernent et de donner son consentement éclairé. L'information objective et complète du patient et sa participation à la prise de risque font partie de la gestion de l'acceptabilité du risque. Mais il ne faut pas non plus être hypocrite, il y a, dans la médecine et plus encore dans la recherche, une part irréductible d'incertitude sur les risques encourus, ce qui a fait dire au Comité national d'éthique : « *il n'y a pas d'exemple ou un progrès thérapeutique ne s'est pas fondé à un moment sur une part de contrainte* » [221].

---

[220] Ricoeur P. La critique et la conviction, Paris, Hachette Calmann-Levy, 1995, p96.
[221] Comité National d'éthique, avis n° 79. Transposition en droit français de la directive européenne relative aux essais cliniques de médicaments : un nouveau cadre éthique pour la recherche sur l'homme_.18 septembre 2003

L'acceptabilité de la gestion du risque en santé suppose la prise en compte de trois aspects: niveau d'acceptabilité par la société, par les professionnels, par les patients.

Pour Grapin [222], cette évolution constitue un changement de paradigme : de la responsabilité individuelle (devoir – faute – culpabilité) on passe à un système collectif de gestion des risques (évaluation – organisation – prévention – gestion) qui se substitue mais inclus l'ancien. La faute chirurgicale devient plus large puisqu'elle se définit comme une mauvaise gestion du risque, que ce soit au niveau individuel (compétence, formation,...) comme au niveau collectif (mauvaise organisation que l'on cautionne à défaut d'y participer activement). Or pour gérer collectivement un risque, chaque membre de l'équipe doit être impliqué alors que la responsabilité individuelle du chirurgien se dilue de plus en plus dans un celle d'un système auquel il participe de moins en moins en tant qu'acteur. En attendant que les générations futures de chirurgiens aient intégré, dès le début de leurs études, ce changement, les chirurgiens actuels ont a mené une réflexion personnelle, éthique, sur l'exercice de leur responsabilité au sein d'un système dont ils ne contrôlent plus toutes les données.

2-1-3 Gestion procédurale des risques et éthique

Ce n'est pas parce qu'on met en place des procédures industrielles ou administratives qu'il ne doit pas y avoir de réflexion éthique. Les remarques proposées par Grapin sur la chirurgie pédiatrique sont intéressantes. La littérature (anglo-saxonne) montre de façon claire que les résultats sont meilleurs et les complications moindres quand les pathologies courantes de l'enfant sont prises en charge dans des structures spécialisées. Or le nombre de ces structures et le nombre de chirurgiens spécialisés diminue et ces chirurgiens ont tendance à ne plus se consacrer qu'aux pathologies rares et compliquées qu'ils sont les seuls à pouvoir faire. Quand

---

[222] Grapin C. Responsabilité chirurgicale et gestion du risque ; à propos de la chirurgie pédiatrique. E-mémoires de l'académie Nationale de Chirurgie, 2003 ; 2(4) :42-47.

une complication survient, c'est le plus souvent parce qu'un chirurgien (adulte) ou un anesthésiste (sous-entraîné à l'anesthésie pédiatrique) a pris en charge une pathologie courante de l'enfant faute d'autres structures d'accueil. L'exemple type pourrait être l'appendicite ou la torsion de testicule. Que faire ?. A l'heure actuelle, aucune réflexion n'a été menée, à ma connaissance, sur les choix et les critères qui ont permis le choix actuel (ou l'absence de choix !).

On peut en rapprocher l'absence actuelle de vision politique dans le coût des soins. J'ai personnellement vécu le drame d'un jeune hémophile dont les soins ont coûté 16 millions de francs (en 1986) en 7 mois. Le coût des soins était tel pour un adolescent au stade SIDA qu'une réunion avait été nécessaire entre le directeur des hôpitaux, le directeur de la sécurité sociale et le directeur du budget. Personne n'avait été à même de prendre une décision si j'ai bien compris ce qui m'a été rapporté (de troisième main). Kourilsky cite cet exemple dans son ouvrage, ne parle pas d'un choix qui ait été fait, mais compare ce coût pour un seul patient aux 150 millions de francs par an du programme de vaccination contre l'hépatite B [223]. D'autres pays ont fait ces choix éthiques et économiques avec, par exemple, suppression du remboursement des nouveaux cas de dialyses chez les plus de 70 ans en Angleterre, des greffes de moelle dans l'état de l'Orégon [224]. L'absence de lisibilité de la politique de santé actuellement menée en France conduit à un déficit budgétaire considérable qui sert/justifie l'absence d'investissements dans des domaines qui pourraient être considérés comme prioritaire. La France, dit Kervasdoué, est un pays où la gestion du système de santé reste incantatoire. On rédige des circulaires et on fait l'hypothèse qu'elles sont appliquées, comme

[223] Kourilsky P. Du bon usage du principe de précaution. Odile Jacob, Paris, 2002, pp1-175.
[224] Kervasdoué J. Risque et politique de santé (chapitre 5) in : La santé intouchable. Disponible sur http://medcost.fr/html/economie_sante_eco/eco_010197f.htm

par exemple pour « l'affaire du sang » contaminé . On s'y méfie des politiques, qui semblent avoir plutôt bien agi, moins des scientifiques qui ont pourtant été les prescripteurs.

2-2 La réflexion éthique sur les risques

Le médecin est responsable de ses décisions et de ses actes, il ne peut se retrancher derrière les données acquises de la science ou les usages de sa profession. La responsabilité du prescripteur est totale. Il nous faut donc conduire (aussi) une réflexion sur les risques que nous faisons courir aux patients, indépendamment du respect (ou non) des procédures mises en place pour en diminuer la fréquence.

La difficulté à définir le risque explique l'ambiguïté à laquelle sont confrontés les praticiens. Dans une tribune d'une revue canadienne [225], Michel Giroux a présenté un cas théorique : peut-on administrer à des enfants atteints d'une maladie grave et incurable un traitement immunosuppresseur qui entraînera des risques infectieux. La loi canadienne (le code civil) prévoit dans son article 20 « *qu'une personne majeure, apte à consentir, peut se soumettre à une expérimentation pourvu que le risque couru ne soit pas hors de proportion avec le bienfait qu'on peut raisonnablement en espérer* ». A contrario, l'article 21 dit « *qu'un mineur ou un majeur inapte ne peut être soumis à une expérimentation qui comporte un risque sérieux pour sa santé ou à laquelle il s'oppose alors qu'il en comprend la nature et les conséquences* ». La loi Canadienne autorise le risque, même sérieux, pour le majeur apte, si le bienfait escompté est important et accorde une fonction significative à l'autonomie du sujet. À l'inverse, pour le mineur, c'est l'impératif de non-malfaisance qui devient nettement prépondérant. Pour résoudre la question posée, Michel Giroux s'est tourné vers l'Enoncé de

---

[225] Giroux MT. Tribune d'éthique : l'évaluation du risque de l'expérimentation. Le clinicien, Avril 2002, p62-71

Politique [226] qui est à la fois un traité d'éthique et un code de déontologie et qui fait intervenir la notion de risque minimal. *« Lorsqu'on a toutes les raisons de penser que les sujets pressentis estiment que la probabilité et l'importance des éventuels inconvénients associés à une recherche sont comparables à ceux auxquels ils s'exposent dans les aspects de leur vie quotidienne reliés à la recherche, la recherche se situe sous le seuil de risque minimal. Au-delà de ce seuil, la recherche doit faire l'objet d'un examen plus rigoureux et être réglementée de façon plus stricte afin de mieux protéger les intérêts des sujets pressentis ».* L'énoncé de politique défini ensuite une distinction fondamentale entre risque thérapeutique et non-thérapeutique. Dans un contexte thérapeutique le risque minimal c'est celui auquel est déjà exposé la personne malade. Ainsi certains traitements comportant en eux-mêmes des risques parfois considérables (chirurgie, chimiothérapie,…) *« dans le cas de certains patients-sujets, il est possible de penser que ces risques thérapeutiques se situent sous le seuil minimal, car ils sont indissociables des traitements qu'ils doivent subir en temps normal. La conformité au principe d'équilibre clinique, considération fondamentale dans la décision d'exposer ou non des patients à des traitements thérapeutiques expérimentaux, permet de conclure que l'équilibre escompté entre les avantages et les inconvénients des interventions faisant l'objet de la recherche peut se comparer à l'équilibre d'un traitement habituel ».*

L'interprétation des notions de risque minimal et de risque sérieux prend tout son sens lorsqu'on la développe de façon subjective, c'est-à-dire en supposant qu'elle se rapporte à une personne particulière ce qui permet d'insister sur le bien-être de la personne. Le Fonds de la recherche en Santé du Québec (FRSQ) a ainsi édité des standards [227] pour aider les chercheurs. Ces standards essaient de lire au plus près le code civil et l'énoncé de politique et

---

[226] "Énoncé de politique des trois Conseils: Éthique de la recherche avec des êtres humains, 1998 (Avec les mises à jour de 2000 et 2002)". Disponible sur
http://www.pre.ethics.gc.ca/francais/policystatement/policystatement.cfm
[227] www.frsq.gouv.qc.ca/fr/ethique/pdfs_ethique/GUIDE2003.pdf

disent ainsi clairement : «*…Une personne atteinte d'une maladie grave qu'il faut combattre par des moyens invasifs et porteurs d'effet secondaires importants se trouve déjà à haut risque dans un contexte exclusivement clinique. Si le niveau de risque induit par la recherche correspond à celui que comportent les traitements indiqués en temps normal, le risque de la recherche est qualifié de minimal…*». On retrouve ainsi les notions développées dans la déclaration d 'Helsinki. Je n'ai pas connaissance d'une telle réflexion en France, mais cet exemple me paraît très parlant car pertinent en pratique. Si le risque important est envisagé avant, le choix du patient et la prise en charge (plutôt que la gestion !) d'une complication éventuelle seront beaucoup plus facile. Nous y reviendrons dans le chapitre sur la transmission de l'information.

2-3 La gestion des risques va-t'elle conduire à la disparition de la prise de risque ?

On voit, dans un pays comme la France, monter les procès, le droit, la judiciarisation de la vie publique et privée. Beaucoup de professions, où l'on prend des risques, se trouvent en butte à des procès en responsabilité, c'est notamment dans le domaine de la santé. Les statistiques assurantielles prévoient qu'un chirurgien orthopédiste sera confronté à une moyenne de 23 procès sur l'ensemble de sa carrière professionnelle. Compte-tenu de la pression des assurances pour diminuer les risques, de l'augmentation permanente des primes d'assurances (environ 20,000€/an actuellement pour un chirurgien), il existe une tendance forte à essayer de limiter la prise de risque. La disparition de la faute à laquelle on a substitué le risque majore le risque de déresponsabilisation des individus. Notre société cherche de moins en moins à transformer les individus mais plutôt à gérer les risques qu'ils représentent. C'est le cas en criminologie [228], mais tous les domaines sont concernés. Or, en santé au moins, les patients sont aussi responsables de leurs choix. Ces patients qui sont parfois victimes doivent-ils se responsabiliser plus qu'ils ne le font actuellement ?. La question s'est par exemple posée pour des sujets se plaçant délibérément dans une situation de risque par imprudence (tabagisme, alcoolisme par exemple). Faut-il les regarder comme des personnes qui agissent en toute liberté en étant parfaitement informées des risques qu'elles prennent, ou comme des victimes des producteurs ? La Cour de cassation, par un arrêt du 20 novembre 2003, a répondu par la négative sur ce dernier point à un requérant qui mettait en cause la responsabilité de la Seita [229].

Nous ne vivrons jamais dans un monde sans danger, sans menace, sans périls et donc sans risques. Il faut pouvoir associer la liberté et la responsabilité. Notre seule chance, c'est la capacité que nous avons à faire face à ces problèmes, à les définir, à les évaluer, et à prendre à leur égard des mesures politiques, au sens large. Notre chance, ou plutôt notre atout, c'est que nous sommes capables d'action devant l'adversité. Nous pouvons être les acteurs réfléchis de notre vie collective [230].

3 Le principe de précaution en médecine

Il est progressivement apparu nécessaire au législateur d'étendre le principe de précaution à la médecine, à cause notamment des dommages collectifs et des accidents sériels (sang

[228] Landreville P, Trottier G. La notion de risque dans la gestion pénale. Criminologie 2001 ; 34 (1) : 3-8
[229] Conseil d'état. Op.cit.
[230] Le Monde des débats, n° 8, novembre 1999. Dossier sur le risque : éditorial de Michel Wieviorka, entretien avec Ulrich Beck : « Le Coeur de la modernité », débat entre Éric Barthalon et Frédéric Lordon, entretiens avec Pierre-Henri Gouyon et Pierre Thuriaux, article de Pierre Lascoumes.

contaminé, hormone de croissance,...) qui peuvent en résulter. Cette extension n'est pas le fait des médecins, mais des juristes puisqu'il s'agit, à priori, de la décision du Conseil d'état de 1993 dans une affaire de contamination par le VIH [231]. En gagnant le domaine médical, le concept s'est radicalisé car ont disparu les notions de risques graves et irréversibles, et la notion de proportionnalité des mesures. « *Le devoir de précaution se distingue ainsi de la simple obligation de prudence ou de diligence qui caractérise l'obligation de moyens. En somme, il conduit à l'obligation de résultat* » [232]. Il faut insister sur la différence entre précaution et prévention. La prévention impose la prise en compte de risques connus, même si leur probabilité est faible. Lorsque le risque est non probabilisable, voire non identifiable, on est dans le domaine de la précaution.la prévention est guidée par la mise en évidence et surtout l'analyse d'un risque. Sa conséquence est une mesure adaptée à la nature et à la probabilité de ce risque ; c'est une démarche essentiellement rationnelle à laquelle les médecins sont habitués. La précaution, démarche non rationnelle, fait intervenir l'hypothèse du pire comme conséquence possible de l'application de l'innovation [233].

Le corps médical est généralement réservé face au principe de précaution. Il invoque, entre autres arguments, que ce principe existe depuis Hippocrate et que la médecine s'inscrit plutôt dans le court terme et l'urgence et possède un caractère individuel et non sériel. Nous avons en médecine une longue expérience de l'incertitude. Toute nouvelle thérapeutique comporte une double incertitude ; incertitude quant à son efficacité, incertitude quant à son innocuité. Pour résoudre ces incertitudes, la médecine a développé des processus d'expérimentation

---

[231] Conseil d'état, assemblée, 138653, MD, Commissaire du gouvernement légal, 9 avril 1993, recueil p 110.
[232] David G. La médecine saisie par le principe de précaution. Bull Acad Nat Med 1998, 182 :1219-1228.
[233] « *La précaution rend nécessaire l'adoption de mesures de protection à l'encontre de risques qui ne sont même pas probabilisables* » G. David. La médecine saisie par le principe de précaution. Bull Acad Nat Med 1998, 182 :1219-1228.

(animale, essais cliniques, dissections,…) en s'appuyant sur la science de l'incertain qu'est la statistique. Face à un individu donné, le principe de précaution risque d'aboutir à l'abstention, en contradiction avec l'obligation de soin qui s'applique à chacun de nous. A l'inverse, l'application du principe de précaution dans la prévention de la maladie de Creutzfeld-Jakob a conduit à mettre en place des mesures excessivement coûteuses, probablement pas respectées ou irréalistes, pour un bénéfice pour la société pratiquement nul [234]. Notons que, dans le même temps qu'était mise en place cette mesure, une grande majorité des hôpitaux ne possédaient pas d'autoclaves de qualité et que l'AP-HP stérilisait ses instruments de façon tout à fait illégale depuis des années au point qu'il a fallu un mouvement de colère des pharmaciens pour que l'AP-HP se décide à mettre aux normes ses unités de stérilisation, ce qui sera achevé d'ici trois ans. Il existe également des domaines, dans lesquels le principe de précaution n'est pas appliqué, volontairement sans doute [235]. Une application stricte du principe de précaution en médecine serait délétère notamment dans la mise en route des médicaments. Ici, on sait par avance qu'il y aura des effets secondaires indésirables, mais la mis en route d'un médicament suit des règles qui ont pour but de les découvrir pour mettre sur le marché une molécule qui apportera plus de bénéfices que de maléfices, maléfices connus qui pourront être surveillés à défaut d'être prévenus. On sait ainsi que la plupart des médicaments et notamment l'aspirine n'auraient pu franchir les barrières du « principe de précaution » actuellement mises en place. Notre société de défiance exige une sécurité absolue et le principe de précaution apparaît alors comme un dogme. Comment associer des progrès thérapeutiques et la qualité de vie ? Comment concilier le principe de précaution (« you don't know, you stop ») avec celui de la

---

[234] Un chiffrage approximatif de 150 millions d'euro a été envisagé pour éviter que ne survienne le 6ème cas Français !. L'ajout d'un nouveau test de dépistage de l'hépatite C va permettre d'éviter 2 à 3 contaminations par an et aura un coût pour chaque cas dépisté et par an de 1,5 à 3 millions d'Euros.
[235] Le dépistage des virus de l'hépatite B est obligatoire avant une transfusion, pas celui des HTLV car le nombre de leucémies évitées serait très faible (1 à 2 cas par an), pour un coût faramineux.

recherche (« you don't know, you go »), voire tout simplement avec la nécessité du soin ?.

« *D'une part le praticien n'a rien à redouter du principe de précaution, car dans la recherche de sa responsabilité celui-ci était déjà partout, d'autre part, la médecine a tout à redouter de l'essor de ce principe car l'inquiétude, la frilosité et enfin la fuite risque d'entraver l'exercice serein et impartial de la médecine* » [236].

En médecine, le principe de précaution s'applique, potentiellement, dans trois circonstances [237].

- Lors de décisions de santé publique, où l'on est dans une demande de prévention des risques avérés. Pour faire face à la survenue d'un risque potentiel, l'état a mis en place plusieurs agences comme l'Institut de veille sanitaire, l'AFSSA,....

- Dans le domaine de l'innovation, l'évaluation du médicament est un exemple de pris en compte systématique et raisonné du principe de précaution.

- Dans le domaine du soin, le principe de précaution peut être appliqué par le biais du code de déontologie. La simple précaution, telle que la déontologie l'évoque, s'apparente à la prudence, à la conscience et à la compétence [238].

Par ailleurs l'instrumentalisation de la précaution soulève un dilemme très fort dans le domaine médical où les connaissances scientifiques sont mouvantes, parfois mal assurées. Cette instrumentalisation implique d'élargir le processus d'évaluation aux avis scientifiques minoritaires, avec les dérives que l'on imagine vers les groupuscules sectaires. Nous sommes

---

[236] Le Foyer de Costil H. Responsabilité civile de l'activité médicale de soins au regard du principe de précaution. Bull Acad Nat Med 2000 ; 184 : 915-923.
[237] Gillot D. Discours d'introduction à la journée thématique « Principe de précaution, santé et décision médicale ». Bull Acad Nat Med 2000 ; 184 : 869-993.
[238] Glorion B. Principe de précaution et code de déontologie. Bull Acad Nat Med 2000 ; 184 : 869-993.

face à un paradoxe et à une complexité nouvelle. Le principe de précaution en médecine doit s'accompagner d'un programme de recherche pour faire avancer la connaissance et transformer la précaution en prévention en s'appuyant, notamment sur l' « evidence-based medecine ». Cependant, en médecine comme ailleurs, le patient ne cherche pas le risque zéro. Il comprend l'existence de risques incompressibles, il veut en revanche qu'on lui prouve la validité et l'efficacité des démarches et des procédures. En l'absence de certitudes, la précaution, notamment en médecine, consiste à privilégier la rigueur des procédures [239]. Dès lors le principe de précaution ne peut être efficace que si il est assorti d'une jeu de procédures (la pharmacovigilance en est un exemple). Les recommandations ont pour but de réduire le risque potentiel supportés par les autorités publiques à qui le principe de précaution échoit.

Dans notre société, l'introduction du principe de précaution est moins lié à la nécessité d'une meilleure gestion des risques, parfaitement justifiée et obligatoire, que par la perte de confiance qui s'est instituée entre les citoyens et leurs institutions publique et/ou le savoir scientifique, au rang desquelles la médecine. Dorénavant, si survient un dommage sanitaire imprévu, qui ne relève pas d'une faute évidente, il reste à invoquer le principe de précaution [240]. C'est surtout à travers sa pratique juridique et politique que le principe de précaution a pu émerger comme un outil de gestion du développement technique et de contrôle des risques environnementaux et sanitaires [241]. Le principe de précaution, en médecine, nous oblige à réfléchir à notre pratique. « *Il fait s'interroger sur la façon dont on maintient un équilibre entre les représentations émotives de la collectivité et les faits objectifs, ainsi que sur les méthodes qu'il faut suivre pour obtenir une acceptabilité*

---

[239] Certains travaux ont montré une réduction par 10 du risque lorsque existent des procédures.
[240] David G. La médecine saisie par le principe de précaution. Bull Acad Nat Med 1998, 182 :1219-1228.
[241] Roy A. La précaution mise à l'épreuve. La dissémination dans l'environnement des plantes transgéniques. In connaissance et risque. Innovations et Sociétés, Rouen, 2000, pp15-40.

sociale » [242]. Pour Kourilsky, c'est à une véritable évolution sociale qu'invite le principe de précaution. Les institutions scientifiques sont critiquées pour leurs manques de transparences, réelles ou supposées. Cependant, les discours qui font remonter en amont, jusqu'à l'acquisition de la connaissance, le risque premier, présentent deux caractéristiques :

- Ils tendent à limiter la liberté individuelle et peuvent conduire à la dictature idéologique.
- Ils sont empreints d'un pessimisme social qui tend à remettre en question la légitimité du pouvoir politique. De cette manière, les principes démocratiques sont parfois explicitement mis en cause. Dans le domaine de la bioéthique, cette dérive s'observe sur l'interdiction en amont de certaines recherches non en raison de l'acte incriminé en lui-même, mais de dérapages qu'on imagine possibles ou inéluctables (la fécondation in vitro en est un bon exemple, qu'on imagine déboucher inéluctablement sur l'eugénisme).

4 Le risque pour le chirurgien – faut-il en parler ?

Malgré sa position apparemment enviable, et son pouvoir « de vie ou de mort » sur le patient, le chirurgien prend également des risques en opérant et c'est volontairement que je les ai soulignés ici car ils ne sont que rarement signalés dans la littérature non médicale. Bien que la fréquence des risques pris par les médecins soit faible, il est important de rappeler que dans la relation particulière, privilégiée, du patient avec son médecin, les difficultés et les risques sont parfois partagés. À une époque où les chirurgiens revendiquent, comme d'autres salariés, l'application des 35 heures ou de divers droits sociaux, il était logique que les médecins du

---

[242] Tubiana M. Le principe de précaution, la vision d'un médecin. Lyon Med 1998 ; 78 (1515) : 26-28.

travail se penchent sur les travailleurs que nous sommes [243] et sur les risques auxquels sont soumis les professionnels de santé. Stress, angoisse et fatigue arrivent en premier, mais je ne connais pas d'études spécifiques aux chirurgiens. L'étude de l'URML du Vaucluse a montré que le taux de suicide parmi les médecins était le double de celui des non-médecins du même département. On dit que 45% des médecins seraient concernés par le syndrome du « burn-out » [244]. Chaque année, un certain nombre de nos collègues abandonnent la profession, certains parce qu'ils se sentent incapables de supporter les contraintes du métier de chirurgien. Le chirurgien abattu par un patient mécontent reste encore du domaine de l'anecdote ; par contre ils nous arrivent régulièrement de nous faire insulter, parfois malmener par des patients irascibles ou drogués. Ces risques, les médecins en tant que groupe se doivent de les assumer, mais parce que leur fréquence est inconnue, c'est la perception individuelle que nous en avons qui peut les rendre intolérables. Les risques professionnels d'empoisonnement (avec les produits toxiques), ou d'irradiations accidentelles sont également faibles et nous sommes, comme les autres personnels des centres hospitaliers, plutôt bien protégés au moins théoriquement (je ne connais pas un orthopédiste qui porte son dosimètre).

Le risque fréquent pour le chirurgien, c'est la blessure avec son risque d'infection, notamment virale. La prévalence des patients infectés par le VIH (virus du SIDA) varie, selon les études, de 0,1 % à 7,8 %, mais jusqu'à 19,4 % des adultes admis pour une infection de l'appareil locomoteur sont séropositifs. La prévalence du virus de l'hépatite B, en France, est de moins

---

243 Treanor, HL. Health risks and the health care professional. Medecine, Health Care and Philosophy. 2000; 3: 251-255.
[244] Debray R. « Au nom de quoi, aujourd'hui, soigner autrui ?. Jadis, c'était pour sauver son âme et suivre l'exemple du Christ. Dès lors que soigner devient un métier comme les autres, soumis aux 35 heures, sans fondement extra-mondain ni reconnaissance sociale, l'altruisme des équipes médicales tiendra de plus en plus du miracle laïque ou d'un vice incompréhensible, l'abnégation. » In Le Monde des religions ; mars-avril 2006, p17. Régis Debray, 2006.

de 2 %, mais varie de moins de 2 % à 20 % selon l'origine géographique des patients. Seuls 10 % de ces patients sont infectants de façon chronique. La prévalence du virus de l'hépatite C varie de 1 à 2 %, mais la plupart sont potentiellement infectants. Les blessures sont fréquentes en chirurgie, l'orthopédie étant particulièrement exposée (tranches osseuses coupantes, utilisation de scies, de broches perforantes, etc.). 72 % des chirurgiens, toutes spécialités confondues, ont observé du sang sur leur main en fin d'intervention, et 36 % ont eu une ou plusieurs projections oculaires [245]. Une enquête sur 3420 orthopédistes a montré que 40 % avaient eu un contact accidentel avec le sang des patients dans le mois précédent et 2 % s'étaient blessés [246]. La grande majorité des chirurgiens (86 %) se blessent 2 fois par an. Le risque de séroconversion après exposition au sang est très variable et tient compte de nombreux facteurs. Il varierait, pour une piqûre par aiguille creuse, entre 0,1 et 0,42 % pour le virus du SIDA, entre 2 et 40 % pour l'hépatite B (dont la vaccination est obligatoire pour les professionnels de santé) et serait de l'ordre de 1,5 à 7 % pour l'hépatite C. Bien que faible, le risque de séroconversion n'est pas nul et, à titre de comparaison, rappelons que le risque de décès d'un soldat américain au Vietnam en 1968 était de 0,3 % [247]. On a ainsi estimé que 24 des 80,000 internes en orthopédie nord-américains auraient une séroconversion au VIH chaque année.

Ce risque infectieux n'est pas nouveau ; on a reproché à Galien d'avoir fui pendant une épidémie de peste. Lors de l'épidémie de peste à Londres, la plupart des médecins avaient fui la ville. Le code de déontologie des médecins Nord-Américains de 1847 avait insisté sur cette obligation et rappelé « *qu'il est du devoir du médecin de soigner tous les patients, même au*

---

[245] Lowenfels AB, Wormser GP, Jain R. frequency of puncture injuries in surgeons and estimated risk of HIV infection. Arch Surg 1989 ; 124 : 1284-1286.
[246] Tokars JI, Chamberland ME, Schable CA et al. A survey of occupational blood contact and HIV infection among orthopedic surgeons. JAMA 1992 ; 268 :489-494.
[247] Clarke SR, Gonsoulin TP. Elective surgery and the HIV-positive patient : medical, legal and ethical issues. J La State Med Soc 1999 ; 151 : 245-249.

prix de sa vie ». Cette part de risque fait partie des contingences du métier, et c'est notre honneur d'y répondre. Le code de déontologie de 1995 rappelle d'ailleurs, dans ses articles 7 et 9 notamment, qu'il est obligatoire, pour un médecin, de soigner les patients infectés, sans discrimination. Pour éviter toute discrimination, les sidéens sont, aux USA, reconnus comme des handicapés et, au moins théoriquement, protégés par le « disability act » qui interdit toute discrimination.

Mais le débat n'est pas clos dans la littérature médicale, notamment chez les plasticiens qui pratiquent des actes de chirurgie esthétique, souvent considérés comme non justifiés médicalement. Si la vision éthique autonomiste qui prévaut actuellement considère qu'un patient a le droit de refuser des soins parce qu'il ne veut pas prendre de risques opératoires, même si son attitude paraît « médicalement » déraisonnable, pourquoi un chirurgien, qui est aussi un individu autonome et respectable, ne pourrait-il pas choisir de ne pas prendre de risques pour lui, pour sa famille, pour son personnel s'il estime l'indication non justifiée médicalement ? En France, l'article 47 du code de déontologie dit que c'est possible si un autre chirurgien accepte de s'en occuper [248]. Cette discussion est cependant faussée par le lien social différent entre les Etats-Unis et la France.

5 Le risque statistique

Ce chapitre pourrait faire l'objet de thèses entières, mais c'est un domaine où mes connaissances sont par trop limitées. Je me contenterai donc de définir quelques notions statistiques que l'on rencontre en médecine.

---

248 Code de déontologie, article 47 : « Hors le cas d'urgence et celui où il manquerait à ses devoirs d'humanité, un médecin a le droit de refuser ses soins pour des raisons professionnelles ou personnelles ».

5-1 Pourquoi cette notion de risque statistique ?

La statistique est un mode de raisonnement permettant d'interpréter des données dont le caractère essentiel est la variabilité. On confond souvent variabilité et imprécision. En médecine, l'imprécision n'est pas liée à la faiblesse des moyens de mesure. Elle est intrinsèque à la biologie. Le nombre de personnes qui vont faire une complication dans l'année qui vient ne peut qu'être estimé. Vous ne pouvez que donner une fourchette, et cette fourchette, qu'on appelle un intervalle de probabilité, ne contient d'ailleurs pas forcément la valeur exacte puisque très souvent le risque α (encore un autre sens du mot risque, celui de se tromper) est choisi à 5%.

En statistique, on défini une population à partir d'un échantillon. C'est-à-dire qu'on ne peut pas connaître le résultat a priori, mais seulement a posteriori, par l'observation, ce qui est très difficile à accepter par les patients. C'est a posteriori qu'une technique prometteuse est plus dangereuse qu'une autre. Notre pratique est ainsi remplie de techniques ou de médicaments qui ont disparu car entraînant des complications majeures. Les publications initiales de nouvelles techniques ne comportent pas, le plus souvent, l'ensemble des complications potentielles de la technique. Ces complications apparaissent petit à petit, sous forme de cas cliniques, l'ensemble formant un corpus de données dont la fiabilité et la précision augmentent avec le temps. Un essai sur 3000 patients ne mettra pas en évidence un risque d'une fréquence de 1/10000, risque qui toucherait 100 patients si le médicament était mis sur le marché et distribué à 1 million de personnes [249]. Il faut cependant rester critique. Si les probabilités donnent un sentiment de rigueur, elles n'ont aucune signification pour un risque

---

[249] Par ailleurs, si on prend l'exemple du Vioxx, comment calculer le nombre d'accidents cardiaques justifiés pour prévenir des complications digestives des AINS ?

dont la fréquence est très faible et dont on ne peut calculer ni la fréquence, ni la moyenne car ces évènements obéissent à des lois déterministes [250]. On pourrait ici retrouver la « phronesis » d'Aristote qui, au contraire des stoïciens, ne voyait pas la prudence comme une science car il n'est de science que du nécessaire et prudence que du contingent. Ce que Comte-Sponville traduit pour les statistiques en : « *Quand les sciences modernes s'attaquent au hasard, par le calcul des probabilités, c'est pour y chercher du nécessaire. Or cela ne vaut qu'au niveau des grands nombres, quand tout choix et toute action doivent s'affronter au singulier* » [251].

La pratique de la chirurgie, spécialité qui évolue très vite, rend très difficile l'acquisition de connaissances fiables et validées. En orthopédie, on a ainsi pendant plus de 5 ans conduit une étude très coûteuse sur l'intérêt de certains ciments dans l'implantation des prothèses. Les résultats sont sans intérêt car les techniques ont changé [252]!. Très souvent l'information sur ces complications n'est même pas disponible dans la littérature ; la médecine basée sur des preuves ne représente au mieux qu'un tiers de la pratique médicale ! [253]

5-2 Modèles de risque :

Afin de déterminer la relation entre des facteurs appelés facteurs de risque, et une maladie, on utilise des modèles statistiques qui s'écrivent sous la forme d'équation, dont beaucoup font référence à un modèle linéaire (du type $Y = b_0 + b_1X_1 + b_2X_2 + \ldots + b_nX_n$) où les coefficients b_i sont estimés par le modèle pour chacune des variables X_i. En épidémiologie descriptive, ces équations permettent de déterminer l'effet indépendant de chacun des facteurs de risque, et les

[250] Allegre C. Risque et société, Nucléon, Paris, 1999, pp13-22.
[251] Comte-Sponville A. La prudence. In petit traité des grandes vertus. PUF, 1995,pp 41-51.
252 Amstutz HC. Innovations in design and technology - The story of Hip Arthroplasty. Clin Orthop 2000 ; 378 : 23-30.
[253] Greengalh T. Savoir lire un article médical pour décider.Rand ed. Paris, 2000. Et en annexe Dumontier C. Chirurgie factuelle ou la chirurgie basée sur les faits. Chir Main 2004 ; 23 : 57-71.

coefficients sont exprimés sous la forme d'un risque relatif ou de l'*odds ratio*. D'autres modèles de risque font référence à un modèle de régression logistique dont la fonction f s'écrit : $Y = f_X = l_n(p/1-p)$ où $p = e$ ($b_0 + b_1X_1 + b_2X_2 + ... + b_nX_n$).

5-3 Le microrisque – le risque nul

On peut estimer le *risque [R]* au *produit* de la probabilité [P] d'un événement indésirable par les conséquences [C] de celui-ci : $[R]=[P].[C]$. Nous définirons le microrisque à partir de deux exemples empruntés au rapport de la commission AMPERE [254]:

• Les accidents de la circulation ont fait 1.933 morts ($[C]$=1.933) en Belgique en 1994. En supposant que tout citoyen belge est concerné par un accident potentiel, la probabilité pour un individu d'être la personne concernée est $[P]$=1/10.000.000. Le risque annuel pour un individu choisi au hasard de décéder des suites d'un accident de la circulation est donc $[R]$ = $1,9 \cdot 10_{-4}$.

• Sur un total de 105.000 décès pour la Belgique (en 1994), 18.200 décès sont attribués au tabac. Par ailleurs, la consommation (moyenne) de cigarettes pour cette année s'élève à environ 2.300 unités par habitant. En adoptant l'*hypothèse linéaire sans seuil*, on arrive à la conclusion que le risque de décès lié à la consommation d'une seule cigarette vaut : $[R]$ = $18.200/ (2300 \times 10.000.000) \approx 10_{-6}$.

Ces deux résultats montrent que le risque calculé ici est très faible, à peine mesurable. Ce '*microrisque*', est en fait utile aux épidémiologistes pour comparer différents risques (Tableau 6).

---

[254] Commission AMPERE sur la sécurité nucléaire. Rapport disponible sur
http://mineco.fgov.be/energy/ampere_commission/e6.pdf

Tableau 6 : Le microrisque.

Equivalence du microrisque de certaines
activités humaines quotidiennes
Effectuer un trajet de 2500 km en train.
Effectuer un trajet de 2000 km en avion.
Effectuer un trajet de 80 km en autobus.
Effectuer un trajet de 65 km en voiture.
Effectuer un trajet de 12 km en bicyclette.
Effectuer un trajet de 3km en motocyclette.
Fumer une cigarette.
Vivre 2 semaines aux côtés d'un fumeur.
Boire un demi-litre de vin.
Vivre 10 jours dans une maison en briques.

Bien que le risque mesuré ou calculé puisse être infinitésimal, *le risque (statistique) nul n'existe pas*. L'échelle des risques est logarithmique : un risque peut être réduit, sans jamais être annulé.

5-4 Le risque relatif

Le risque relatif est une mesure de la force de l'association entre une exposition (à un facteur de risque, à un médicament) et la survenue d'un événement. Chiffre sans dimension, il représente une modification multiplicative par rapport à un risque de référence. « Un patient qui fume a 1,5 fois plus de chances d'avoir un accident coronarien. » ou « le fait de ne pas porter la ceinture de sécurité multiplie par deux le risque de blessure grave lors d'un accident de voiture » ou encore « Fumer 10 cigarettes/jour multiplie par 25 le risque de cancer du poumon, fumer 25 cigarettes/jour le multiplie par 50 ».

Soit Pt la probabilité d'observer un événement dans le groupe traité et Pc la probabilité d'observer le même événement dans le groupe contrôle, le risque relatif vaut : $RR = Pt \div Pc$. Lorsque le traitement n'a pas d'effet le RR vaut 1, lorsque le traitement réduit le risque de maladie, le RR est compris entre 0 et 1, lorsque le traitement augmente le risque de maladie, le RR est compris entre 1 et l'infini.

5-4-1 Odds Ratio ou rapport des cotes

L'odds ratio, en Français rapport des cotes, est une mesure de la force de l'association entre une exposition et la survenue d'un événement. C'est la seule mesure valide dans le cas des études transversales ou rétrospectives (cas-contrôle). Soit P_t la probabilité d'observer un événement dans le groupe exposé et Pc la probabilité d'observer le même événement dans le groupe non exposé, l'OR = $[P_t \times (1-P_c)] \div [P_c \times (1-P_t)]$. L'OR est considéré comme une approximation acceptable du risque relatif lorsque la probabilité de survenue de l'événement est faible ($P_t < 10\%$).

5-4-2 Réduction relative du risque

La réduction relative du risque (RRR) est une manière d'exprimer le risque relatif. Elle est égale à : $1 - RR$, où RR est le risque relatif. Elle est fréquemment exprimée en pourcentage. Exemple : la chimiothérapie réduit de 30 % le risque de récidive tumorale à 3 ans.

5-4-3 Réduction absolue du risque

La réduction absolue du risque (RAR) est une modification additive du risque, c'est-à-dire l'excès ou la diminution de risque attribuable à un facteur ou à une intervention thérapeutique. Soit P_t la probabilité d'observer un événement dans le groupe traité et P_c la probabilité d'observer le même événement dans le groupe non exposé, la RAR est égale à $P_t - P_c$. Si $P_t > P_c$ la RAR est égale au bénéfice absolu.

5-4-4 Risque vie entière

Le risque peut être estimé à long terme sur toutes les années restant à vivre. Il tient compte non seulement du risque de décès lié à la pathologie concernée, mais aussi des risques de décès associés à d'autres pathologies.

Risque relatif et rapport des cotes expriment la force de l'association entre le facteur, par exemple le médicament, et la maladie étudiée. C'est de cette manière que sont le plus souvent présentés les résultats des essais thérapeutiques contrôlés. En employant la réduction relative du risque, la présentation est plus spectaculaire et donne par exemple "le médicament X réduit le risque de maladie cardio-vasculaire de 30%" (ce qui correspond à un risque relatif de 0,70). En aucun cas cette mesure n'exprime un bénéfice individuel du traitement. Il est en effet facile de comprendre qu'une même réduction de risque de 50 pour cent n'exprime pas le même bénéfice potentiel chez un individu dont le risque de maladie est de 4 pour cent et chez un individu dont le risque spontané de maladie est de 4 pour mille.

Pour estimer le bénéfice individuel, il faut employer une expression additive du risque, par exemple la réduction absolue du risque. Avec une réduction relative de risque de 50%, la réduction absolue de risque sera de 2 pour cent si le risque de base est de 4 pour cent et de 2 pour mille si le risque de base est de 4 pour mille. Cette mesure intègre donc à la fois le bénéfice du traitement et le risque du groupe d'individus sur lequel ce bénéfice a été observé. Un index plus récent, le nombre de sujets à traiter (NST), proposé par Laupacis et coll. en 1988 est sans doute la meilleure présentation de ce bénéfice [255]. Son calcul est simple: le NST correspond simplement à l'inverse de la réduction absolue de risque et s'exprime sous la forme immédiatement compréhensible : "*il faut traiter 50 sujets pendant 5 ans pour éviter un accident*". Cette mesure permet de rapporter facilement les effets secondaires au bénéfice: si, dans l'exemple précédent, le risque d'effet secondaire du traitement est de 10%, alors chaque accident évité se "paiera" en moyenne de 5 effets secondaires du traitement. Si les bénéfices du traitement et ses risques s'expriment dans la même unité (par exemple des décès), on

[255] Laupacis A, Sackett DL, Roberts RS. An assessment of clinically useful measures of the consequences of treatment. N Engl J Med. 1988 Jun 30; 318(26): 1728-33.

pourra même calculer un NST incorporant directement les bénéfices et les risques des alternatives thérapeutiques.

5-5 Le risque absolu

Le risque absolu, terme également utilisé par les épidémiologistes, représente pour un patient donné, compte tenu de ses caractéristiques, la probabilité (exprimée entre 0 et 1 ou sous la forme d'un pourcentage) de survenue d'un événement donné sur une certaine période de temps: « la probabilité de décès par maladie cardio-vasculaire est de 10% à 5 ans chez les hypertendus ».

5-6 Risque global

On entend par « global » le caractère multifactoriel du risque, c'est-à-dire le risque déterminé par l'effet simultané de plusieurs facteurs de risque. Le terme « global » ne préjuge pas du nombre de facteurs de risque pris en compte. De fait, les modèles de risque prennent en compte les facteurs les plus prédictifs (d'un point de vue statistique) dans les données dont ils ont été dérivés, et non pas l'ensemble des facteurs de risque existants et connus.

5-7 Exemples

Ces notions statistiques qu'il faut de plus en plus connaître pour la pratique de la médecine et de la chirurgie restent cependant ardues. Nous avons choisi de les illustrer par des exemples. Les résultats des essais thérapeutiques de morbi-mortalité peuvent presque toujours être présentés sous la forme classique du tableau de contingence 2 x 2, à partir duquel seront calculées les données (Tableau 7).

Tableau 7 : Tableau 2x2 résumant les résultats d'un essai thérapeutique ou d'une enquête

épidémiologique

Maladie Traitement	Présente	Absente
Actif	a	b
Contrôle	c	d

À partir de ce tableau, on peut construire les indices suivants :

Risque relatif (RR): a/(a+b) / c/(c+d)

Rapport des cotes (Odds Ratio (OR)): [a/(a+b) / b/(a+b)] / [c/(c+d) / d/(c+d)]

Réduction relative du risque (RRR): 1-RR

Réduction absolue du risque (RAR) a/(a+b) - c/(c+d)

Nombre de sujets à traiter pour éviter un accident (NNT): 1/RAR

Ce qui donne comme exemple chiffré, le tableau suivant (tableau 8).

Tableau 8 : Incidence du traitement sur le risque cardio-vasculaire.

Evénement Traitement	Patients ayant fait un accident cardio-vasculaire	Patients n'ayant pas fait un accident cardio-vasculaire
Intervention (n = 100)	15	85
Absence d'intervention (n= 100)	40	60

Le risque absolu (RA) est de 15/100 dans la population traitée et de 40/100 dans la population

non traitée.

Le risque relatif (RR) est égal à : [15/ 100] / [40/100], soit 0.375

L'odds ratio (OR) est de: [15/ (15 + 85)] / [85 / (15 + 85)] soit 0,15/0,85 = 0,176

La réduction de risque relatif (RRR) vaut: 1 - RR, soit ici 0.625 ou 62.5 %

La réduction de risque absolu (RRA) vaut: [40 / (40 + 60)] - [15 / (15 + 85)] , soit 0.25 ou

25%

Le nombre de sujets à traiter (NST) pour obtenir ce résultat sur la période considérée est égal

à 1/RRA, soit ici 1/0.25, soit 4 sujets.

Le dernier tableau (Tableau 9) compare les effets du traitement antihypertenseur et du placebo

sur l'incidence des événements graves (morbidité et mortalité cardio-vasculaire), parmi des

hypertendus appartenant à 2 groupes d'âge, les sujets "jeunes" âgés en moyenne de 50 ans, et

les sujets "âgés", dont la moyenne d'âge est de 72 ans à partir de méta-analyses d'essais

contrôlés. Ce tableau illustre une notion fondamentale pour l'utilisation décisionnelle des

résultats des essais thérapeutiques. Le risque relatif d'accident est diminué par le traitement de

manière comparable dans les 2 groupes d'âge étudiés : le bénéfice absolu est donc fonction

uniquement du niveau de risque initial.

Tableau 9 : Évaluation du bénéfice dans les essais de traitement de l'hypertension artérielle, sur une période de 5 ans. D'après Collins et MacMahon				
	Risque du groupe contrôle	RRR (%)	OR (IC à 95%)	NST (IC à 95%)
Accidents cérébraux				
Sujets âgés (n=12 483)	7.0%	36%	0.64 [0.55-0.75]	39 [31-57]
Sujets jeunes (n=35 170)	2.3%	44%	0.64 [0.48-0.66]	98 [83-127]
Accidents coronariens				
Sujets âgés (n=12 483)	6.8%	19%	0.81 [0.70-0.94]	77 [49-245]
Sujets jeunes (n=35 170)	3.8%	14%	0.86 [0.77-0.97]	187 [114-877]
RRR : réduction relative de risque, OR : Odds ratio, NST: nombre de sujets à traiter pour éviter un accident sur une période de 5 ans				

6 Les facteurs de risque

Nous avons cité plusieurs fois le terme de facteur de risque, très souvent utilisé en médecine.

La notion de facteur de risque, bien que connue de longue date, n'a pas encore trouvé de place

dans les textes législatifs. C'est l'expert, à priori au courant de son importance, qui pourra,

face à la survenue d'une complication, pondérer son jugement sur les responsabilités

respectives en fonction du « terrain ». Ce terrain, c'est-à-dire l'état de santé du patient, en

dehors de l'affection motivant l'intervention, constitue l'élément majeur du risque opératoire

en chirurgie (Tableau 10). Le risque d'accident est nettement plus élevé aux deux extrêmes de

la vie que chez l'adulte de 35 à 54 ans. Une enquête finlandaise a établi que l'état

préopératoire du patient était en cause dans 72% des décès péri-opératoires des patients contre

11% pour l'anesthésie et 12% pour la chirurgie [256]. Les anesthésistes utilisent en pratique la

classification ASA (American Society of Anesthesiologists) des patients en 5 groupes, qui

permet un triage efficace des malades (Tableau 11).

Tableau 10: mortalité péri-opératoire (24 h à 48 h postopératoire) établie dans différents pays.

Pays	Année	Durée de l'étude	Nombre d'anesthésies	Période étudiée	Mortalité (%)
U.S.A	1970	2 ans	68400	48 h	0,39
Australie	1975	10 ans	210000	24 h	0,20
Afr. Sud	1978	9 ans	180000	24 h	0,22
Canada	1980	4 ans	195230	48 h	0,22
France	1983	4 ans	198100	24 h	0,18

---

[256] In Arvieux C.C. Le risque opératoire en fonction du terrain et du type d'intervention. Cours disponible sur
http://www-sante.ujf-grenoble.fr/SANTE/TDMCorpus/Q41.html

Tableau 11 : Classification ASA. La lettre E précédant la cotation indique que l'intervention est réalisée en urgence.

Classe	Etat physique
1	Sujet en bonne santé sans aucune affection que celle motivant l'intervention.
2	Perturbation modérée d'une grande fonction (cardiaque, respiratoire, rénale,...)
3	Perturbation sévère d'une grande fonction limitant l'activité
4	Atteinte invalidante faisant courir un risque vital
5	Patient moribond dont l'espérance de vie n'excède pas 24 heures

6-1 Les affections médicales:

Les principales affections médicales modifiant le risque opératoire sont :

Les affections cardio-vasculaires: On estime que plus de 100 millions de patients sont opérés tous les ans dans le monde : 60 millions dans les pays occidentaux dont 25 à 27 aux USA et 8 en France (recensement des anesthésies en 1996). Le quart de ces patients est à risque de morbidité cardiovasculaire périopératoire car il est formé de sujets coronariens ou présentant des facteurs de risques d'athérosclérose coronarienne ; ce chiffre s'élève à un tiers si l'on inclut les hypertensions artérielles [257]. La fréquence de survenue d'un infarctus myocardique en périopératoire est estimée entre 0,1 à 0,7% chez les sujets sans antécédent cardiaque, mais ce chiffre est peu significatif car il se rapporte à l'ensemble des opérés. Il est environ dix fois plus élevé chez les malades à risques cardiovasculaires, se situant pour le seul infarctus du myocarde entre 3 et 5% . Ce risque est majoré chez le coronarien ayant fait un infarctus myocardique comme le montre le tableau suivant avec une nette amélioration des résultats avec les progrès du monitorage per et post opératoire mis en place en 1976 (Tableau 12).

---

[257] Kaufman TM. Minimizing perioperative complications with an effective preoperative evaluation. JAAPA 2004 ; 17 : 23-28.

Tableau 12: risque de récidive d'infarctus (IDM) en post opératoire en fonction de l'ancienneté de l'IDM initial

PERIODE IDM	> 6 mois	3 < IDM < 6 mois	IDM < 3 mois
Avant 1976	49%	26%	36%
Entre 1976 et 1982	1,5%	2,3%	5,7%

Ce tableau montre qu'il est possible d'agir sur « le terrain » et qu'on peut minorer les complications liées à l'état du patient. Ces données, purement médicales, se doublent de considérations économiques ; on a pu calculer quel était le coût de ces complications cardiaques. Une projection à 2020, faite par Mangano, a estimé qu'à cette date, le coût annuel des accidents cardiovasculaires périopératoires (infarctus du myocarde, angor et mort cardiaque) dépasserait celui des mêmes complications traitées médicalement en milieu hospitalier [258]. Ces problèmes économiques ne peuvent que s'accentuer avec le temps ; le nombre d'opérés augmente en effet tous les ans, en particulier celui des sujets âgés à risques, ne serait-ce qu'en raison d'une longévité accrue dans la plupart des pays. Le nombre d'anesthésies était estimé en France à 3 millions en 1970 vs 8 millions en 1996. Aussi, la prévention de ces complications est-elle d'une importance considérable.

Les affections respiratoires: Les complications respiratoires majeures surviennent dans 40% des cas chez les sujets ayant des antécédents, mais ce risque est réduit à 25% par une préparation préopératoire à minima et à 6% par une préparation intensive. Ces risques sont évidemment plus élevés lorsque l'intervention porte sur le poumon où à proximité [259].

---

[258] Mangano DT. Surgery and the cardiac patient in Crawford M.H., Dimarco JP eds. Cardiology, London : Mosby Inter. Limited, 2001, section 8, 19 : 1-8.
[259] Kaufman TM. Minimizing perioperative complications with an effective preoperative evaluation. JAAPA 2004 ; 17 : 23-28.

L'âge constitue un facteur de risque important: avant 45 ans 5% des accidents d'anesthésie entraînent une issue fatale, après 85 ans, ce chiffre passe à 50%.

La dénutrition, l'obésité, l'éthylisme, le diabète, la corticothérapie au long cours, les affections neuro-musculaires, les troubles de coagulations héréditaires ou acquis constituent autant de facteurs de risque de morbidité ou de mortalité supplémentaires qui peuvent s'associer.

Plus récemment sont apparues de nombreuses publications, nord-Américaines notamment, insistant sur le caractère nocif du tabac [260]: ralentissement de la cicatrisation notamment osseuse (multiplication par plus de 10 de la non-consolidation des arthrodèses de cheville), augmentation du risque d'infection, ... Ces données, purement médicales, ne me paraissent pas neutres. Le tabac est certes nocif mais c'est un élément/aliment courant et dont la condamnation conserve une ambiguïté notable. Les états bénéficient tous des taxes qu'ils imposent sur des produits dont la vente est autorisée, mais dont la consommation est actuellement « condamnée » plus ou moins vertement. J'ai le sentiment que la mise en évidence d'une relation entre la consommation tabagique et une complication médicale est un moyen :

- De stigmatiser les patients, responsables et surtout coupables de leur complication.
- De dédouaner un peu facilement les professionnels de santé face à la survenue d'une complication car il n'est pas rare de trouver un patient qui fume, ne serait-ce que quelques cigarettes. Et si il ne fume pas lui-même, un tabagisme passif ne pourrait-il être la cause de la complication ?. Sans nier l'évidence, la relation de cause à effet

---

[260] Voir par exemple : Haverstock BD., Mandracchia VJ. cigarette smoking and bone healing: implications in foot and ankle surgery. J Foot Ankle Surg. 1998 Jan-Feb;37(1):69-74.

tabac - complication, je crains que cette relation n'empêche ou limite l'exercice de la responsabilité du médecin dans la prévention des complications.

6-2 le risque lié à la chirurgie :

Toutes les interventions ne présentent pas un risque identique. La durée, l'importance du délabrement tissulaire, la localisation du geste et le caractère hémorragique de l'intervention sont des facteurs majorant le risque opératoire. Les risques les plus élevés se rencontrent en neurochirurgie, en chirurgie cardio-thoracique et en chirurgie digestive sus-mésocolique. Un accident dans un contexte de risque opératoire faible n'en sera que plus inacceptable.

La chirurgie en urgence présente un risque plus élevé que la chirurgie réglée: 10 fois plus de mortalité et 3 fois plus d'accidents. De plus l'indice de gravité du patient est souvent plus grand du fait de troubles circulatoires aigus (collapsus, hémorragie), de délabrement tissulaires plus importants (traumatismes multiples) et de l'association de lésions s'aggravant mutuellement (ex: lésions traumatiques cérébrales + lésions digestives étendues + choc).

6-3 Le risque lié à l'anesthésie :

Le risque lié à l'anesthésie dans le cadre du risque opératoire est plutôt faible: les décès imputables à l'anesthésie représentent de 2 à 10% de l'ensemble des décès périopératoires. L'enquête INSERM de 1983 établit ce risque à 4,1 % pour la France [261]. Le risque d'accident (souvent les plus graves) et de décès est maximum au réveil (par dépression respiratoire). Le risque anesthésique est constitué d'accidents prévisibles et imprévisibles.

Les accidents prévisibles:

- Ce sont les accidents cardio-circulatoires et respiratoires: arrêt circulatoire par hypovolémie le plus souvent (induction de l'anesthésie); dépression respiratoire en phase de réveil;

---

[261] Enquête INSERM. Ann.Fr.Anesth.Réanim 1983 ;2 : 331-386.

inhalation du contenu gastrique (patient non à jeun) dans le cadre de l'urgence notamment; et complications liées à l'intubation trachéale.

- Les accidents liés au matériel: dysfonction du matériel, erreur de manipulation, absence de contrôle avant utilisation.

Les accidents imprévisibles: choc anaphylactique aux anesthésiques, explosion ou panne électrique sont des accidents très rares, l'hyperthermie maligne est un accident exceptionnel.

6-4 Le risque infectieux

L'infection nosocomiale ne quitte pas la une des journaux « populaires ». Il faut dire que les chiffres annoncés paraissent faramineux. On oublie par contre toujours de dire que cette complication « iatrogène » est liée aux immenses progrès de la médecine. C'est parce que les patients survivent qu'ils peuvent faire des complications !. Cela n'empêche pas qu'il faille lutter, encore et toujours, contre ces infections engendrées par les soins médicaux et les hospitalisations, et que des progrès notables sont encore possibles.

6-4-1 Le risque infectieux viral lié au soignant [262]

L'image très négative du SIDA a mis en lumière la possibilité que le médecin, non seulement ne « soigne » pas correctement, mais qu'il soit lui-même vecteur d'une maladie virale !.

Pour qu'un soignant contamine un soigné, trois conditions sont nécessaires : (1) le soignant doit avoir du virus circulant dans son sang, (2) le soignant doit se blesser ou présenter un état cutané qui constitue une source potentielle d'exposition du patient au sang ou à des liquides biologiques, (3) enfin il faut que les conditions soient réunies pour que le virus du soignant soit en contact direct avec les muqueuses, une blessure ou une plaie opératoire du patient.

---

[262] Lot F, Desenclos JC. Risque lié au VIH, VHC et VHB : épidémiologie de la transmission soignant/soigné. Hygiènes 2003 ; 11 : 96-100 (voir également INRS, Documents pour le médecin du travail, 2003 ; numéro 96, pp441-446).

Les risques liés au VIH :

Seuls trois cas ont été publiés, un aux USA (6 patients d'un dentiste de Floride, mais le mode de transmission est resté inconnu) et deux en France (un chirurgien orthopédiste et une infirmière pour laquelle le mode de transmission est resté inconnu). Aux USA, une enquête a été réalisée auprès de 23000 patients pris en charge par 53 soignants VIH positifs (29 dentistes, 16 chirurgiens, 7 médecins, 1 pédicure). 113 patients ont été découverts infectés (0,5%), mais aucun soignant n'a été impliqué comme source de transmission. En Angleterre, une enquête a été réalisée chez 3000 patients, en France deux enquêtes chez 300 patients (d'un interne de neurochirurgie) et 600 patients (d'un neurochirurgien) ont été réalisées. Aucun des patients testés n'était positif pour le VIH. . On considère que 37 à 370 des 75000 soignants réalisants des actes invasifs sont positifs au VIH [263]. L'estimation du risque a été faite en 1992 : Sur la base d'une probabilité de blessure per-opératoire du chirurgien de 2,5%, de la probabilité de recontact de l'instrument souillé avec la plaie du patient (32%) et de la probabilité de transmission du VIH après l'accident d'exposition au sang (estimé entre 0,03 et 0,3%), le produit de ces probabilités est compris entre 2,4 et 24.10^{-6}.

Risque lié au VHC :

Au moins 10 cas ont été rapportés, dans un contexte de chirurgie très hémorragique (chirurgie cardiaque) chez 5 chirurgiens et 3 anesthésistes. Un cas est particulier car il s'agit d'un anesthésiste qui s'injectait une partie des morphiniques destinés aux patients, juste avant l'intervention, et qui a ainsi contaminé 217 patients. Sur les mêmes bases de calcul, le risque a été estimé en 2000 à : blessure (2,3%) multiplié par recontact (27%) multiplié par probabilité

---

[263] Quotidien du médecin, 23 septembre 2005, p33-34.

de transmission après exposition percutanée (2,2%) = $1,4.10^{-4}$ soit environ 1 infection pour 7000 interventions réalisées par un chirurgien VHC+.

Risque lié au VHB :

Au moins 50 soignants dont 45 chirurgiens ou dentistes ont été impliqués dans des transmissions du virus de l'hépatite B. Environ 500 patients ont ainsi été contaminés. Le risque est ici plus élevé, le virus étant très contaminant et estimé en 1992 à : 2,5% x 32% x probabilité de transmission comprise entre 3 et 30% soit 0,024 et $0,24.10^{-2}$ soit une transmission pour 420 à 4200 interventions.

Il ne s'agit pas ici de discuter des facteurs de risque : la chirurgie (notamment orthopédique, cardio-vasculaire, gynécologique) surtout pour l'opérateur principal, la durée de l'intervention, la survenue de complications per ou post-opératoires ont été clairement identifiés. Le virus est clairement en cause, notamment le VHB avec une « contagiosité » compris entre 6 et 30% si le patient est Ag HBe+. Par contre on peut s'étonner de l'hypocrisie persistante des pouvoirs publics et du conseil de l'ordre. Compte-tenu du risque infectieux, la logique serait d'interdire à un chirurgien contaminant d'opérer. Mais c'est alors le condamner à un « chômage » définitif, ces maladies ne pouvant être soignées. Les pouvoirs publics n'ont pris aucune mesure pour « recaser » les médecins qui seraient ainsi contaminants. Mais ils ont fortement conseillé aux médecins atteints d'éviter des « soins dangereux » sans l'interdire formellement, et sans chercher à dépister ces médecins [264]. Le conseil de l'ordre a lui été plus précis. Il déconseille formellement la poursuite du métier à un chirurgien infecté [265], mais il

---

[264] L'article L 1110-1 CSP de la loi du 4 mars 2002 énonce « que les professionnels contribuent avec les autorités sanitaires et les usagers à assurer la meilleure sécurité sanitaire possible ... ». Cet article est assez ambigu pour ce qui concerne le médecin potentiellement infectant. La même loi reprend la présomption de responsabilité dans les infections nosocomiales qui ont été étendues (art 102) au VHC.

[265] Mornat J. Virus, médecin, Malade. Rapport du conseil de l'ordre, 2003 réactualisé en mars 2005. « L'Ordre des Médecins se doit d'inciter ces praticiens lorsqu'ils exercent les spécialités à risque à s'enquérir de leur statut

ne dit pas ce que doit faire le médecin, ni comment il pourrait être aidé [266]. Pour l'instant, tant qu'aucun accident notable n'a été signalé, chacun se voile la face. Si un accident sériel survenait, le conseil de l'ordre pourrait se défendre en arguant du fait « qu'il s'était saisi du problème et avait proposé des solutions », l'Etat Français se rabattrait sur la responsabilité individuelle du soignant. On peut s'étonner que la vaccination (obligatoire) contre l'hépatite B ne soit jamais vérifiée par les médecins du travail des soignants. Qu'aucun contrôle de la sérologie virale des soignants ne soit proposée de façon régulière. Que rares sont les chirurgiens qui déclarent les accidents d'exposition au sang, alors même que les calculs sont basés sur des valeurs minimales de 2,5% (soit 25 déclarations théoriques par an pour 1000 malades opérés). Tout récemment le Conseil supérieur d'hygiène publique de France a émis de nouvelles recommandations dont notamment la nécessité pour un soignant infecté par le VIH de passer devant une commission qui jugerai de son aptitude à poursuivre son activité, en fonction notamment de sa charge virale [267]. IL n'est pas nécessaire qu'un soignant infecté informe le patient de son statut viral (!) sauf en cas d'accident.

6-4-2 Le risque nosocomial

C'est le risque de contracter une infection lors d'un acte de soins ou d'une hospitalisation. Les enquêtes de prévalence des infections nosocomiales de 1996 et 2001 montrent que 6,4 % des hospitalisations se compliquent d'infections nosocomiales. Les statistiques des autres pays développés font apparaître des taux qui varient entre 5 et 12 %. Ces infections nosocomiales

---

viral ; le caractère contaminant devrait inciter à remettre en cause tout ou partie de leurs activités interventionnelles invasives. » (pp4) et « Il est souhaitable pour tout praticien contaminant de cesser ses activités interventionnelles invasives. » (pp7).

[266] « En l'état actuel, si l'existence d'une séropositivité contaminante chez un confrère est avérée et certaine, le conseil doit entreprendre une démarche confraternelle pour inciter le médecin à cesser ses activités opératoires et s'entremettre afin de faciliter un reclassement autant qu'il sera possible malgré l'absence de passerelles » (pp8 op.cit.).

[267] Quotidien du Médecin, 23 septembre 05, p 33-34

seraient responsables de 5000 à 10000 morts/ an en France. Une infection du site opératoire

(ISO) survenant dans les trente jours suivant une intervention entraîne un taux de mortalité de

5,8% (contre un taux de 1,3% chez les patients non infectés ; p < 0,001) [268]. Une étude

américaine a été menée sur 255 cas d'ISO observés au cours de 22742 interventions

chirurgicales conduites sur 49 mois (taux d'ISO = 1,2%), appariés à 255 témoins sur la

procédure chirurgicale, le score NNIS [269], l'âge (dans une limite de 10 années) et la date

opératoire (dans les 12 mois). Cette étude a montré que la durée d'hospitalisation (11 jours au

lieu de 6 jours), le taux de mortalité (7,8% versus 3,5%) et le pourcentage de réadmissions

(41% versus 7%) dans les 30 jours suivant l'intervention, chez les patients non décédés,

étaient significativement augmentés chez les sujets infectés [270]. Une étude anglaise a par

ailleurs montré que les infections nosocomiales, comprenant les ISO, étaient associées à un

surcoût pour le système de soins (coûts directs) mais également pour les patients et leur

famille (coûts indirects) [271].

Pour lutter contre ce risque infectieux, les états, notamment la France ont mis en place des

procédures diverses, et des réseaux de surveillance qui ont permis de préciser ces données. Le

risque infectieux varie ainsi en fonction de nombreux paramètres comme l'organe opéré.

Ainsi, pour la chirurgie digestive, le risque d'ISO variait de 1,55 % pour les cholécystectomies

---

[268] Astagneau P, Rioux C, Golliot F, Brucker G. Morbidity and mortality associated with surgical infections : results from the 1997-1999 INCISO surveillance. J Hosp Infect 2001;48(4):267-74.
[269] Le score NNIS (National Nosocomial Infection Surveillance) du risque infectieux constitue un moyen d'auto-évaluation. C'est un score composite formé par l'addition du score obtenu pour les variables suivantes : classification de plaie, score ASA et durée d'intervention, recodées de la manière suivante: Classification de la plaie: 0: plaie propre ou propre-contaminée : _1: plaie contaminée, sale ou infecté / Score ASA: 0: patient sain ou avec maladie systémique légère (score ASA 1 ou 2)_1: patient avec atteinte systémique sévère ou invalidante, ou patient moribond (score ASA supérieur à 2) / Durée d'intervention: 0: durée d'intervention égale ou inférieure au percentile 75 de la distribution de la durée de cette intervention dans la population générale;_1: durée d'intervention supérieure au percentile 75 de cette distribution.
[270] Kirkland KB, Briggs JP, Trivette SL, Wilkinson WE, Sexton DJ. The impact of surgical- site infections in the 1990s: attributable mortality, excess length of hospitalization, and extra costs. Infect Control Hosp Epidemiol 1999;20(11):725-30.
[271] Plowman R, Graves N, Griffin M, Roberts JA, Swan AV, Cookson B et al. The socio-economic burden of hospital acquired infection. Executive summary. London: Public Health Laboratory Service; 1999.

et la chirurgie pariétale abdominale, à 10,85 % pour la chirurgie du côlon et du sigmoïde [272].

Après cholécystectomie, l'incidence des ISO était de 1,05 % aux États-Unis, soit, comme en France, la plus basse des incidences observées après une chirurgie digestive, et proche des deux tiers de l'incidence estimée en France après cette intervention. Le risque d'ISO après une prothèse articulaire de genou (PTG) était égal à 0,51 %, alors que cette incidence atteignait 1,75 % après une prothèse totale de hanche (PTH). Aux États-Unis, l'incidence des ISO après PTH 1,45 %) était aussi plus élevée qu'après PTG (1,18 %) [273].

Le rapport de l'ANAES précise ainsi que certains facteurs « patient » : âge élevé, dénutrition, diabète, pathologies malignes, infection par le VIH, traitement par corticoïdes ou immunosuppresseurs, sont probablement associés à une baisse des défenses anti- infectieuses, ce qui pourrait favoriser la survenue d'infections nosocomiales [274]. L'obésité pourrait compliquer les gestes opératoires, augmenter la durée d'intervention, et être associée à une altération de l'état physiologique du site opératoire en majorant l'ischémie durant l'intervention [275]. Dans l'enquête RAISIN-2001, 20-30% des infections nosocomiales étaient évitables. C'est encore beaucoup, mais cela veut dire que 70% d'entre elles sont « indépendantes » du médecin, ou qu'il n'en est pas « responsable ». Pourtant la Loi du 4 mars précise clairement, suivant en cela les jurisprudences précédentes, que toute infection nosocomiale est considérée comme une faute de l'établissement, sauf à prouver le contraire ce qui est impossible en pratique. Les chirurgiens et les établissements se trouvent dans

---

[272] ANAES : les infections nosocomiales. Comment interpréter les taux ?. L'exemple des infections du site opératoire. Rapport mars 2003 disponible sur www.anaes.fr.
[273] NNIS system report. Data summary from january 1992-June 2001. Am. J. infect. Control. 2001 ;29(6) :404-421.
[274] Voir aussi : Sherertz RJ, Garibaldi RA, Marosok RD et al. Concensus paper on the surveillance of surgical wound infections. Am. J. Infect. Control 1992 ; 20 : 263-270.
[275] Voir le rapport de l'ANAES (op.cit.) et aussi Wong ES. Surgical site infections. In Mayhall CG (ed). Hospital epidemiology and infection control. Baltimore, Williams and Wilkins. 1996, p154-175.

l'obligation de prouver leur non-responsabilité ce qui est impossible. La question commence à se poser de savoir si il faut refuser les soins à certains patients. J'ai le souvenir de décisions de staff où l'argument principal était : « le risque infectieux est trop important (pour le malade), il n'est pas question qu'on prenne le risque (d'être considéré comme responsable) ». On retrouve ici cette notion de responsabilité que nous reverrons plus loin.

Face à ce qu'elles ressentent comme « une attaque » de la société sur leur probité et/ou leur compétence, les sociétés savantes commencent à répondre ce qui est une façon d'informer les patients / citoyens du risque opératoire. Ainsi la SOFCOT (SOciété Française de Chirurgie Orthopédique et Traumatologique) a mis en ligne une page web [276], accessible à tous les publics, dans laquelle elle explique :

- Que le risque infectieux (pour les patients) a considérablement diminué depuis les dernières années témoignant ainsi de la « qualité » des chirurgiens orthopédistes (nous faisons bien). Ainsi les enquêtes organisées sur le plan national comme régional au niveau des CLIN permettent d'affirmer « *que la tendance est « nettement favorable », avec une réduction des infections postopératoires. En 1969, l'Anglais John Charnley, père de la prothèse totale de hanche, donnait un taux d'infection de 9 %. En 1999, dans une enquête d'infection du site opératoire, la proportion était de 3,1 % (C.Clin Sud-Est). En 2000, dans une enquête identique au C.Clin Nord, elle était de 2,5 %. En 2001, une enquête nationale Raisin donnait 1,75 %. Enfin, en 2003, une enquête de la Société française de la hanche et du genou indiquait respectivement 0,99 % (sur 6 485 prothèses de hanche) et 0,59 % (sur 2 145 prothèses de genou)* ».

---

[276]
http://www.sofcot.com.fr/www/syndicat/2005%2003%2030%20Les%20infections%20nosocomiales%20en%20
baisse.htm

- Qu'il est impossible de tout contrôler (c'est aussi la faute du malade qui fume, qui est gros, qui vient avec ses microbes,...). « *Aujourd'hui, les infections nosocomiales sont globalement peu fréquentes et en diminution constante. Leur taux est aussi bas que celui des Etats-Unis ou des autres pays européens. La chirurgie a fait des progrès extraordinaires depuis 50 ans (...) Notre société doit comprendre que l'infection nosocomiale, comme toute complication ou séquelle d'une intervention chirurgicale, n'est pas un faute, le risque zéro n'existe pas* ». On retrouve ici encore cette affirmation du risque zéro comme une antienne.

L'information des risques vue par le législateur

Chaque médecin est « assujetti » au code pénal, au code civil, au code de la santé, au code de la sécurité sociale, au code du travail et au code de déontologie qui appartient au code de la santé. Par ailleurs un certain nombre de textes internationaux ont été repris dans les lois Françaises ou doivent être transposés dans le droit Français.

Pour ce qui concerne l'information des risques, les règles juridiques se trouvent essentiellement dans le code civil et le code de déontologie. La logique juridique est une logique basée sur le mythe de l'égalité (formalisée par la déclaration des droits de l'homme). Cette logique est soutenue par la norme. La logique médicale, soutenue par le code de déontologie, est une pensée humaniste avec inégalités des relations. Dans la déontologie, on adapte le droit à la pratique [277]. Selon son statut, le médecin dépend de deux juridictions différentes : des juridictions judiciaires pour les litiges intervenus dans le secteur privé (Secteur libéral) car il s'agit alors d'une responsabilité contractuelle ; des juridictions administratives pour les litiges mettant en cause une personne publique (secteur public).

1 Historique :

Informer le patient des risques qu'il encourt fait partie du quotidien des médecins. Cette notion n'est cependant pas naturelle ; le savoir ésotérique des chamans et autres guérisseurs

---

[277] Cours de Me Larche-Mochel, 9-12-98, http://www.inserm.fr/ethique

du néolithique semble parfois s'être prolongé dans le corps médical. C'est souvent sous la contrainte, juridique, que s'est progressivement dessiné l'équilibre actuel. A l'origine, les sociétés ne connaissaient que la loi du Talion, c'est la loi Aquilia qui a ensuite reconnu un droit à la réparation autre que le talion. La nécessité du consentement du malade existait dans le Talmud [278], par contre la notion d'information du patient (et par voie de conséquence, la recherche de son consentement) n'apparaît pas dans le serment d'Hippocrate original, ni dans celui donné dans le Littré [279]. On le voit apparaître dans le texte récent utilisé depuis 1995 *« J'informerai les patients des décisions envisagées, de leurs raisons et de leurs conséquences... »*.

Henri de Mondeville, chirurgien de Philippe Le Bel, écrivait : « le moyen pour le chirurgien de se faire obéir de ses malades, c'est d'exposer les dangers qui peuvent résulter pour eux de leur désobéissance. Il les exagèrera si le patient a l'âme brave et dure, il les adoucira et les atténuera ou les taira si le malade est pusillanime ou bénin de crainte qu'il se désespère ». De timides allusions à l'obligation de sincérité envers les malades (Jean Bernier, 17ème siècle), à sa participation souhaitée au traitement (Gregory Rusch, 18ème siècle), à la nécessité de prodiguer soins et réconfort (Percival, 1803) apparaissent ici et là [280]. Le premier code d'éthique, le code de Percival (1803), insistait surtout sur l'analyse des données qui devait guider les choix thérapeutiques mais laissait peu d'initiatives aux patients. Le consentement (conséquence de l'information délivrée) apparaît en France dans la loi en 1859 lorsque le tribunal correctionnel de Lyon condamnera des médecins ayant fait des expériences sur des enfants « incapables de tout consentement ». En 1889 le Tribunal de Liège précise qu'il est

---

[278] Lister GD. Ethics in surgical practice. Plast.Reconstr.Surg. 1996;97:185-93.
[279] Lazarus,A. Emergence des principes de l'éthique médicale, les grandes déclarations, cours DEA du 14 janvier 2000, résumé disponible sur http://www.inserm.fr/ethique
[280] Mantz J-M. Paternalisme du médecin ou autonomie du patient, In: Mantz J-M, Grandmottet P, Queneau P, editors. Ethique et Thérapeutique, 2ème ed. Strasbourg: Presses universitaires de Strasbourg; 1999. p. 213-20.

nécessaire de rechercher « l'autorisation dont l'homme de l'art ne peut jamais se passer, sauf en cas d'urgence ». Les premières directives sur le consentement des patients, et donc l'information nécessaire, existe en Prusse dès 1891 [281]. Elles seront réaffirmées notamment à la suite des travaux de Neisser qui inocule la syphilis à des patients pour tester un vaccin en 1898, et qui sera condamné pour ne pas avoir obtenu le consentement des patients. Les concepts d'autonomie et la bienfaisance sont déjà mis en avant. Finalement, en 1900, tout acte à visée non-thérapeutique est interdit, « sauf accord sans ambiguïté du patient après une explication honnête des conséquences négatives possibles » [282]. Ces directives seront reprises par la république de Weimar qui, en 1931, édictera une loi sans ambiguïté [283] qui précise que la recherche (à visée thérapeutique ou non) ne peut être réalisée que sur un patient consentant, après des explications appropriées. C'est aux USA, en 1957, dans l'affaire Salgo, que fut employé pour la première fois le terme de consentement éclairé [284].

Le respect de la dignité, du patient et des lecteurs, et donc une information loyale, est nécessaire dans les publications scientifiques. La notion d'éthique dans la recherche ré-apparaît dans les années 1960-1970 [285] notamment après la publication de Beecher [286] qui montre que la plupart des protocoles expérimentaux anglo-saxons publiés bafouent les notions élémentaires d'éthique. Malgré cela, dans les années 1987, en Angleterre, des femmes ont été enrôlées dans des protocoles de radiothérapies pour des cancers du col utérin avec un taux de

---

[281] Vollmann J, Winau R. Informed consent in human experimentation before the Nuremberg code. BMJ 1996;313:1445-49.
[282] Vollmann J, Winau R. Informed consent in human experimentation before the Nuremberg code. BMJ 1996;313:1445-49.
[283] Circulaire du ministère de l'intérieur du Reich Allemand, traduction (extraits) disponibles sur http://www.inserm.fr/ethique/
[284] Mantz J-M. L'éthique: définition, fondements, préceptes, In: Mantz J-M, Grandmottet P, Queneau P, editors. Ethique et Thérapeutique, 2ème ed. Strasbourg: Presses universitaires de Strasbourg; 1999. p. 17-27.
[285] Weisstub D. L'éthique de la recherche après Nüremberg - regard historique sur le droit et l'éthique de la recherche médicale et biologique en Amérique du nord, In: Hervé C, editor. Ethique de la recherche et éthique clinique. Paris: L'Harmattan; 1998. p. 91-115.
[286] Beecher HK. Ethics and clinical research. N.Engl.J.Med. 1966;274:1354-60.

complications très élevées (57% de morbidité) ; aucune n'avait été informée qu'il s'agissait d'un protocole, protocole qui n'a d'ailleurs jamais été soumis à aucun comité d'éthique ; aucune n'a eu le choix du traitement, aucune n'a eu à signer de protocole [287]. Toutes ces « dérives », quand elles viennent à la connaissance du public, deviennent des causes de l'intrusion du droit dans la recherche et le soin.

2 Que disent les principaux textes ?

Les textes de loi anciens et actuels parlent essentiellement de l'information et / ou du consentement mais, et nous le verrons au chapitre suivant, ne définissent pas le risque quand ils emploient le mot.

2-1 Les grands textes généraux et internationaux

Tous vont mettre en avant le respect du patient et notamment de son autonomie. L'information est nécessaire pour obtenir son consentement volontaire. La notion de risque est parfois citée, toujours sans aucune précision.

Le code de Nuremberg [288] reprend des termes identiques à ceux de la république de Weimar, bien qu'il soit regardé comme le texte éthique fondateur. Il fixe le principe du consentement volontaire dans son premier article : « *Il est absolument essentiel d'obtenir le consentement volontaire du malade* ». Faisant suite à ce code, plusieurs textes internationaux préciseront ce que doit être l'information des risques pour les patients se prêtant à la recherche biomédicale.

Le premier code d'éthique de l'association médicale mondiale de 1949 ne parlait pas de

---

[287] Winship K. All treatment and trials must have informed consent. BMJ 1997;314:1134-35.
[288] The Nuremberg Code [from Trials of War Criminals before the Nuremberg Military Tribunals under Control Council Law No. 10. Nuremberg, October 1946 - April 1949. Washington D.C.: U.S. G.P.O, 1949-1953.].
L'intégralité du code est disponible sur le site http://www.inserm.fr/ethique

consentement ou d'expérimentation humaine, malgré le code de Nuremberg. La première déclaration où apparaît la recherche d'un consentement du patient est celle d'Helsinki (1964). Elle sera suivie par les déclarations de Tokyo (1975), de Venise (1983) de Hong-Kong (1989) et de Somerset West (1996) et plus récemment d'Edinbough [289]. Cette dernière énonce dans son article 9 la notion de risque et de désagréments [290]. Ces textes, bien que signés par l'assemblée médicale mondiale, ne sont pas toujours respectés, ce qui entache leur crédibilité [291]. Des modifications sont donc discutées qui comporteraient des critères moins stricts, ou plus adaptés aux contraintes locales, ce qui heurte la notion d'équité et de justice [292]. Ces modifications portent notamment sur le consentement à la recherche, et donc le niveau d'information à donner [293].

La déclaration de l'OMS (Bureau Europe) sur la promotion des droits des patients, Amsterdam 28/30 mars 1994 précise que :

« Les patients ont le droit d'être pleinement informés de leur état de santé, y compris des données médicales qui s'y rapportent, des actes médicaux envisagés avec les risques et les avantages qu'ils comportent et des possibilités alternatives y compris des effets d'une absence de traitement et du diagnostic, du pronostic et des progrès du traitement... »,

« L'information doit être communiquée au patient sous une forme adaptée à sa faculté de compréhension avec un minimum de termes techniques d'usage peu courant.. »

---

[289] http://www.genethique.org/carrefour_infos/textes_officiels/titres_textes/declaration_helsinki_2000.htm
[290] *Lors de toute recherche sur l'homme, le sujet éventuel sera informé de manière adéquate des objectifs, méthodes, bénéfices escomptés ainsi que des risques potentiels de l'étude et des désagréments qui pourraient en résulter pour lui. Il (elle) devra être informé(e) qu'il (elle) a le privilège de ne pas participer à l'expérience et qu'il (elle) est libre de revenir sur son consentement à tout moment. Le médecin devra obtenir le consentement libre et éclairé du sujet, de préférence par écrit ».*
[291] Levine RJ. The need to revise the declaration of Helsinki. N.Engl.J.Med. 1999;341:531-34.
[292] Brennan TA. Proposed revisions to the declaration of Helsinki - will they weaken the ethical principles underlying human research ? N.Engl.J.Med. 1999;341:527-31.
[293] Moutel G, Meningaud J-P, Hervé C. Révision de la déclaration d'Helsinki et qualité éthique des protocoles de recherche sur l'homme: analyse et propositions de critères d'évaluation. Le courrier de l'ARCOL 1999;1:169-71.

La charte du patient hospitalisé (annexe à la circulaire ministérielle DGS/DH n°95-22 du 6 mai 1995 relative aux droits des patients hospitalisés) reprend ce texte en grande partie. Elle a déjà été modifiée deux fois depuis sa première publication en 1974 [294]; en 1991 pour tenir compte de la réforme hospitalière, et en 1995 pour y inclure les lois dites de bioéthique. Elle complète et précise la charte Européenne du malade usager de l'hôpital (1979) [295]. Elle est donnée à chaque patient lors de son hospitalisation et doit être affichée dans tous les services hospitaliers ; elle comprend 10 points dont, notamment, l'information du patient et de ses proches (point 3) ; le principe du consentement en général (point 4) qui stipulent :

« L'information donnée au patient doit être simple, accessible, intelligible et loyale. Le patient participe pleinement aux choix thérapeutiques qui le concernent »,

« Un acte médical ne peut être pratiqué qu'avec le consentement libre et éclairé du patient ».

Il existe en Angleterre depuis 1991 une « charte des patients » qui prévoit que chaque citoyen a le droit à des explications claires sur les traitements envisagés, qui incluent les risques et les alternatives possibles, avant de se décider [296].

Ces règles relatives à l'information concernent également les établissements privés puisque les dispositions de la loi n° 91-748 du 31 juillet 1991 et celles de l'ordonnance n° 96-346 du 24 avril 1996 régissent les établissements de santé. Ainsi, les cliniques se voient investies notamment par le biais du livret d'accueil *« d'une mission qui normalement repose sur le seul praticien, à savoir l'information médicale du patient »* et remarquent qu'elles ne disposent

[294] Art. 41 décret n° 74-27 du 14 janv. 1974 relatif aux règles de fonctionnement des centres hospitaliers et des hôpitaux locaux
[295] Une analyse de la charte du patient hospitalisé est disponible sur
http://www.medisite.fr/droits/chartepathosp/chartepathosp.full.html
[296] Arthur VAM. Written patient information: a review of the literature. J.Adv.Nurs. 1995;21:1081-86.

pas des moyens nécessaires « *pour faire respecter l'obligation d'information qui relève exclusivement du colloque singulier entre le praticien et le patient* » [297].

La Convention sur les Droits de l'Homme et la Biomédecine du Conseil de l'Europe du 4 avril 1997, prévoit également que la personne sur laquelle doit être effectuée un acte de santé reçoive, préalablement, "*une information adéquate quant au but et à la nature de l'intervention ainsi que quant à ses conséquences et à ses risques*","afin qu'elle donne un consentement libre et éclairé".

L'article 3 de la Charte Européenne des droit fondamentaux du 18 décembre 2000, consacre le principe du *consentement libre et éclairé* du consommateur de soins.

2-2 Les règles déontologiques concernant l'information

Etymologiquement science du devoir, la déontologie se place aux confins de la morale et du droit, empiétant sur l'une et l'autre. Le premier code de déontologie a été publié en 1947. Il a été remanié en 1979 puis « mis à jour » en 1995 et est disponible sur le site du conseil de l'ordre avec les commentaires de chacun des articles [298]. Le code de déontologie appartient au code de la santé publique qui dit dans son article L.366 : « *Un code de déontologie, propre à chacune des professions de médecin, chirurgien dentiste et sage-femme, préparé par le conseil national de l'ordre intéressé et soumis au Conseil d'Etat, est édicté sous la forme d'un règlement d'administration publique* ». Le code de déontologie est paru sous forme d'un décret, le décret n°95-1000 du 6 septembre 1995 portant code de déontologie médicale, qui a été visé par le conseil d'état. Bien qu'il ne s'agisse officiellement que d'une mise à jour, le

---

[297] Lachaud,Y. L'ordonnance 96-346 du 24 avril 1996 et l'évolution de la responsabilité des cliniques du fait de l'activité des praticiens libéraux. Gaz.Pal. 1997 ;2 :1375-1377.
[298] http//195.46.210.56 ou http//www.ordmed.org

code de déontologie suit l'évolution de la société et de la demande nouvelle des patients comme en témoignent les commentaires qui accompagnaient le projet de refonte « … *certes, c'est sous la forme des devoirs du médecin- et non des droits des malades- que le code déontologie s'exprime, mais les uns ne sont que la réponse à une exigence des autres…* » [299]

Neuf articles traitent soit de l'information soit de la formation. Il s'agit dans le titre 1, « devoirs généraux des médecins » des articles 11 [300], 13 [301], 14 [302]. Le dernier article traite notamment des techniques nouvelles et des publications scientifiques. Il attire l'attention sur la responsabilité du médecin qui publie. La notion de risque ou de complications crée par une nouvelle technique n'est pas implicitement précisée.

Dans le titre 2, « devoirs envers les patients », les articles traitant de l'information ou du consentement sont les articles 35 [303], 36 [304], 39 [305], 41 [306], 42 [307], 49 [308], 64 [309]. L'article 35 traite

---

[299] Bull. Ordre des médecins, Juillet-Août 1995, p8.

[300] Code de déontologie, Article 11 : tout médecin doit entretenir et perfectionner ses connaissances ; il doit prendre toutes dispositions nécessaires pour participer à des actions de formation continue. Tout médecin participe à l'évaluation des pratiques professionnelles.

[301] Code de déontologie , Article 13 : Lorsque le médecin participe à une action d'information du public à caractère éducatif et sanitaire, quel qu'en soit le moyen de diffusion, il ne doit faire état que de données confirmées, faire preuve de prudence et avoir le souci des répercussions de ses propos auprès du public. Il doit se garder à cette occasion de toute attitude publicitaire, soit personnelle, soit en faveur des organismes où il exerce ou auxquels il prête son concours, soit en faveur d'une cause qui ne soit pas d'intérêt général.

[302] Code de déontologie : Article 14 : Les médecins ne doivent pas divulguer dans les milieux médicaux un procédé nouveau de diagnostic ou de traitement insuffisamment éprouvé sans accompagner leur communication des réserves qui s'imposent. Ils ne doivent pas faire une telle divulgation dans le public non médical.

[303] Article 35 : Le médecin doit à la personne qu'il examine, qu'il soigne ou qu'il conseille, une information loyale, claire et appropriée sur son état, les investigations et les soins qu'il lui propose. Tout au long de la maladie, il tient compte de la personnalité du patient dans ses explications et veille à leur compréhension. Toutefois, dans l'intérêt du malades et pour des raisons légitimes que le praticien apprécie en conscience, un malade peut être tenu dans l'ignorance d'un diagnostic ou d'un pronostic graves, sauf dans les cas ou l'affection dont il est atteint expose les tiers à un risque de contamination. Un pronostic fatal ne doit être révélé qu'avec circonspection, mais les proches doivent en être prévenus, sauf exception ou si le malade a préalablement interdit cette révélation ou désigné les tiers auxquels elle doit être faite.

[304] Article 36 : Le consentement de la personne examinée ou soignée doit être recherché dans tous les cas. Lorsque le malade, en état d'exprimer sa volonté, refuse les investigations ou le traitement proposés, le médecin doit respecter ce refus après avoir informé le malade de ses conséquences. Si le malade est hors d'état d'exprimer sa volonté, le médecin ne peut intervenir sans que ses proches aient été prévenus et informés, sauf

de l'information au patient de son état de santé, mais également des risques induits par le traitement. Le médecin doit au patient une information loyale, claire et appropriée sur son état, ainsi que sur les investigations et soins qu'il lui propose. Cette addition sur les versions précédentes correspond à une tendance générale visant à corriger l'insuffisance habituelle de l'information, telle du moins qu'elle est ressentie et signalée par les patients. Le conseil de l'ordre précise ce que doit être l'information dans ses commentaires. L'information doit être :

- Claire

- Simple, mais adaptée au patient, de plus en plus informé en matière médicale.

- Approximative signifie ici proche de la réalité et non pas vague. Approximatif s'oppose à exhaustif, ce qui serait inopérant, impossible ou traumatisant. On admet généralement qu'il faut dire ce qui est habituel, pas ce qui est exceptionnel sauf s'il s'agit d'une complication particulièrement grave.

- Intelligible est le qualificatif qui exprime l'adéquation entre ce que dit le médecin et ce que peut comprendre le patient. Le praticien a souvent un rôle pédagogique (docteur vient du verbe latin docere qui signifie enseigner, instruire) qui suppose simplification, répétition, échange.

---

urgence ou impossibilité. Les obligations du médecin à l'égard du patient lorsque celui ci est un mineur ou un majeur protégé sont définies à l'article 42.

[305] Article 39 : Les médecins ne peuvent proposer aux malades ou à leur entourage comme salutaire ou sans danger un remède ou un procédé illusoire ou insuffisamment éprouvé.
Toute pratique de charlatanisme est interdite.

[306] Article 41 : Aucune intervention mutilante ne peut être pratiquée sans motif médical très sérieux et, sauf urgence ou impossibilité, sans information de l'intéressé et sans son consentement.

[307] Article 42 : Un médecin appelé à donner ses soins à un mineur ou à un majeur protégé doit s'efforcer de prévenir ses parents ou son représentant légal et d'obtenir leur consentement.
En cas d'urgence, même si ceux-ci ne peuvent pas être joints, le médecin doit donner les soins nécessaires. Si l'avis de l'intéressé peut être recueilli, le médecin doit en tenir compte dans toute la mesure du possible.

[308] Article 49 : Le médecin appelé à donner ses soins dans une famille ou une collectivité doit tout mettre en œuvre pour obtenir le respect des règles d'hygiène et de prophylaxie.
Il doit informer le patient de ses responsabilités et devoirs vis-à-vis de lui-même et des tiers ainsi que des précautions qu'il doit prendre.

[309] Article 64 : Lorsque plusieurs médecins collaborent à l'examen ou au traitement d'un malade, ils doivent se tenir mutuellement informés ; chacun des praticiens assume ses responsabilités personnelles et veille à l'information du malade ».

- Loyale est le mot-clé cité d'ailleurs en premier.

Cette obligation d'information entraîne des conséquences importantes dans le domaine de la responsabilité médicale. La responsabilité du médecin est en effet engagée s'il n'a pas donné à son patient l'information nécessaire. Il peut alors être condamné à indemniser ce dernier non pas de l'ensemble du dommage corporel dont il est atteint, mais de la perte de la chance qu'il avait d'échapper au risque qu'il a encouru et dont il a été finalement victime. A l'inverse, il peut ne pas lui donner toute l'information lorsque les conséquences de celle-ci pourraient lui être défavorables [310].

L'article 36 parle essentiellement du consentement. Le consentement, selon les juristes, doit être "libre et éclairé". Or, dans beaucoup de cas, il est difficile que le consentement soit tout à fait bien éclairé, sans parler du climat d'angoisse qui l'empêche d'être tout à fait libre. Pour un consentement parfait, il faudrait que le malade auquel le médecin propose un traitement puisse avoir une connaissance exacte non seulement du but poursuivi, mais de tous les risques que comportent la maladie, les explorations médicales et la thérapeutique, y compris les risques les plus exceptionnels. Outre son impossibilité, une pareille énumération de toutes les éventualités, de leur pourcentage constituerait le plus souvent une faute de psychologie, préjudiciable au patient affolé disent les commentaires du conseil de l'ordre. Sauf dans des cas simples, il n'est pas question de "tout dire" pour plusieurs raisons : la première est que le médecin ne sait pas tout, que la médecine n'est pas une science exacte, qu'il existe toujours une marge d'incertitude, que les complications d'une maladie sont en partie imprévisibles. L'important est qu'il n'y ait pas de méprise, pas de malentendu.

---

[310] CA Versailles, 3e ch., 16 juin 2000; Dalloz 2000, I.R. p.251 (note); Dalloz 2000, I.R. 470, note P.Jourdain.

3 L'évolution des règles juridiques concernant l'information

Les textes réglementaires sont accessibles sur le site http://www.legifrance.gouv.fr/ et les principaux touchant à la médecine sont visibles sur le site du laboratoire d'Ethique http://www.inserm.fr/ethique/. J'ai fait de larges emprunts au rapport de Dominique Thouvenin, professeur de droit à l'université Paris VII et qui est à la base du rapport de l'ANAES [311] et au mémoire de DEA d'une juriste Alexandra Salfati qui a analysé la Loi du 4 mars 2002 [312]. Pour les non-juristes, une explication très claire et détaillée des lois et jugements se trouve sur le site grand public http://www.sos-net.eu.org/index.htm fait par des avocats qui cherchent à rendre le droit « compréhensible » par le plus grand nombre. La Loi du 4 mars 2002 [313], dite Loi Kouchner, est censée répondre à la problématique de la prise en charge et de la réparation des accidents médicaux, accidents qui avaient conduits à de nombreux jugements, anciens et récents de la cour de Cassation et du Conseil d'état, parfois contradictoires car ces jugements butaient tous sur le problème de l'aléa thérapeutique.

3-1 La responsabilité pénale :

La faute pénale est liée intimement au concept de réprobation sociale. Elle implique un jugement moral sur l'attitude du délinquant [314]. Elle n'a pas beaucoup changé depuis sa création en 1810. Celui qui a commis un homicide ou des dommages corporels à autrui volontairement ou par négligence est sanctionné. Cette règle s'applique indifféremment à tous

---

[311] ANAES. Information des patients - Recommandations destinées aux médecins. Paris: 2000. p. 1-59.
[312] Salfati A. La prise en charge des accidents médicaux par la loi du 4 mars 2002 : problèmes pratiques et éthiques. Mémoire DEA, disponible sur www.inserm.fr/ethique.
[313] LOI no 2002-303 du 4 mars 2002 relative aux droits des malades et à la qualité du système de santé. NOR : MESX0100092L
[314] Varaut JM. La pénalisation du champ médical. Bull Acad Nat Med 2000 ; 184 : 925-930.

les citoyens, y compris les médecins, au titre des articles 222 et suivants [315]. Le texte initial avait été l'objet de vives critiques au sein du corps médical, qui voulait que leur responsabilité se limite aux coups et blessures volontaires. Il faut se souvenir de l'image du médecin avant la création de ce texte, tel qu'il est vu par Molière, un notable, au statut d'intouchable et de supérieur : « *Les bévues ne sont point pour nous et c'est la faute de celui qui meurt. Enfin le bon de cette profession est qu'il est parmi les morts une honnêteté, une discrétion la plus grande du monde.* » [316]. Il faudra attendre 1825 avant qu'un médecin soit condamné [317]. Rappelons ici la plaidoirie de l'avocat du médecin devant la cour de cassation du 18/6/1835 : « *Le médecin, dans l'exercice de sa profession, n'est soumis pour les prescriptions, ordonnances, opérations de son art à aucune responsabilité. Celle ci ne peut être invoquée contre lui que si, oubliant qu'il est médecin, et se livrant aux passions, aux vices, aux imprudences de l'homme, il occasionne, par un fait répréhensible, un préjudice réel au malade qui se confie à ses soins. En d'autres termes et à vrai dire, la responsabilité s'exercera contre l'homme, jamais contre le médecin* » [318].

IL n'y a pas de responsabilité pénale sans faute prouvée, et pas n'importe quelle faute [319]. Celle-ci doit être conforme à la qualification donnée par les articles 221-6, 222-19, 222-20 qui visent trois types de fautes :

- La faute d'omission, appelée inattention ou négligence. Le personnel médical pourra être poursuivi pour "omission de porter secours à personne en péril dans le cas où un malade, où

---

[315] Article 222-28 du code pénal : « L'infraction…est punie…Lorsqu'elle a entraîné une blessure ou une lésion ;…Lorsqu'elle est commise par une personne qui abuse de l'autorité que lui confèrent ses fonctions. Article 223-1 code pénal : Le fait d'exposer directement autrui à un risque immédiat de mort ou de blessures de nature à entraîner une mutilation ou une infirmité permanente par la violation manifestement délibérée d'une obligation particulière de sécurité ou de prudence imposée par la loi ou le règlement est puni…
[316] Molière, "Le médecin malgré lui", Acte III
[317] Salfati A. op.cit.
[318] Sargos P. Les affaires de responsabilité médicale devant la cour de Cassation. In La responsabilité médicale, de la faute au risque. Ecole Nationale de la Magistrature, 1995, pp 65-80. La cour a débouté le médecin.
[319] Voir Carlot JP, www.jurisques.com

ses ayants droit, estime qu'un retard ou une absence d'intervention est à l'origine de l'aggravation de son état, ou d'un décès ». Constituent ce délit : le refus conscient et volontaire du médecin d'effectuer un diagnostic conforme aux règles de l'art. Le refus d'un médecin, informé d'un péril dont il est à même d'apprécier la gravité, de donner l'assistance requise. En revanche, n'est pas coupable : le médecin qui, dans l'impossibilité de se déplacer, s'assure que la personne à secourir reçoit les soins nécessaires. Le médecin qui n'avait pas connaissance ou conscience de l'imminence du péril [320].

- La faute de commission, appelée maladresse ou imprudence. La réalisation d'un acte médical ou de soins est susceptible de causer un dommage à l'intégrité de la personne : blessures, handicap, décès. À la différence des autres métiers, le professionnel de santé est donc particulièrement exposé au risque pénal d'atteinte à la personne, et l'exercice de son art nécessite une prise de risque permanente dont il doit être bien conscient. Cette prise de risque étant faite dans l'intérêt du malade, la loi pénale ne devrait être appliquée qu'en cas de faute d'imprudence ou de négligence caractérisée, et non en cas de simple erreur, ce qui n'est malheureusement pas toujours le cas... [321]. C'est ainsi, qu'un nombre de plus en plus important de médecins, tels que des anesthésistes, ou des obstétriciens sont poursuivis pénalement en cas de problèmes liés à leur intervention.

- Le manquement délibéré à une obligation de sécurité ou de prudence imposé par la Loi ou par les règlements [322].

---

[320] Cass. Civ. I, quatre arrêts; D. 1999, Som. commenté, p.384
[321] La tardiveté d'un diagnostic ne constitue pas une faute pénale lorsqu'elle s'explique par la complexité des symptômes et la difficulté de leur constatation et de leur interprétation : relaxe. *C.A. Reims, 4e Ch., 6 mai 1999; Dalloz 2000, Jur. p.889, note P.Mistretta.*
Une erreur de diagnostic n'est pas, en elle-même, une faute pénale au sens de l'article 221-6 du Code Pénal. *Cass. Crim. 29 juin 1999- 98-83.517; D.2000, Som. commentés, p.30*
En revanche, l'absence d'examen approfondi, qui n'a pas permis d'effectuer un diagnostic efficace et suffisamment tôt pour éviter le décès, caractérise le délit d'homicide involontaire. *Cass. Crim. 29 juin 1999 - 98-82.300; D.2000, Som. commentés, p.30*
[322] « Il n' y a point de crime ou de délit sans intention de le commettre » Art 121-3 al I du code pénal.

Cette énumération est assez large pour englober tous les comportements fautifs [323]. La véritable difficulté consiste à apprécier le comportement fautif car la quasi-totalité des fautes médicales, peuvent constituer des infractions pénales de blessures ou d'homicide par imprudence. Il faut en plus qu'il y ait un dommage (exclusivement une atteinte à l'intégrité physique) et un lien certain de causalité. La tendance actuelle est forte à demander une sanction pénale (associée aux réparations) comme en témoigne le nombre toujours plus élevé de plaintes au pénal (rarement sanctionnées, il est vrai). Que leur faute soit légère ou lourde, tous ceux qui auront contribué au dommage seront condamnés pénalement, et solidairement à réparation. Les établissements de soins ne sont d'ailleurs pas épargnés par le risque de responsabilité pénale.

3-2 La responsabilité civile

En vertu du code civil, nul n'a le droit de porter atteinte à l'intégrité du corps d'une autre personne [324]. Le médecin peut prodiguer des soins parce que la loi, issue du droit romain, qui précise les limites des actions publiques et considère le bien commun, le lui permet [325]. C'est essentiellement le caractère thérapeutique de l'acte qui autorise, par le biais de la loi, le médecin à toucher au corps du patient. Le consentement d'un patient n'autorise pas le médecin à intervenir sur son corps ; seule la Loi le permet en fonction de conditions dont le

---

[323] Veron M. La responsabilité pénale médicale. In La responsabilité médicale, de la faute au risque. Ecole Nationale de la Magistrature, 1995.
[324] Article 16, Code Civil : La loi assure la primauté de la personne, interdit toute atteinte à la dignité de celle-ci et garantit le respect de l'être humain dès le commencement de sa vie. La loi du 29 juillet 1994 relative au respect du corps et celle du 27 juillet 1998 portant création d'une couverture maladie universelle, aboutissent à une nouvelle rédaction de l'Art. 16-3 du Code Civil, qui précise : "Il ne peut être porté atteinte à l'intégrité du corps humain qu'en cas de nécessité médicale pour la personne. Le consentement de l'intéressé doit être recueilli préalablement, hors le cas où son état rend nécessaire une intervention thérapeutique à laquelle il n'est pas à même de consentir". Ce cadrage, par le droit, du consentement en médecine implique la mise à disposition d'une information, dont les règles sont, également définies.
[325] Hervé C, Wolf M. Relation médecin-malade: soigner ou se protéger ? La traversée de l'Atlantique par la responsabilité médicale. Presse Med. 1998;27:1387-1389.

consentement, obtenu après information, fait partie. La responsabilité civile concerne les médecins libéraux et comporte deux branches [326]:

- La responsabilité quasi-délictuelle ou délictuelle, la seule qui concernait les médecins avant 1936, au titre des articles 1382 et suivants du code civil [327], et qui ne devrait pas intéresser les médecins de façon habituelle [328]. Le Code civil par son article 1382 fonde la responsabilité sur la faute, une faute non définie par le législateur et donc appréciée par le juge. Le fondement de la faute se révélera insuffisant avec le développement de l'industrie et du machinisme. Comment un ouvrier blessé par une machine qui explose peut-il apporter la preuve d'une faute ? La théorie du risque est la réponse apportée à cette question, elle permet l'indemnisation de la victime du fait d'une chose en dehors de l'existence d'une faute. Gérard Becht [329] montre comment, par le biais de l'emplacement d'une virgule, dans ce qui était lors de la rédaction du Code civil une simple phrase de transition entre la responsabilité pour faute et quelques responsabilités isolées du fait des choses et du fait d'autrui, la jurisprudence a construit la responsabilité générale du fait des choses, responsabilité sans faute du gardien de la chose (arrêt Tephaine, 16 juin 1896).

- La responsabilité contractuelle qui naît de l'inexécution d'un contrat. La relation médecin-patient est un contrat synallagmatique à titre onéreux ou non ce qui renvoie aux articles 1101

---

[326] Coudane, H. L'information du patient en pratique libérale: évolution jurisprudentielle des chambres civiles de la cour de cassation. Bulletin des Orthopédistes Francophones Décembre 1998, n° 37.

[327] Article 1382, code civil : Tout fait quelconque de l'homme, qui cause à autrui un dommage, oblige celui par la faute duquel il est arrivé, à le réparer.
Article 1383, code civil : Chacun est responsable du dommage qu'il a causé non seulement par son fait, mais encore par sa négligence ou par son imprudence.
Article 1384, code civil : On est responsable non seulement du dommage que l'on cause par son propre fait, mais encore de celui qui est causé par le fait des personnes dont on doit répondre, ou des choses que l'on a sous sa garde…

[328] Manaouil C, Jardé O, Coudane H, Peton P. L'obligation de résultat en chirurgie. Med.Leg.Hospit. 1998;1:70-71.

[329] Becht G. Le risque dans sa génèse. "Table ronde" organisée par le CRESAT. Disponible sur http://www.iutcolmar.uha.fr/internet/Recherche/JCERDACC.nsf/NomUnique/JLAE-54NJNR

et 1102 du code civil [330]. Les critères de validité du contrat sont définis par l'article 1108 du code civil [331]. Le contrat est à titre onéreux [332], et la prestation du médecin doit être honorée. La gratuité des soins ne fait pas obstacle à l'existence d'une relation contractuelle. Le contrat est dit « intuiti personae », c'est à dire qu'il est conclu entre la qualité du médecin et la confiance que le patient lui accorde. La disparition de la confiance devient un juste motif de rupture du contrat. Le contrat est consensuel ; il est parfait du fait de l'échange des consentements et n'est jamais soumis à aucune condition de forme à titre de validité.

3-3 L'évolution jurisprudentielle avant la Loi Kouchner:

L'information (des risques et bénéfices) aux patients est, pour le médecin, une obligation « juridique » de longue date [333]. Nous ne citerons que les arrêts les plus marquants, notamment ceux de la cour de cassation. Ces arrêts de la cour de cassation ne sont certes pas normatifs, mais les tribunaux s'y réfèrent s'ils veulent éviter de voir leurs jugements cassés en cas de pourvoi devant cette même cour [334].

- Chambre Civile, Cour de Cass. du 20 mai 1936 : l'arrêt Mercier [335] apporte pour la première fois la notion d'une relation contractuelle entre le médecin et son patient [336]. Il s'agit d'une

---

[330] Art 1101, Code Civil : Le contrat est une convention par laquelle une ou plusieurs personnes s'obligent envers une au plusieurs autres personnes à donner, à faire ou à ne pas faire quelque chose.
Art 1102, Code Civil : Le contrat est synallagmatique ou bilatéral lorsque les contractants s'obligent réciproquement les uns envers les autres.
[331] Art 1108, code civil : Quatre conditions sont essentielles pour la validité d'une convention :
Le consentement de la partie qui s'oblige ; Sa capacité de contracter ; Un objet certain qui forme la matière de l'engagement ; Une cause licite dans l'obligation
[332] Code civil, art 1106 : Le contrat à titre onéreux est celui qui assujettit chacune des parties à donner ou à faire quelque chose.
[333] Les premiers arrêts publiés relatifs à la responsabilité du médecin du fait d'un défaut d'information datent de 1906 : Trib. civ. Château-Thierry, 14 févr. 1906 ; CA Paris, 8 mars 1906 ; CA Aix-en-Provence, 22 oct.1906.
[334] Systchenko R. L'information médicale et le consentement éclairé en endoscopie digestive.
Rev.Fr.Gastroenterol. 1999;35:18-22.
[335] Les arrêts considérés comme particulièrement importants sont parfois désignés par le nom de l'auteur du pourvoi, dans le cas particulier le patient demandeur, M. Mercier

« pirouette » juridique pour tenir compte d'un délai de prescription qui était dépassé. La responsabilité délictuelle est prescrite après 3 ans, et les conséquences d'une thérapeutique (radiothérapie) n'étaient apparues que plus tardivement. Cette modification portait alors à 30 ans le délai de prescription. On a ensuite substitué à la notion de « données acquises de la science » que l'on retrouve néanmoins dans l'article 32 du code déontologie, celle de *« soins conformes aux règles consacrées par la pratique médicale »* [337]. Les données acquises sont appréciés à la date des soins [338]. La relation médecin-malade est une relation contractuelle impliquant le consentement réciproque des parties contractantes (libre choix, accord des cocontractants). Le praticien est tenu non d'une obligation de résultat mais d'une obligation de moyens. Le médecin est tenu d'un devoir de mise à jour de ses connaissances : il s'engage à prodiguer des soins, non pas quelconques mais consciencieux, attentifs et conformes aux données acquises (actuelles) de la science. Un contrat n'est licite qu'à partir du moment où chacune des parties est correctement informée des conséquences [339].

- Chambre des requêtes, Cour de Cass. du 28 janvier 1942 : l'arrêt Teyssier affirme l'existence de droits du malade. *« Mais attendu que, comme tout chirurgien d'un service hospitalier est tenu, sauf cas de force majeure, d'obtenir le consentement du malade avant de pratiquer une opération dont il apprécie, en pleine indépendance, sous sa responsabilité, l'utilité, la nature, et les risques ; qu'en violant cette obligation, imposée par le respect de la*

---

[336] *« attendu qu'il se forme entre le médecin et son client un véritable contrat comportant, pour le praticien, l'engagement, sinon bien évidemment de guérir le malade, ce qui n'a d'ailleurs jamais été allégué, du moins de lui donner des soins non pas quelconques, ainsi que paraît l'énoncer le moyen du pourvoi, mais consciencieux et attentifs, et réserves faites de circonstances exceptionnelles, conformes aux données acquises de la science, que la violation même involontaire de cette obligation contractuelle est sanctionnée par une responsabilité de même nature, également contractuelle ainsi que l'action civile qui réalise une telle responsabilité...échappe à la prescription triennale de l'article 638 du code d'instruction criminelle... ».*
[337] Cass. Civ II, 23 avril 1959, bull n°337 ou Cass.Civ I, 12 mai 1964, bull n°247.
[338] Cass.Civ I 12 novembre 1985, bull n°299.
[339] Coudane, H. L'information du patient en pratique libérale: évolution jurisprudentielle des chambres civiles de la cour de cassation. Bulletin des Orthopédistes Francophones Décembre 1998, n° 37

- 154 -

personne humaine, il commet une atteinte grave aux droits du malade, un manquement à ses

devoirs médicaux et qui constitue une faute personnelle se détachant de l'exercice des

fonctions que l'administration des hospices a pour qualité de réglementer... »

- 1ère chambre civile, Cour de Cass. du 29 mai 1951, n°162 : L'arrêt Martin-Birot [340] apporte

pour la première fois la notion d'information. « *...Attendu que si le contrat qui se forme entre*

le médecin et son client comporte en principe l'obligation de ne procéder à telle opération

chirurgicale déterminée par lui utile, qu'après avoir, au préalable, obtenu l'assentiment du

malade, il appartient toutefois à celui-ci, lorsqu'il se soumet en pleine lucidité à

l'intervention du chirurgien, de rapporter la preuve que ce dernier a manqué à cette

obligation contractuelle en ne l'informant de la véritable nature de l'opération qui se

préparait, et en ne sollicitant pas son consentement à cette opération... ». C'est la première

fois que l'on demande au patient de rapporter la preuve [341]. Cet arrêt sera repris de façon quasi

identique le 14 janvier 1966 et le 4 avril 1995 par la 1ère chambre civile réaffirmant que c'est

bien au patient d'apporter la preuve que le médecin avait manqué à cette obligation

contractuelle [342]. Cette décision qui est restée inchangée pendant plus de 40 ans avait

cependant été contestée par le Doyen Savatier qui y voyait une méconnaissance du principe

fondamental de la personne humaine et du respect de l'intégrité de son corps qui implique que

le patient soit en mesure de donner à toute intervention sur sa personne un consentement libre

---

[340] Cass. 1 re civ., 29 mai 1951, Bull. civ. I, n° 162 ; D. 1952, 53, note R. Savatier ; S. 1953, 41, note R. Nerson.
[341] Sargos P, Pellerin D, Glorion B. Information du malade par le chirurgien. Aspects judiciaires, aspects éthiques, aspects déontologiques. Chirurgie 1998;123:85-96.
[342] Cour de Cass. du 4 avril 1995 : « *Il ne peut être exigé d'un médecin qu'il remplisse par écrit son devoir de conseil, le principe en droit Français est que le devoir d'information s'exécute oralement. Il appartient au patient d'apporter la preuve que le praticien a manqué à son obligation contractuelle...* »

et éclairé par l'information médicale [343]. Cette remarque était sans doute un peu trop en avance sur son époque pour avoir été acceptée... Par cet arrêt, le chirurgien ne peut opérer qu'après avoir obtenu au préalable l'assentiment du patient. Le manquement du chirurgien à son devoir d'information est constitutif d'une faute, mais la victime doit prouver la faute. C'était au patient qui invoquait l'inexécution du contrat à prouver en quoi son cocontractant médecin avait été défaillant.

- En 1959, la Cour de cassation précisait que cette information devait être exempte de dol, c'est-à-dire qu'aucun fait susceptible de conduire le patient à ne pas consentir ne devait lui être caché

- 1ère Chambre civile, Cour de Cass. du 21 février 1961 [344] : Elle précise ce que doit être l'information « *simple, approximative, intelligible et loyale* ». Tant que le médecin est considéré comme celui qui, compte tenu de ses compétences, *sait ce qui est bon pour le malade, il lui revient de définir l'intérêt de son patient* et de *prendre la décision en fonction de l'idée qu'il s'en fait.* Dans ce modèle de relation, l'information à donner au patient n'apparaît pas comme une nécessité impérieuse. Aussi la Cour de cassation pouvait-elle dans son arrêt estimer que le médecin devait à son patient une information «approximative», c'est-à-dire imprécise et vague. Aucun contenu de l'information n'est défini, puisque celle-ci n'est qu'approchée, ce qui rend la preuve impossible.

Un certain nombre d'arrêts vont préciser, petit à petit, les devoirs du médecin et les droits du patient.

---

[343] Sargos P, Pellerin D, Glorion B. Information du malade par le chirurgien. Aspects judiciaires, aspects éthiques, aspects déontologiques. Chirurgie 1998;123:85-96.
[344] Cass. 1 re civ., 21 févr. 1961, Bull. civ. n° 115.

- Le refus de consentement doit toujours être consigné par écrit [345]. Chambre Civile, Cour de Cass. du 17 mars 1967 : « Le praticien est responsable des suites dommageables des soins, si eu égard à cette obligation des moyens il s'est rendu coupable d'une imprudence, d'une négligence témoignant d'une méconnaissance de ses devoirs ».

- L'arrêt du 17 novembre 1969 [346] rappelle l'obligation d'information « d'autant plus impérieuse que l'intervention chirurgicale proposée n'a pour objet que de remédier à une légère imperfection physique ». Pour les chirurgiens plasticiens, il faut informer de tous les risques même exceptionnels [347]. Cet arrêt sera « confirmé » par la cour d'appel de Rouen, le 17 mars 1993 et celle de Paris le 9 avril 1999 ; il faut informer non seulement des risques normaux et graves mais aussi de tous les risques bénins, même exceptionnels lors d'interventions de chirurgie esthétique. Le chirurgien doit informer le patient de tous les désagréments. Une part particulière est faite aux chirurgiens plasticiens dans la Loi Kouchner.

- L'arrêt du 4 mai 1970 fait état de l'information nécessaire « des risques non exceptionnels d'un traitement dû aux effets pernicieux d'un produit ».

- L'arrêt du 9 mai 1983 ouvrait une brèche dans ce caractère exceptionnel ; lorsque le risque, aussi minime soit il, peut être évité, il devient source de responsabilités [348].

- L'arrêt du 19 avril 1988 précise que l'appréciation du caractère exceptionnel du risque relève bien des juges de fond et que l'information a pour but de permettre au patient de «comparer les avantages et risques encourus ».

- L'arrêt du 11 octobre 1988 rappelle l'impérieuse nécessité du consentement libre et éclairé du malade.

---

[345] Cass. Civ I, 7 novembre 1961
[346] Cass.Civ 1, 17 novembre 1969, JCP 1970 ;2 :16507. note Savatier.
[347] Coudane, H. L'information du patient en pratique libérale: évolution jurisprudentielle des chambres civiles de la cour de cassation. Bulletin des Orthopédistes Francophones Décembre 1998, n° 37.
[348] Cass.Civ I, 9 mai 1983. Il s'agissait d'une grossesse après ligature de trompes.

- L'arrêt du 7 février 1990 insiste sur le caractère explicite de l'information : « *le chirurgien qui manque à son obligation d'éclairer son patient sur les conséquences éventuelles du choix de celui-ci d'accepter l'opération qu'il lui propose, prive seulement l'intéressé d'une chance d'échapper, par une décision peut être plus judicieuse, au risque qui s'est finalement réalisé, perte qui constitue un préjudice distinct des atteintes corporelles résultat de ladite opération* ».

- 1ère chambre civile, cour de cassation 14 janvier 1992, n°167 : «Le médecin doit donner une information totale sur les risques des investigations et des traitements » [349].

- Arrêt du 15 décembre 1993 : Lorsque l'intervention est indispensable et la technique utilisée éprouvée, le médecin n'a pas à avertir de risques exceptionnels [350]. Le risque exceptionnel étant apprécié à moins de 2% [351].

On voit que progressivement l'information d'approximative (mais loyale) devient de plus en plus explicite pour finir par devoir être totale. Cependant, c'est toujours au patient d'apporter la preuve du défaut d'information ce qui est en pratique impossible. Les juges vont donc chercher, une fois encore, une « pirouette » juridique permettant d'indemniser un patient qui a eu des complications graves, sans faute médicale. Le défaut d'information est « facile » à plaider, mais difficile à prouver. Ce sera le rôle de l'arrêt Hédreul.

---

[349] Vayre P. Le défi: consentement éclairé du malade et obligation d'information préalable par le médecin. J.Chir.(Paris) 1997;134:39-40.
[350] Sicot C. A propos de la nouvelle jurisprudence de la cour de Cassation - II. Concours Med. 1997;119:2827-29.
[351] Cour. Cass, 23 mai 1973. Concernant son caractère exhaustif et les conséquences potentielles de l'acte, il était admis que l'information pouvait se limiter aux risques normalement prévisibles (Cass. Civ., 17 novembre 1969), adaptés à la nature de l'acte (Cass. Civ., 1981).

- 1ère chambre civile, Cour de Cass. du 25 février 1997 [352] : L'arrêt Hédreul renverse la charge de la preuve de l'information. Un médecin dans l'impossibilité d'apporter cette preuve peut voir engager sa responsabilité disciplinaire et civile dans le domaine privé (prescription trentenaire). Cet arrêt, qui s'appuie sur l'article 1315 du code civil [353], est un énoncé général qui relève « *qu'actuellement tous les professionnels sont considérés comme tenus, vis-à-vis de leurs clients, de cette obligation qui revêt, selon les secteurs d'activité, des formes diverses, mais qui concerne aussi bien les prestataires de services matériels que les professionnels de la vente, les constructeurs, les assureurs, les agents immobiliers, agents d'affaires, agences de voyages, les notaires, les avocats, les banquiers, etc.*» ; l'arrêt n° 744 de la première chambre civile de la cour de Cassation du 29 avril 1997 , relatif à un avocat, est cité à l'appui de cette assertion : « *l'avocat est tenu d'une obligation particulière d'information et de conseil vis-à-vis de son client et ... il lui importe de prouver qu'il a exécuté cette obligation* ». Les médecins ne sont pas dans une situation singulière, puisque la règle générale propre aux contractants professionnels leur est appliquée. Dans sa jurisprudence du 25 février 97, la cour de cassation fait clairement référence à une approche consumériste du geste médical [354]. Le conseil de l'ordre a noté que ce renversement de la charge de la preuve ne portait que sur l'existence de cette information, non sur la pertinence de son contenu, réflexion qui n'est probablement pas très éthique et sans doute en contradiction avec « l'information loyale... » du code de déontologie et le code civil où la notion de dol rend caduque les contrats.

---

[352] Cass. 1 re civ., 25 févr. 1997, Hédreul, JCP 1997, éd. G., I, 4025, n° 7, obsv. G. Viney ; JCP 1997, éd. G., II, 22492, rapport P. Sargos. Resp. civ. et assur. 1997, chron. 8, C. Lapoyade-Deschamps ; P. Sargos, Modalités, preuve et contenu de l'information que le médecin doit donner à son patient. Méd. droit Info. Ethique Juridique Prat. 1997;27:1-3 ; G. Mémeteau. Devoir d'information, renversement de la charge de la preuve. Méd Droit 1997;24:6 ; L. Dubouis, Rev. dr. san. et soc. 1997, 288.
[353] Article L-1315 du code civil: Celui qui réclame l'exécution d'une obligation doit la prouver. Réciproquement, celui qui se prétend libéré, doit justifier le paiement ou le fait qui a produit l'extinction de son obligation.
[354] article L111-1 du code de la consommation : « *Tout professionnel vendeur de biens ou prestataires de services doit avant la conclusion du contrat, mettre le consommateur en mesure de connaître les caractéristiques essentielles du bien ou du service* »

A la suite de cet arrêt qui a modifié en profondeur la pratique médicale, introduisant de façon habituelle l'existence de l'écrit comme moyen de preuve, 5 autres arrêts de la même première chambre civile de la cour de Cassation [355] vont préciser successivement ce que doit être d'une part le contenu de l'information et d'autre part les modalités de preuve de l'information qui peuvent être envisagées :

- L'arrêt du 14 octobre 1997 [356] précisera que l'obligation d'information pèse sur tous les médecins participant aux soins et qu'elle porte aussi bien sur les investigations que les soins. Cet arrêt précisera également les caractéristiques de l'information reprenant les termes de l'article 35 du code de déontologie.

- L'arrêt du 17 février 1998 précise l'étendue de l'information qui doit être totale pour les chirurgiens esthétiques « attendu d'une part qu'un médecin est tenu d'une obligation particulière d'information...l'obligation doit porter non seulement sur les risques graves...mais aussi sur tous les inconvénients pouvant en résulter.. ». Cet arrêt a été interprété comme une formule générale mettant fin à la distinction traditionnelle entre risques prévisibles et risques exceptionnels [357].

- L'arrêt du 27 mai 1998 précise que « l'existence d'une faute ne peut se déduire de la seule anormalité d'un dommage et de sa gravité » [358].

- Enfin les deux arrêts de la Cour de Cassation du 7 octobre 1998 [359] confirmeront que l'information doit toujours être totale. Le premier arrêt du 7 octobre 1998 [360] a précisé que le

---

[355] Cass. 1 re civ., 14 oct. 1997, Bull. civ. I, n° 278 ; Cass. 1 re civ., 17 févr. 1998, Bull. civ. I, n° 67 ; Cass. 1ère civ., 27 mai 1998, Bull. civ. I, n° 287 ; Cass. 1 re civ., 7 oct. 1998, 2 arrêts, Bull. civ. I, n° 287 et 291.
[356] Cass. 1 re civ., 14 oct. 1997, JCP 1997, rapport P. Sargos ; G. Viney, JCP 1997, éd. G., I, 4068, n° 6 à 10.
[357] Gombault N. Une nouvelle décision de principe de la cour de Cassation en matière de devoir d'information. Concours Med. 1997;119:3001-04.
[358] Lacoeuilhe G. L'obligation de résultat en chirurgie plastique. Med.Leg.Hospit. 1999;2:94-95 et Cass Civ D, 1999, p21, note S Porchey.

médecin est tenu de donner une information au patient « *hormis le cas d'urgence, d'impossibilité ou de refus du patient d'être informé un médecin est tenu de lui donner une information claire, loyale et appropriée sur les risques graves afférents aux investigations et soins proposés et il n'est pas dispensé de cette obligation par le seul fait que ces risques se réalisent qu'exceptionnellement».* Cette obligation existe également lorsque c'est le patient qui demande les soins ou les investigations [361]. Le deuxième arrêt n'exclut pas quant à lui la limitation thérapeutique de l'information « *qu'il y a lieu de faire abstraction du motif erroné, mais surabondant suivant lequel un risque n'avait pas à être révélé au patient en raison du seul fait que sa réalisation est exceptionnelle ».*

L'abandon de la distinction entre risques graves à indiquer et risques exceptionnels susceptibles d'être passés sous silence a été suggéré par le conseiller Pierre Sargos [362], qui a fait observer que cette distinction était très contestable eu égard à la fiabilité souvent très relative des statistiques sur les risques de telle ou telle opération. De plus, un critère exclusivement quantitatif lui paraissait présenter un défaut rédhibitoire, celui de ne pas tenir compte de la situation du patient au regard de la nature et de la gravité de son affection, ainsi que de son âge, de sa situation familiale ou professionnelle. « *Lorsque qu'un risque invalidant où mortel est connu, il est juridiquement contestable d'en dissimuler l'existence au patient, qui est en droit de refuser de le courir...on peut se demander si le véritable critère de l'obligation d'information n'est pas la simple existence d'un risque majeur connu même si il ne se réalise que rarement »* [363].

---

[359] Cass. 1 re civ., 7 oct. 1998, 2 arrêts, Bull. civ. I, n° 287 et 291.
[360] P. Sargos, information et consentement du patient, Bull.ordre médecins, janvier 1999, p10-12.
[361] En ce sens, Cass. 1 re civ., 27 mai 1998, D. 1998, 530, note F. Laroche-Gisserot.
[362] P. Sargos, rapport sous Cass. 1 re civ., 14 oct. 1997, JCP 1997, éd. G., II, 22942.
[363] Sargos P. Le radiologue est désormais tenu de rapporter la preuve qu'il a informé son patient des investigations ou du traitement proposés. Trib.Jur.Radiol. 1997;2:1-3.

Il ne faut pas déduire du fait que ces arrêts ont eu à statuer sur l'information relative aux risques, que celle-ci devrait se limiter à ces derniers. L'information doit porter sur plusieurs éléments :

- L'état du patient, son évolution prévisible et les investigations et soins nécessités par cet état ;
- La nature exacte et les conséquences de la thérapeutique proposée ;
- Les alternatives thérapeutiques éventuelles.

Une fois bien informé, le patient est responsable de ses choix : Un médecin ne peut pas être tenu responsable du préjudice subi par une patiente qui avait préféré être opérée sous anesthésie locale plutôt que sous anesthésie générale, dès lors que ce médecin avait informé la patiente des risques liés à ce mode d'anesthésie. La cour a précisé que le médecin « *n'est pas tenu de réussir à convaincre son patient du danger de l'acte médical qu'il demande* » [364].

Il existe cependant des exceptions au principe d'information dans les textes :

Le code déontologie dans ses articles 35, 36 et 42.

L'article 9 du code de déontologie fait obligation à tout médecin, qui se trouve en présence d'un malade ou d'un blessé en péril, de lui apporter assistance et de lui fournir les soins nécessaires. Le praticien n'est pas lié par contrat au malade et l'information n'est pas nécessaire ; il s'agit d'une obligation légale sanctionnée pénalement par les articles 223-6 et 223-7, pour non-assistance à personne en péril.

Que l'on retrouvera dans la consécration jurisprudentielle :

- La notion d'urgence (7 octobre 1998),

---

[364] Cour de cassation, 1re Chambre civile, 18 janvier 2000

- La notion d'impossibilité (7 octobre 1998). Chez les enfants, l'accord d'un des parents est suffisant [365].

- Le refus du patient d'être informé (14 octobre 97, 7 octobre 98)

Cette solution fait dépendre la non-information du patient soit de circonstances objectives qui empêchent de la donner, soit du choix de l'intéressé de ne pas la recevoir. En tous les cas, ce n'est pas le médecin qui décide de ne pas donner l'information ou d'en fournir une parcellaire en fonction de ce qu'il estime souhaitable. La seule exception est celle de la limitation thérapeutique de l'information lorsque révéler une information pourrait être dangereux pour le patient ; cette limitation thérapeutique ne peut être qu'exceptionnelle [366].

A titre non anecdotique, il faut signaler que le défaut d'information est une faute, qui ne conduit pas forcément à une indemnisation, et c'est encore une fois vers M. Hédreul que l'on se tourne. L'arrêt Hédreul avait conduit à un renvoi sur la cour d'appel d'Angers qui, en septembre 1998, jugea qu'il n'y avait pas lieu à indemnisation puisque compte tenu du risque de cancer que présentait M. Hédreul, celui-ci n'aurait pas refusé la coloscopie proposée s'il avait été correctement informé du risque [367]. Repartant en Cassation M. Hédreul a été débouté (arrêt 1157) car, ont constaté les juges, si un chirurgien manque à son obligation en ne communiquant pas suffisamment avec son futur opéré, encore faut-il, pour mettre en jeu sa responsabilité, qu'il existe un préjudice indemnisable. Or la cour d'appel avait constaté que le patient « *dont le père était mort d'un cancer du côlon, souhaitait se débarrasser de troubles intestinaux pénibles et de craintes pour l'avenir… que le polype devait être enlevé….le risque de dégénérescence en cancer* ». Même « informé » du risque de perforation, M. Hédreul

---

[365] Article L-372-2 du code civil « à l'égard des tiers de bonne foi, chacun des époux est réputé agir avec l'accord de l'autre quand il fait seul un acte usuel de l'autorité parentale relativement à la personne de l'enfant »
[366] P. Sargos. Information et consentement du patient. Bull. ordre méd. 1999;1:10-12.
[367] C.A. Angers (Audience solennelle) 11 septembre 1998, Dalloz 1999, p.46, note M.Penneau.

« *n'aurait refusé ni l'examen ni l'exérèse du polype, de sorte qu'il ne justifiait* » d'aucune réparation [368].

3-4 L'évolution des contraintes pour les médecins du secteur public avant la Loi Kouchner :

Dans le cadre de l'hôpital public, la relation médecin-malade n'est plus contractuelle mais statutaire. Il n'existe pas de relation juridique entre le médecin et son patient, mais seulement ente le patient et l'hôpital représenté par son directeur. Le patient est un usager du service public; il est dans une situation statutaire. Dans ce cadre c'est l'organisation qui prime et non pas la relation individuelle médecin-patient. L'information n'appartient ainsi pas seulement aux médecins. Par définition les arrêts de la cour de cassation ne s'applique pas aux médecins travaillant dans le service public. On a, dans le secteur public, assisté d'abord à une disparition de la faute lourde puis à un glissement vers la présomption de faute puis à la responsabilité sans faute et finalement au renversement de la charge de la preuve. Le juge tendait ainsi à inclure dans la responsabilité le devoir d'éviter le risque.

- Cour administrative d'appel de Lyon du 21 décembre 1990 (arrêt Gomez) : indemnisation en l'absence de faute devant « des complications exceptionnelles et anormalement graves consécutives à des thérapeutiques nouvelles non entièrement maîtrisées et dont l'emploi ne s'impose pas pour des raisons vitales ». On paye parce que la technique est nouvelle.

- L'arrêt du Conseil d'état du 9 avril 1993 (arrêt Bianchi) évoque la responsabilité sans faute [369]: il s'agit « d'un risque connu mais de réalisation exceptionnelle », « aucune raison de penser

[368] Cass. Civ. I, 20 juin 2000, 98-23.046; D.2000, I.R., p.198, note; Argus, 11 Août 2000, p.22; Dalloz 2000, I.R. 471, note P.Jourdain.
[369] Manaouil C, Jardé O, Coudane H, Peton P. L'obligation de résultat en chirurgie. Med.Leg.Hospit. 1998;1:70-71.

que le patient y soit particulièrement exposé », « la responsabilité du service public hospitalier est engagée si l'exécution de cet acte est la cause directe de dommages sans rapport comme avec l'évolution prévisible de cet état, et présentant un caractère d'extrême gravité ».

- L'arrêt du conseil d'état (arrêt Mehraz) du 3 novembre 1997 reprend cette notion de responsabilité sans faute *« le risque inhérent aux anesthésies générales engage la responsabilité sans faute des hôpitaux »*. C'est la reconnaissance en droit administratif d'une certaine obligation de résultat. On parle de médecine de risque et plus de faits.

La preuve de l'information est venue plus tardivement. Un arrêt du Conseil d'Etat du 30 septembre 1993 [370] estimait que « les allégations (du requérant) suivant lesquelles cette intervention aurait été pratiquée sans le consentement du patient ne sont assorties d'aucun commencement de preuve » confirmant que c'était bien au patient d'apporter la preuve de l'absence d'information. Par ailleurs, le Conseil d'Etat avait la même position que celle adoptée pendant très longtemps par la Cour de cassation en matière de risques exceptionnels, puisqu'il estimait qu'il n'y avait pas de faute de service, à ne pas en informer le patient [371]. Ce n'était donc que lorsque le patient n'avait pas été averti des risques prévisibles qu'une faute de service était reprochable ; ainsi « en s'abstenant d'informer avec une suffisante précision le patient des risques en partie prévisibles que comportait le traitement chirurgical entrepris, les praticiens… ont méconnu leurs obligations et commis une faute de nature à engager la responsabilité de l'établissement » [372]. Le Conseil d'Etat a été amené à se prononcer le 5 janvier 2000 [373] sur ces questions. Il a été saisi d'un pourvoi en cassation notamment sur

---

[370] CE, 30 sept. 1993.
[371] CE, 19 mars 1989, Gélineau, Gaz. pal. 1989 , 2, 442 ; Rec. 659.
[372] CE 17 févr. 1988, arrêt n° 71 974.
[373] Cons. d'Et. 5 janv 2000, sieur Guilbot (arrêt n° 198530) et consorts Telle (arrêt n° 181899). Le texte intégral est disponible sur http://www.orthopedie.com/conseils/consentement.htm

l'arrêt de la Cour administrative d'appel de Paris du 9 juin 1998 [374]. S'alignant sur l'arrêt Hédreul la cour administrative d'appel de Paris avait admis que « l'Assistance publique-Hôpitaux de Paris n'apporte pas la preuve qui lui incombe que M.G. a été informé de ce risque de paraplégie ; qu'ainsi en omettant cette information, les praticiens de l'Assistance publique-Hôpitaux de Paris ont méconnu leur obligation, et par suite, commis une faute de nature à engager la responsabilité de l'Assistance publique-Hôpitaux de Paris ». De plus, dans un deuxième arrêt du même jour, le Conseil d'état a débouté l'assistance publique en estimant « qu'il résulte... de l'instruction, ... que le risque de paraplégie que comportait l'intervention préconisée, quoique exceptionnel, était bien connu ; qu'eu égard à la gravité de ce risque, les praticiens de l'Assistance publique-Hôpitaux de Paris étaient tenus d'en informer l'intéressé ».

Il y avait donc une tendance forte, pour les solutions relatives à l'information du patient dans le cadre de l'exercice privé et public de la médecine, à essayer de les faire converger. Mais, cette modification de la responsabilité du service public, qui était basée sur une notion de citoyenneté héritée de la république, nous a fait basculer dans un système de type démocratie contractuelle [375]. Auparavant l'état était responsable de la sécurité de ces citoyens, il faisait les Lois et était chargé de les appliquer. Maintenant, comme dans les pays Anglo-Saxons, la tendance est à moins d'état et ce sont les citoyens qui vont, entre eux, régler leurs différents devant les juges. La Loi n'est plus imposée par l'état, elle est (potentiellement) « crée » dans les tribunaux.

---

[374] CAA Paris, 9 juin 1998, Gaz. pal. 23-24 oct. 1998, 67, note F.J. Pansier.
[375] Hervé,C., Hazebroucq,V. La médecine entre le droit et l'éthique, Cours DEA du 12 janvier 2000, http://www.inserm.fr/ethique

3-5 La loi du 4 mars – La faute et l'aléa thérapeutique

3-5-1 Pourquoi une nouvelle loi ?

De sujet médical, l'individu innomé était devenu un malade, puis un patient [376], un usager et c'est maintenant un client qu'il faut satisfaire. Le monde judiciaire avait suivi cette évolution ; l'individu avait d'abord eu le droit de bénéficier du savoir médical, il en était maintenant la victime plus ou moins consentante. Cependant, l'accélération du contentieux, les difficultés qu'ont rencontrées les juges pour indemniser, en l'absence de faute, des patients dont le préjudice paraissait sans commune mesure avec l'intervention réalisée, les jugements parfois contradictoires, la différence de traitement entre la juridiction administrative et la juridiction juridictionnelle, tous ces éléments rendaient la situation insatisfaisante, autant du point de vue des patients que de celui des professionnels de santé.

Les patients étaient dans une situation « d'injustice et d'inégalité » dans l'incapacité qu'ils étaient pour faire reconnaître « la faute médicale ». Entre 1977 et 1982, D. Thouvenin a recensé pour le corps médical 3103 solutions extrajudiciaires dont 2184 absences d'indemnisations, 1722 juridictions civiles dont 361 jugements définitifs, et 766 poursuites au pénal dont 111 condamnations ; Soit 5591 dossiers en 15 ans aboutissant à environ 1500 condamnations. De 1988 à 1992, 250 dossiers étaient en cour d'appel, entre 567 à 789 étaient au Tribunal de Grande Instance, 150 au tribunal d'instance soit environ 800 dossiers ouverts par an [377]. Les condamnations restent (heureusement) rares, mais en l'absence de reconnaissance de l'aléa thérapeutique, la moitié des préjudices subis par les patients n'étaient

---

[376] Patient vient du latin Patior, souffrir et subir
[377] Cours DEA du Pr Bery, La responsabilité juridique. 7 décembre 1999, résumé sur
http://www.inserm.fr/ethique

pas correctement indemnisés [378]. Dans le secteur public, la difficulté était encore plus grande : 38 procédures pénales et 565 réclamations ont été déposées en 1998 à l'Assistance Publique pour 6 millions d'hospitalisations et de consultations ; les patients ont du mal à faire valoir leur droit face à la puissance de l'institution hospitalière ; le rapport Caniard signalait que les commissions de conciliation *« ne sont pas vécues comme un progrès...elles ne concilient en rien...»* [379]. Dans le travail de Krizek [380], seuls trois patients sur les 480 qui avaient eu à subir un dommage avaient été indemnisés.

Face à cette situation, les juges avaient tendance à permettre l'indemnisation des accidents médicaux non fautifs au travers d'une responsabilité médicale étendue par une interprétation large de la faute. Dans l'obligation de moyens, le patient doit apporter la preuve que le dommage subi est en relation avec l'acte. Dans l'obligation de résultats, il suffit de montrer que le résultat escompté n'a pas été obtenu. L'interprétation de la faute a été étendue, par exemple, au manque d'information, ou à la violation de l'obligation de résultats en ce qui concerne les mesures d'hygiène et d'asepsie [381]. Cette obligation de résultats est apparue d'abord en chirurgie esthétique [382]: *« Si en matière de chirurgie esthétique, l'obligation de moyens est la règle, cette obligation doit être interprétée restrictivement alors que le but recherché n'est pas de recouvrer la santé, mais d'apporter une amélioration à un état préexistant jugé non satisfaisant par le patient... »* [383]. La jurisprudence a ensuite étendue

---

[378] Manaouil C, Jardé O, Coudane H, Peton P. L'obligation de résultat en chirurgie. Med.Leg.Hospit. 1998;1:70-71.
[379] Un résumé peut être trouvé sur http://www.medisite.fr/
[380] Krizek TJ. Surgical Error: reflections on adverse events. Bull. Am. Coll Surg 2000; 85: 18-22.
[381] Cour de Cassation, 21 mai 1997. « la clinique est présumée responsable de l'infection contractée par le patient lors d'une intervention pratiquée dans une salle d'opération, à moins de prouver qu'elle n'a pas commis de faute »
[382] Voir Lacoeuilhe G. L'obligation de résultat en chirurgie plastique. Med.Leg.Hospit. 1999;2:94-95 ET Manaouil C, Jardé O, Coudane H, Peton P. L'obligation de résultat en chirurgie. Med.Leg.Hospit. 1998;1:70-71.
[383] Cour d'appel de paris, 1ère chambre B., 23 février 1995.

cette notion de « sécurité-résultat » à des complications per-opératoires : « *Si la nature du*

contrat qui se forme entre le chirurgien et son client met en principe à la charge du praticien

une simple obligation de moyens, il est néanmoins tenu, sur le fondement d'une obligation de

sécurité-résultat, de réparer le dommage causé à son patient à l'occasion d'un acte

chirurgical nécessaire à son traitement chaque fois que ce dommage, dont la cause réelle n'a

pu être déterminée, est en relation directe avec l'intervention pratiquée et sans rapport établi

avec l'état antérieur de celui-ci... »[384]. On peut en rapprocher la notion de non-aggravation

retenue par d'autres tribunaux[385]. Dans l'arrêt Bianchi du 9 avril 1993, dans l'arrêt Mehraz

du 3 novembre 1997, puis dans un arrêt du 27 octobre 2000[386], le Conseil d'Etat était allé

jusqu'à reconnaître l'indemnisation de l'accident médical non fautif (à des conditions très

strictes). La Cour de Cassation s'est refusée de le suivre[387] ce qui a créé une dualité qui n'a

fait qu'aggraver la situation d'inégalité pour les patients. Dans un arrêt du 29 octobre 2002, si

elle retient un défaut d'information à la charge du chirurgien pour n'avoir pas signalé à sa

patiente le risque d'arrêt cardiorespiratoire à l'origine d'un coma neurovégétatif, elle estime

que la cause de cet arrêt étant demeurée inconnue, il n'existait pas de lien de causalité entre les

---

[384] T.G.I. Paris, 1ère Chb., 5 mai 1997 et 20 octobre 1997, D. 1998, p.558, note Boy
Engagent donc la responsabilité des praticiens :
Le "geste maladroit" et la "maladresse" du chirurgien qui occasionne une déchirure de la trachée *C.A. Lyon, 1ère Ch., 29 juin 2000, RG 1997/07885.* Le chirurgien-dentiste qui lèse le nerf sublingual lors de l'extraction d'une dent de sagesse, alors que la position de ce nerf ne présentait pas d'anomalie. *Cass. Civ. I, 23 mai 2000, n°98-20-440; D. 2000, I.R. p.183.* Le sectionnement d'une artère poplitée lors d'une ligamentoplastie, alors que celle-ci ne présentait pas d'anomalie rendant son atteinte inévitable. *Cass. Civ. I, 23 mai 2000, 98-19.869; D.2000, I.R. p.192 avec une note.* A propos de deux chirurgiens qui sectionnent un nerf à l'occasion de l'exérèse d'une glande sous-maxillaire : Dès lors que la réalisation de l'exérèse n'impliquait pas l'atteinte du nerf grand hypoglosse et du nerf lingual et qu'il n'était pas établi que le trajet de ces nerfs aurait présenté une anomalie rendant leur atteinte inévitable, la Cour d'Appel peut décider que les praticiens avaient commis une faute dans le contrat les liant avec leur patiente. *Cass. Civ. I, 18 juillet 2000; JurisData n°003057 - R.C. et Assurances, décembre 2000, p.16.* A propos d'un chirurgien qui perfore l'utérus, sans faute de sa part : *C.A.Lyon, 1er ch. 13 avril 2000; JurisData n°112062 - R.C. et assurances, janvier 2001, p.18, note L.Grynbaum.* Ces notions sont extraites de CARLOT JF. www.jurisques.com.
[385] Cour d'appel de Montpellier , 27 septembre 1995, 1ère chambre. Jurisdata 034101.
[386] C.E., 27 octobre 2000 - 208640; Dalloz 2000, I.R. p.288, note
[387] La réparation des conséquences de l'aléa thérapeutique n'entre pas dans le champ des obligations dont un médecin est contractuellement tenu à l'égard de son patient. *Cass. Civ. I, 8 novembre 2000, 99-11.735; Dalloz 2000, I.R. p.292 - Lamy Assurances, Bulletin n°69, janvier 2001, note L.Dogniaux et Cass. Civ. I, 27 mars 2001, 99-13.471;*

manquements à l'obligation d'information imputables aux médecins et le dommage éprouvé [388].

La situation entraînait une judiciarisation systématique des contentieux médicaux qui était responsable d'une situation d'inconfort chez les professionnels de santé dans l'exercice de leurs pratiques [389]. Le législateur a voulu répondre par la création d'un droit à l'indemnisation de l'accident médical non fautif et d'une procédure amiable des contentieux en responsabilité médicale, l'ensemble étant regroupé dans un même système. La faute serait indemnisée par les assurances, les aléas relèveraient de la solidarité nationale par le biais de l'ONIAM. Le système mis en place par la loi du 4 mars 2002 veut donc répondre à trois objectifs principaux, qui sont l'indemnisation des accidents médicaux non fautifs, le recadrage de la responsabilité médicale et enfin le désengorgement des instances juridiques, en vue d'une indemnisation facilitée et rapide des victimes [390].

3-5-2 Les solutions proposées dans les autres pays

Les pays scandinaves ont été les premiers à légiférer sur l'indemnisation des accidents médicaux [391]. Le système suédois inclut les dommages corporels « *pour lesquels il existe une forte probabilité qu'ils aient été causés par un examen médical, ou un traitement, par un diagnostic, un défaut de matériel, une contamination anormalement disproportionnée, par un accident ou la délivrance d'un médicament inapproprié* » [392]. Mais la notion de faute y est maintenue et le lien de causalité qui est exigé revient en fait à exclure l'indemnisation de la

[388] Cass. Civ. I, 29 octobre 2002, pourvoi n° 01-10.311
[389] La judiciarisation est considérée comme une des causes du malaise de la chirurgie. Rapport remis au premier ministre par J Domergue et H Guidicelli. La chirurgie en France en 2003. Les raisons de la crise et les propositions.
[390] Loi n°2002-303, 4 mars 2002, relative aux droits des malades et à la qualité du système de santé.
[391] Les systèmes d'indemnisation des accidents médicaux furent mis en place, en 1975 en Suède, en 1987 en Finlande, en 1988 en Norvège et en 1991 au Danemark.
[392] C. Byk, « L'existence d'un « modèle scandinave » d'indemnisation sans faute de l'aléa thérapeutique nuit-elle à l'harmonisation du droit européen ? », in Manuel des commissions régionales de conciliation et d'indemnisation des accidents médicaux, des affections iatrogènes et des infections nosocomiales », Sous la direction de G. Mementeau, Les Etudes Hospitalières, 2004, p.43ss

prise en charge des aléas thérapeutiques [393]. Le principe est que l'indemnisation ne peut être versée que si un « spécialiste expérimenté » aurait pu éviter le dommage. L'indemnisation est soumise à des conditions, qui peuvent être des seuils minimaux de dommages (Suède) ou des seuils du montant d'indemnisation (Danemark). En outre, contrairement au droit français, l'indemnisation n'est pas intégrale et soumise à forfait. La mise en place de ce système a conduit, en Suède, à l'indemnisation de 4000 patients / an, à comparer aux 100 patients / an indemnisés par les tribunaux avant 1975 [394]. Le Danemark qui a adopté un système proche a également vu une augmentation du nombre de patients indemnisés (Tableau 13).

Tableau 13 : Nombre de réclamations indemnisées, pour les hôpitaux, à partir des données de l'étude HOPE.

Pays	Nombre de réclamations indemnisées	Nombre d'habitants	Nombre de réclamations indemnisées pour 10 millions d'habitants
Suède	2650	9 millions	3000
Danemark	1500	5 millions	3000
Pays-Bas (Hôpitaux généraux seulement)	500	16 millions	300
Canada	500	32 millions	150
Espagne	350	40 millions	100

La plupart des autres pays européens ont préféré rester à des systèmes favorisant la reconnaissance de la faute ou le règlement amiable des litiges. Cette hétérogénéité, liée à la diversité socioculturelle et économique [395] caractéristique de l'UE, a fait échec à une

---

[393] Essinger K. le système suédois d'indemnisation des accidents médicaux. Responsabilités 2005 ; 5 : 34-37
[394] Essinger K. le système suédois d'indemnisation des accidents médicaux. Responsabilités 2005 ; 5 : 34-37
[395] C. Byk, « L'existence d'un « modèle scandinave » d'indemnisation sans faute de l'aléa thérapeutique nuit-elle à l'harmonisation du droit européen ? », in Manuel des commissions régionales de conciliation et

harmonisation européenne en la matière. Une harmonisation a été faite sur les produits défectueux avec la directive sur la responsabilité du fait des produits [396]. La loi du 4 mars 2002 en reprend les principes en ce qui concerne la responsabilité du fait des produits défectueux. Mais en ce qui concerne les dommages causés par les prestataires de services, la proposition de directive, déposée en 1990, a échoué.

La situation est différente dans les pays anglo-saxons où tout est placé dans une perspective contractuelle illimitée. Ces différences se retrouvent dans la relation médecin-malade [397]. Aux USA, la référence constante à une autonomie du patient fait que la responsabilité médicale est confiée au soigné, aboutissant à un paradoxe qui remet le pouvoir de décider au malade, le niant comme entité souffrante [398]. Cependant, en Nouvelle Zélande et dans certains Etats des Etats-Unis, il est prévu une indemnisation des dommages résultant d'un aléa médical ou chirurgical.

3-5-3 L'indemnisation des accidents médicaux non fautifs

La relation thérapeutique est par définition une relation d'incertitude quant aux risques. Il fallait savoir comment répartir le risque entre les différents acteurs du système de soins : quelle devait être la part prise en charge par l'Etat, le patient, et le professionnel de santé. La jurisprudence a introduit une certaine répartition des risques, mais celle-ci était, avant la loi du 4 mars 2002, encore incertaine et changeante [399]. En effet, la philosophie de base de la

---

d'indemnisation des accidents médicaux, des affections iatrogènes et des infections nosocomiales », Sous la direction de G. Mementeau, Les Etudes Hospitalières, 2004, p.48.
[396] Directive 85/374/CEE du Conseil relative au rapprochement des dispositions législatives, réglementaires et administratives des États membres en matière de responsabilité du fait des produits défectueux, transposé en droit français par la Loi n° 98-389 du 19 mai 1998
[397] Hervé C, Wolf M. Relation médecin-malade: soigner ou se protéger ? La traversée de l'Atlantique par la responsabilité médicale. Presse Med. 1998;27:1387-89.
[398] Hervé C. La médecine de catastrophe: un exemple où la santé publique prévaut sur la santé individuelle. Méd.Catastrophe Urg.Collectives 1998;4-5:97-104.
[399] Rapport de F.Ewald à M.B. Kouchner, ministre de la Santé et de l'Action Humanitaire, « Le problème français des accidents thérapeutiques. Enjeux et solutions. », éd. du SICOM, sept./oct. 1992.

responsabilité instaure comme principe que chacun est seul responsable de son sort et de ce qui lui arrive, sans qu'il puisse, sauf faute d'un tiers, en reporter la charge sur un autre [400]. La faute est dans ce cadre une limitation à la responsabilité. Seul est responsable pour un tiers celui qui a commis une faute. Mais ce principe fort, fondé sur la faute, a été largement tronqué par les diverses jurisprudences, qui ont instauré des présomptions de faute en vue d'indemniser les victimes d'accidents non-fautifs dans un souci d'équité. Plus la notion de faute est élargie, plus on étend la portée de la responsabilité et on amoindrit les cas d'aléa. Par cette jurisprudence d'équité, la frontière entre faute et aléa devenait de plus en plus brouillée. Il y avait une marginalisation de l'interprétation stricte de la faute et il était nécessaire de recaler la responsabilité civile parce qu'une telle logique faisait fi de la distinction entre droit de la responsabilité civile et droit à l'indemnisation de son préjudice. Cette distinction était essentielle pour justifier le droit à l'indemnisation des aléas thérapeutiques.

Accident indemnisable et dommage indemnisable [401]

L'accident indemnisable en responsabilité médicale est l'accident médical causé par un acte de prévention, de diagnostic ou de soins, lié à une faute (art. L.1142-1 CSP). L'accident est la source du dommage indemnisable et, pour qu'il soit indemnisé, il faut l'existence d'un lien de causalité entre ces deux éléments. Il faut faire une distinction entre le droit à réparation et le droit de la responsabilité. Le propre de la responsabilité civile est *« de rétablir aussi exactement que possible l'équilibre détruit par le dommage et de replacer la victime, aux dépens du responsable, dans la situation où elle se serait trouvée si l'acte dommageable*

---

[400] Le nouvel article L 1142-1 du Code de la Santé Publique confirme que :
I. - Hors le cas où leur responsabilité est encourue en raison d'un défaut d'un produit de santé, les professionnels de santé mentionnés à la quatrième partie du présent code, ainsi que tout établissement, service ou organisme dans lesquels sont réalisés des actes individuels de prévention, de diagnostic ou de soins ne sont responsables des conséquences dommageables d'actes de prévention, de diagnostic ou de soins qu'en cas de faute.
[401] Ce chapitre est extrait du mémoire de DEA d' Alexandra Salfati, op. cit.

n'avait pas eu lieu » [402]. Si on intègre ces deux notions, ne sont indemnisables que les dommages ayant pour origine la faute d'un tiers dont la responsabilité est engagée. Cette logique excluait donc une partie des victimes qui, faute de responsabilité d'un tiers, se retrouvaient seules à supporter le poids du dommage. Il a donc semblé nécessaire de distinguer les deux. Comme le dit Geneviève Viney, il peut arriver des cas *« où il est juste d'indemniser la victime sans qu'il soit pour autant juste de condamner l'auteur des soins »* [403]. Ce sont des intérêts et des impératifs distincts et une telle distinction semble essentielle pour y répondre au mieux. Même si ce ne sont pas des cas analogiques, c'est une séparation théorique qui a permis, entre autre, l'indemnisation des victimes de la route et celles d'une infraction ou d'un acte terroriste [404]. C'est sur un principe identique que l'indemnisation de l'aléa thérapeutique est désormais possible. Dans le cadre de la responsabilité médicale non fautive, le dommage indemnisable est défini par la loi selon les critères de recevabilité des dossiers auprès des CRCI : ce sont des dommages liés à un acte de soins, de prévention ou de diagnostic, indépendamment de toute faute et qui ont atteint un certain seuil de gravité (art. L. 1142-1 CSP).

L'indemnisation de l'accident médical

Cette indemnisation de l'accident médical non fautif émane d'un courant de pensée sociale, où le risque est de moins en moins toléré et où il faut toujours un coupable. La société tend vers la socialisation du risque, mettant à la charge de la collectivité la survenance de ce dernier. Il était perçu comme injuste que les personnes victimes d'accidents médicaux non

---

[402] M. Le Roy, «L'évaluation du préjudice corporel », Jurisclasseur, Litec, 16e édition, 2002, p.1
[403] G. Viney, « Rapport de synthèse », in "L'indemnisation des accidents médicaux", Acte du colloque du 24 avril 1997, sous la direction de G.Viney, L.G.D.J, 1997, p.103.
[404] Loi n °90-589, du 6 juillet 1990 relative aux victimes d'infraction.

fautifs soient laissées seules à porter le poids de la malchance [405]. Il existait, pour les victimes d'aléa thérapeutique une triple inégalité.

- Une inégalité vis-à-vis des autres régimes d'indemnisations. La notion de solidarité nationale s'était développée dans le droit public de la responsabilité : il revient à l'Etat de réparer des dommages qu'aucune personne publique n'a causé mais qui se rattachent à l'exercice de ses compétences [406]. Le préambule de la Constitution du 27 octobre 1946 consacre cette solidarité : *« La nation proclame la solidarité et l'égalité de tous les Français devant les charges qui résultent des calamités nationales »*. Des systèmes mixtes alliant solidarité et assurance ont été mis en place, ainsi de la loi du 13 juillet 1982 relative à l'indemnisation des victimes de catastrophes naturelles. Depuis 1985, s'étaient également développées des réglementations spécifiques suivant la nature du dommage (accidentés de la route, victimes d'actes de terrorisme...). En parallèle d'une jurisprudence qui étendait la notion de faute pour inclure les dommages non fautifs au sens strict, l'Etat s'est instauré en assurance en assumant la répartition des risques et la redistribution des charges anormales. Une multitude de dispositions protectrices ont été adoptées, créant une véritable « cacophonie juridique » [407], avec de grandes disparités entre les systèmes de prises en charge et d'indemnisations, chaque système ayant sa particularité. Des disparités qui sont contraires au principe d'égalité, quant à la prise en charge, mais aussi quant à l'évaluation du dommage car si le juge est soumis au principe de la réparation intégrale du dommage, son évaluation est soumise à sa liberté d'appréciation [408]. À la veille de l'adoption de la loi du 4 mars 2002, les

.

---

[405] Salfati A. op. cit.
[406] Conseil d'état - Rapport public 2005 - Jurisprudence et avis de 2004. Responsabilité et socialisation du risque (Etudes & Documents n.56).
[407] Rapport de F.Ewald à M.B. Kouchner, ministre de la Santé et de l'Action Humanitaire, « Le problème français des accidents thérapeutiques. Enjeux et solutions. », éd. du SICOM, sept./oct. 1992.
[408] M.Le Roy, « L'évaluation du préjudice corporel », Jurisclasseur, Litec, 16e éd., 2002, p.5ss.

situations dommageables non couvertes par une assurance ou la solidarité nationale, devenait l'exception. L'aléa thérapeutique était l'une de ces exceptions.

- Une inégalité existait avec les victimes d'accidents médicaux fautifs. Du point de vue de la victime, le dommage était le même dans une situation, qui n'avait, pour seule différence, l'existence d'une faute d'un professionnel de santé.

- Une troisième inégalité était celle qui existait entre les victimes d'aléa thérapeutique, selon que leur dommage avait eu lieu dans une institution privée ou publique, par un professionnel de santé du privé ou du public. Les deux juridictions, judiciaire et administrative, n'avaient pas la même attitude face à l'interprétation de la faute et les conditions d'indemnisations des cas d'aléas. Le Conseil d'Etat [409] ayant admis l'indemnisation de l'aléa thérapeutique sous certaines conditions, au contraire de la Cour de Cassation [410] qui en avait exclu la possibilité.

La loi du 4 mars 2002 ne parle cependant pas d'aléa thérapeutique mais d'accident médical. L'accident médical est la réalisation d'un risque, lié à l'activité médicale, indépendamment d'une faute. L'accident médical peut donc être fautif ou non. En fait la Loi défini ce terme « a contrario ». L'article 1142-1 CSP tel qu'issu de cette loi situe l'indemnisation de l'accident médical sur la faute en disposant que « *hors le cas où leur responsabilité est encourue en raison d'un défaut d'un produit de santé, les professionnels de santé mentionnés à la quatrième partie du présent code, ainsi que tout établissement, service ou organisme dans lesquels sont réalisés des actes individuels de prévention, de diagnostic ou de soins ne sont responsables des conséquences dommageables d'actes de prévention, de diagnostic ou de soins qu'en cas de faute* ». On peut en déduire que le législateur a voulu rattacher la notion

---

[409] Arrêt Bianchi, CE, 9 avril 1993, rec. p. 127
[410] Bull.civ. I, n°287, rapp. Ann. C. cass., 2000, p. 384 21

d'accident médical à l'absence de faute [411]. Ce terme aurait été adéquat si le système mis en place par la loi avait pris en compte l'indemnisation de l'ensemble des accidents médicaux fautifs ou non [412]. Mais le système tel qu'actuellement instauré ne vise que l'indemnisation de l'accident médical non fautif, c'est-à-dire l'aléa thérapeutique.

La notion de faute est délicate et on le voit très bien dans les interprétations jurisprudentielles, qu'elles soient élargies ou rétrécies selon les objectifs visés. Il en a été ainsi de la distinction faite par certains auteurs entre faute et erreur [413]. La faute, élément constitutif de la responsabilité, est le comportement que n'aurait pas eu le « bonus vir » du droit romain. Le «bonus vir » est, dans le cadre de la responsabilité médicale, un médecin type dont on compare le comportement hypothétique avec celui du cas d'espèce. Le comportement type étant le comportement non fautif. L'erreur par contre regroupe toutes les défaillances d'attention, de mémoire, de réflexe... que tout individu est susceptible de commettre. C'est surtout le statut de la maladresse qui a posé des problèmes [414]. Doit-elle être reliée à l'erreur ou à la faute ? La Cour de Cassation a considéré que toute maladresse était inadmissible et donc qu'elle engageait la responsabilité de celui qui l'a commettait [415].

---

[411] P. Jourdain, "L'évolution de la jurisprudence judiciaire et de l'indemnisation des accidents médicaux" in "L'indemnisation des accidents médicaux", Acte du colloque du 24 avril 1997, sous la direction de G.Viney, L.G.D.J, 1997, p.21ss.
[412] Salfati A. op. cit.
[413] Voir notamment A.Tunc, « Rapport introductif », in "L'indemnisation des accidents médicaux", Acte du colloque du 24 avril 1997, sous la direction de G.Viney, L.G.D.J, 1997, p.1ss.
[414] 1ère chambre civile de la cour de cassation, 27 octobre 1970 à propos d'une lésion de l'artère fémorale, 1ère chambre civile de la cour de Cassation, 5 juillet 1978 pour une blessure de l'uretère, 1ère chambre civile de la cour de Cassation, 17 juin 1980 et 24 mai 1983 à propos d'une atteinte accidentelle du nerf sciatique.
[415] 1ère chambre civile de la cour de Cassation du 7 janvier 1997

Définition de l'aléa thérapeutique

La définition de l'aléa thérapeutique, définition qui doit être médico-légale [416], doit donc se faire au travers de celle de la faute puisque l'aléa est la non-faute. Tout ce qui n'est pas fautif est aléa. L'étendue de ce que l'on peut concevoir comme aléa dépendra de la largesse de l'interprétation de la faute. L'aléa est, en tout cas en théorie, la réalisation de risques irréductibles [417] parce que l'on part de l'idée qu'il y a faute si le risque avait pu être évité. L'aléa thérapeutique est, selon le rapport du conseil Economique et Social, « *la part de risque que comporte inévitablement un traitement médical et thérapeutique légitimement et correctement mené et dont la réalisation entraîne des effets indésirables* » [418]. C'est l'accident exceptionnel non fautif. L'aléa est le résidu de l'indéterminable.

3-5-4 Le recadrage de la responsabilité médicale

L'indemnisation de l'accident médical est aussi un moyen de recadrer la responsabilité médicale. Ce droit fait suite à toute une jurisprudence administrative et judiciaire qui pour des motifs d'équité et de justice a, nous l'avons vu, élargi la responsabilité médicale au travers de la notion de faute, pour pouvoir indemniser les victimes d'accidents médicaux non fautifs. Cette évolution avait conduit les professionnels de santé à se sentir menacés par une action en justice dans l'exercice de leurs pratiques. Le terme de « dérive à l'américaine » était régulièrement évoqué, de même que les réactions des médecins aux différents jugements

---

[416] R. Saury, " Le point de vue du médecin sur l'indemnisation des accidents médicaux" in "L'indemnisation des accidents médicaux", Acte du colloque du 24 avril 1997, sous la direction de G.Viney, L.G.D.J, 1997, p.91ss.
[417] P. Jourdain, "L'évolution de la jurisprudence judiciaire et de l'indemnisation des accidents médicaux" in "L'indemnisation des accidents médicaux", Acte du colloque du 24 avril 1997, sous la direction de G.Viney, L.G.D.J, 1997, p.25
[418] Zeidenberg A., mémoire de maîtrise, Laboratoire d'éthique médicale, de santé publique et de droit de la santé. Paris, disponible sur http://www.inserm.fr/ethique

montraient qu'apparaissait une suspicion dans la relation médecin - patient. Il ne fallait pas aboutir à une médecine défensive qui ne saurait être qu'un frein au progrès technique et à une bonne prise en charge des soins. Le législateur a donc voulu recadrer la responsabilité médicale autour de la faute sans pour autant la définir, ou plutôt la redéfinir [419].

Ce nouveau système a entraîné la création de trois entités. La première, les Commissions régionales de conciliation et d'indemnisation des accidents médicaux, des affections iatrogènes et des infections nosocomiales (CRCI), ont pour mission de sélectionner les dossiers, de mandater les expertises et de faciliter le règlement amiable de contentieux en responsabilité médicale. Présidées par un magistrat, elles sont composés de représentants des personnes malades et usagers du système de santé, de représentants des professionnels et des établissements de santé, de représentants des compagnies d'assurance enfin des personnalités qualifiées complètent cette composition. La deuxième, l'Office National d'Indemnisation des Accidents Médicaux (ONIAM), a pour principale mission d'indemniser les victimes d'accidents médicaux non fautifs ou leurs ayants droits au titre de la solidarité nationale. La troisième, la Commission Nationale des Accidents Médicaux (CNAM), a pour mission de créer la liste nationale des experts en accidents médicaux et l'harmonisation des actions des CRCI.

3-5-5 L'indemnisation des victimes

La problématique de la prise en charge du risque pose la question de savoir qui doit en répondre. C'est plus cette question qui a posé des problèmes dans la question de l'aléa thérapeutique que la question de savoir si on devait indemniser ou non [420]. Il ne fallait pas

---

[419] Salfati A. op.cit.
[420] CAA Lyon, 21/12/1990, Cts Gomez, Rec. CE, p.498

«endormir les gens dans une couverture systématique » [421], qui entraînerait une indifférence

face aux risques. La déresponsabilisation des individus ne doit pas remplacer l'idée d'aide aux

victimes et la solidarité. C'est lors de l'affaire du sang contaminé que l'opinion publique s'est

très largement sensibilisée à la question de l'indemnisation des risques sanitaires. Ce n'était

pas la première intervention étatique en ce qui concerne l'indemnisation des accidents

médicaux liés à une transfusion. La jurisprudence de la transfusion s'est généralisée avec la

pratique de la transfusion sanguine dès la fin de la seconde guerre mondiale. Les cas de

contamination concernaient alors la transmission de la syphilis et du paludisme. C'était

l'instauration d'une responsabilité pour faute du centre de transfusion sanguine. C'est sur

cette jurisprudence que se sont fondés les tribunaux saisis de l'affaire du sang contaminé.

C'est aussi en 1989 que l'on a créé le fonds d'indemnisation des victimes contaminées par le

VIH. Il était devenu moralement et socialement impossible de laisser la victime supporter

seule le poids de l'erreur et de la méconnaissance scientifique. Il était tout aussi impossible de

laisser la charge du risque à la seule assurance des professionnels de santé. « Responsable,

mais pas coupable » fut le slogan porteur de cette revendication. C'est cette revendication que

l'on a utilisée à propos des accidents médicaux. On a donc assisté au travers entres autres de

ce cas à l'idée d'une prise en charge par l'Etat de la réalisation de certains risques au travers

de la solidarité nationale. La philosophie de la solidarité est celle de l'intégration du risque :

garantir le progrès technique par une répartition du risque. C'est l'incarnation de l'Etat

Providence, qui est le nôtre [422].

---

[421] Rapport de F.Ewald à M.B. Kouchner, ministre de la Santé et de l'Action Humanitaire, « Le problème français des accidents thérapeutiques. Enjeux et solutions. », éd. du SICOM, sept./oct. 1992
[422] Rapport de F.Ewald à M.B. Kouchner, ministre de la Santé et de l'Action Humanitaire, « Le problème français des accidents thérapeutiques. Enjeux et solutions. », éd. du SICOM, sept./oct. 1992.

En vue d'une déjudiciarisation du contentieux en responsabilité et dans le cadre de l'indemnisation des accidents médicaux, la loi du 4 mars 2002 a prévu une procédure spécifique de règlement amiable. L'objectif était de désengorger les institutions judiciaires et d'offrir une indemnisation plus rapide et facilitée aux victimes d'accidents médicaux. C'est la concrétisation de la voie du règlement amiable qui est une forme d'atomisation des règlements des litiges dans le cadre d'entités indépendantes et non juridiques [423]. Ce système intègre un schéma déjà bien connu du règlement de conflits. Cette procédure n'est cependant ouverte qu'aux victimes de dommages les plus graves (le taux d'IPP doit dépasser 24%) excluant ainsi les autres victimes, qui n'auront pas d'autre choix que de retourner vers le juridique. Cette exclusion est plus difficile à justifier puisque les dommages les moins graves sont les plus nombreux et que la procédure de règlement amiable était une réponse au problème de l'encombrement des instances juridictionnelles [424]. Alexandra Salfati pose la question de savoir si ce système sera adéquat pour permettre un réel désengorgement de la justice, car les dommages les plus graves sont aussi les moins faciles à régler à l'amiable ?.

3-6 La loi du 4 mars – L'information du patient

Une des grandes critiques qui était faite aux jugements précédents la Loi portait sur la notion d'information totale, qui a été mal ressentie car impossible à appliquer et difficile à vivre pour des médecins. Les réactions de l'époque étaient éloquentes.

« Les magistrats sont allés trop loin en imposant au praticien d'informer le patient sur tout risque, quelque soit sa fréquence. Il n'y a pas de risque zéro et même l'aspirine peut entraîner la mort. Si il faut détailler les risques, même dans la proportion d'une chance sur un million,

---

[423] Salfati A. op.cit.
[424] Salfati A. op.cit.

on va créer des situations irréalistes, irréalisables et anxiogènes. Des malades vont être dissuadés de se soumettre à des examens ou des soins qui les sauveraient, d'autres vont être soumis à une plus forte anxiété qui pourra compromettre leur chance de guérison » [425].

« Le contexte juridique qu'on a crée risque de dissuader le chirurgien de proposer un acte qui présente des risques si il a l'impression d'avoir affaire à un malade à histoire. Il y a là un effet pervers qui peut être énorme. Et c'est le patient qui en est la principale victime » [426].

« Les magistrats les invitent (les médecins) à déballer sur la table tous les éléments à risque selon des listes préétablies des complications en tous genres, pour laisser le malade décider seul. C'est une terrible tentation pour le médecin de se décharger ainsi de ses responsabilités, pour se comporter en vulgaire prestataire de services exécutant le contrat d'un client. Dans cette affaire, on constate le déni et la banalisation de la spécificité de l'acte médical, au mépris de la dimension psychologique de la question. Il ne s'agit pas de défendre les intérêts corporatistes du médecin. Si celui-ci se trouve dépouillé de ses responsabilités, c'est surtout le malade qui en pâtit. Le voilà exposé, seul et en quelque sorte mis à nu devant sa pathologie et les différentes stratégies thérapeutiques. Car il faut ne jamais avoir été malade pour s'imaginer qu'un patient, dans une situation qui le fragilise dans son esprit comme dans son corps, est en mesure de prendre une décision sereine et objective, en fonction des informations qui lui sont livrées. Bien sûr, dans le passé, on a pu dénoncer à bon droit un paternalisme excessif de certains médecins. Mais moi j'en appelle aujourd'hui à un nécessaire paternalisme du praticien. Un paternalisme qui lui permet de se mettre à la place de son malade pour assumer la décision thérapeutique…La jurisprudence n'est pas figée… Il faudra bien reconsidérer les choses lorsqu'on se trouvera en face de catastrophes objectives, comme

---

[425] N. Gombault, Assureur Sou médical, Quotidien du Médecin, n°6623 Vendredi 14 janvier 2000.
[426] B. Winisdoerffer, Quotidien du Médecin, n°6623, vendredi 14 janvier 2000.

le suicide d'un malade auquel on vient de dispenser une information qu'il n'a pas supportée » [427].

La loi du 4 mars 2002, tout en maintenant cette position d'une information complète, en atténue quelque peu la portée en précisant que seuls les risques fréquents ou graves, normalement prévisibles, doivent être portés à la connaissance du patient.

On trouve donc, dans la Loi du 4 mars, les textes suivants qui régissent la pratique de l'information:

- L'article L. 1111-2 du Code de la santé publique réformé par la loi du 4 mars 2002 dispose que chaque personne a le droit d'être informée sur son état de santé.

- Article L. 1111-4 du Code de la santé publique : « Toute personne prend, avec le professionnel de santé et compte tenu des informations et des préconisations qu'il lui fournit, les décisions concernant sa santé... Aucun acte médical ni aucun traitement ne peut être pratiqué sans le consentement libre et éclairé de la personne et ce consentement peut être retiré à tout moment. ».

Enfin, une des particularités de la Loi porte sur le long terme, cette évolution étant consécutive entre autres à des affaires comme celle du sang contaminé, de l'hormone de croissance, à la contamination chirurgicale ou par dialyse par l'hépatite C, à des retraits d'indication de certains médicaments.... La fin du traitement ou la fin du suivi d'une patiente par un médecin n'implique pas la fin du devoir d'information, qui subsiste, même si le médecin et son patient ne sont plus en contact. « *Les différentes investigations, traitements ou actions de prévention qui sont proposés, leur utilité, leur urgence éventuelle, leurs*

---

[427] Pr C. Sureau, Gynécologue, président de l'Académie nationale de médecine, Quotidien du Médecin, n°6623, vendredi 14 janvier 2000.

conséquences, les risques fréquents ou graves normalement prévisibles qu'ils comportent ainsi que sur les autres solutions possibles et sur les conséquences prévisibles en cas de refus. Lorsque, postérieurement à l'exécution des investigations, traitements ou actions de prévention, des risques nouveaux sont identifiés, la personne concernée doit en être informée, sauf en cas d'impossibilité de la retrouver » [428].

3-7 La Loi du 4 Mars – Les infections nosocomiales

Les infections nosocomiales sont les infections qui apparaissent au cours d'une hospitalisation, alors qu'elles étaient absentes à l'admission dans l'établissement de santé. Il faut noter que la déclaration de certaines d'entre elles est obligatoires [429]. Il y a présomption de faute si la victime a contracté une infection nosocomiale en salle d'opération [430]. Le 29 juin 1999, par trois arrêts, dits « des staphylocoques dorés », la Cour de Cassation renforce la protection des patients en mettant à la charge des cliniques une obligation de résultat en ce qui concerne les mesures d'hygiène et d'asepsie [431]. L'institution médicale ne peut alors se libérer qu'en apportant la preuve d'une cause étrangère [432]. La Cour est même allée jusqu'à étendre

---

[428] Art 1111-2 de la Loi du 4 Mars 2002
[429] Le décret n° 2001-671 du 26 juillet 2001 demande la déclaration obligatoire des infections nosocomiales répondant à certaines caractéristiques.
[430] Civ1,21 mai 1996, B I n°219
[431] *« Le contrat d'hospitalisation qui se forme entre un patient et un établissement de soins met à la charge de ce dernier, en matière d'infection nosocomiale, une obligation de sécurité de résultat dont il ne peut s'exonérer qu'en rapportant la preuve d'une cause étrangère. L'établissement de soins est responsable in solidum avec le médecin, d'une infection à staphylocoques provoquée au cours de l'arthrographie d'un genou, même en l'absence de pouvoir d'intervention ou d'organisation de la clinique. Le préjudice est constitué par la perte de chance d'échapper à une atteinte à son intégrité physique. La réparation ne se limite pas au préjudice moral, mais à tous les chefs de préjudice évalués en droit commun, et sur certains desquels les organismes sociaux pourront exercer leurs recours... »* Cass. Civ. I, 29 juin 1999, n°97-15.818, D.1999, p.559, note D.Thouvenin. Cass. Civ. I, 29 juin 1999, 97-20.903, 97-14.254, D. 1999, I.R., p.201. "L'infection nosocomiale dans le secteur privé : un revirement de jurisprudence exemplaire" : J. Groutel, Resp. et ass, Octobre 1999, p.6. Voir : CA Paris, 19 mars 1999, D.1999, I.R. p.124 et références citées et TGI Paris, 5 mai 1997, D.1998, p.558, note L.Boy.
[432] Civ1 29 juin 1999 :D.1999, Som.395 obs. J. Penneau

cette obligation de résultat en la mettant aussi à la charge du médecin [433]. Celui-ci, comme pour les établissements de soins, ne pouvait se libérer qu'en apportant la preuve d'une cause étrangère à l'infection nosocomiale. L'obligation de résultat en matière de sécurité sanitaire s'étendait aussi au professionnel exerçant en cabinet privé [434]. Cette solution se justifiait par le fait que les obligations d'asepsie étaient un des devoirs fondamentaux de la pratique médicale et qu'on ne pouvait accepter que les praticiens se cachent derrière l'établissement public ou l'Etat. (cf. art.71 code de déontologie.) Aucune action récursoire du médecin contre l'établissement de santé n'était possible. Le médecin était seul à assumer la faute d'asepsie commise. Par la suite, la jurisprudence a précisé les degrés de preuves exigées. Le patient devait démontrer que l'infection dont il était atteint présentait un caractère nosocomial et que donc le médecin était responsable du dommage pour violation de son obligation de sécurité sanitaire. L'infection est nosocomiale si celle-ci est contractée dans l'établissement de santé où les soins ont été pratiqués. Donc il faut un lien de causalité direct entre l'intervention et l'infection [435]. Ce lien est difficilement prouvable du fait qu'il est difficile voire quasiment impossible de prouver l'origine exacte des germes contaminants. Cette condition légale n'était pas vraiment réaliste au vu des circonstances pratiques. Pour le patient, cette situation n'était pas satisfaisante puisque la charge de cette preuve était difficile et onéreuse, à tel point que les juridictions, dans un souci de protection de la partie faible, se servaient parfois d'une violation de l'obligation d'information pour permettre une indemnisation de la victime [436]. Pour le médecin, il était difficilement acceptable que son assurance prenne en charge la totalité de ces dommages puisque le médecin ne peut pas régler tous les problèmes sanitaires dans l'endroit

---

[433] Un médecin était lui-même tenu d'une obligation de sécurité de résultat en matière d'infection nosocomiale, notamment lorsque celle-ci trouve son origine dans une arthrographie du genou.
Cass. Civ. I, 13 février 2001; R.C. et Ass., mai 2001, p.18
[434] Arrêt de la première chambre civile du 13 fév.2001 – JCP IV 1639, D.2001, Som.p.3083, obs. J. Penneau
[435] Civ. 1 27 mars 2001, JCP 2001 IV 1972, D.2001 IR 1284, Rtdciv.2001, 596 obs.Jourdain
[436] Arrêt Teyssier, C. Cass, 2_ juin 1942, D. 1942, rec. Crit., jur. P.63

où il pratique. Il y avait le risque que le médecin réponde à la place de l'établissement de santé où il pratique. Avec la loi du 4 mars 2002 cette solution insatisfaisante a plus ou moins, en tout cas en théorie, été réglée. Selon l'article 1142-1 alinéa 2, « *Les établissements, services et organismes susmentionnés sont responsables des dommages résultant d'infections nosocomiales, sauf s'ils apportent la preuve d'une cause étrangère* ». La loi instaure ici une présomption de faute au bénéfice des victimes ce qui permet d'éviter, en tout cas en théorie, aux victimes la tâche difficile d'apporter la preuve de la faute et/ou de l'infection nosocomiale. Pour les médecins, ils sont déchargés de cette responsabilité puisque l'obligation de sécurité sanitaire, instaurée désormais légalement, est à la charge des établissements de santé. La responsabilité du médecin ne peut être engagée que sur preuve d'une faute de sa part. En effet, par un arrêt de la Cour Civile de 1er instance, datant du 8 novembre 2000, la Cour de Cassation a affirmé que « *la réparation des conséquences de l'aléa thérapeutique n'entre pas dans le champ des obligations dont un médecin est contractuellement tenu à l'écart* » [437].

3-8 La loi du 4 mars – Le refus de soins

L'article 111-2 de la Loi précise que le patient a droit d'accepter ou de refuser le traitement qu'on lui propose y compris en courant un risque. La conduite à tenir en pratique est assez ambiguë. Il faut respecter la volonté du patient (exemple : ne pas contraindre un témoin de Jehovah à une transfusion), mais si la transfusion constitue un geste salvateur, il faut intervenir [438]. On s'expose en effet aux articles 223-3, 223-4 et 223-6 du code pénal qui imposent de porter secours, et qui sont en contradiction avec l'article 7 du code de

---

[437] Bull.civ.I, n°287, rapp. Ann. C. Cass., 2000, p.384
[438] Cressaud P. président de la section éthique et déontologie du Conseil National de l'ordre des médecins, Quotidien du médecin 27/10/2005, n°7831, p11.

déontologie, avec l'article 6 de la charte du patient hospitalisé (un patient peut à tout moment quitter l'établissement après avoir été informé des risques possibles pour son état et après avoir signé une décharge. A défaut de cette démarche un document interne est rédigé), et avec les article 111-4 du Code de Santé publique (alinéa 2 et 3). Cette ambiguïté se retrouve dans différents jugements [439].

Enfin, bien que cela apparaisse dans son intitulé, la loi du 4 mars a un grand défaut : de ne pas avoir affirmé plus clairement que les malades ont aussi des devoirs. Nous reverrons ce problème dans la dernière partie de la thèse.

---

[439] La Cour d'appel de Paris, 1998, refuse de condamner l'AP-HP pour la transfusion d'un témoin de Jehovah. Le Conseil d'état dans un arrêt du 26/10/2001 dit « *la volonté du patient peut être méconnue à la triple condition : qu'un acte médical soit indispensable à sa survie, que cet acte soit proportionné à son état et réalisé avec l'intention de le sauver* ». Le Comité national d'éthique dans son avis du 9/6/2005 expose au contraire : « *Le refus de traitement clairement exprimé par une personne majeure ayant encore le gouvernement d'elle-même ne peut être que respecté, même si il doit aboutir à la mort* ».

Le risque pour le patient et les moyens de l'informer

Cette dernière partie concerne le risque pour l'individu et les moyens d'informer un patient des risques qu'il coure lui, individuellement. Nous revenons ici à la relation particulière médecin – patient qui représente notre pratique quotidienne. C'est dans le cabinet de consultation, ou au lit du patient, qu'il faut savoir l'informer « des risques » pour l'aider à choisir parmi les options thérapeutiques possibles. On l'informe aussi dans le but de le responsabiliser. Il apparaît cependant, à la suite des chapitres précédents, qu'il faille, pour un patient, différencier deux niveaux de prise en charge du risque et de son information / gestion :

- Un niveau individuel : pour ce patient, quel est (sont) le(s) risque(s) qui sont particuliers à sa maladie ? Sont-ils connus, gaves, fréquents ? Peuvent-ils être évités ? Comment puis-je l'informer afin qu'il prenne une décision conforme à ses souhaits ? a t'il compris ce que je lui ai dit ?. Nous sommes ici surtout dans la description du risque au sens de complication opératoire et l'information restera très centrée sur la technique opératoire.

- Un niveau plus global : Comment sont organisés les soins (au sens large) et quelles sont les mesures prises pour limiter les risques pour les patients (en général) et ce patient en particulier ?. Nous sommes ici face aux risques « organisationnels » comme les infections nosocomiales, les erreurs de côté, les défauts de surveillance,…risques sur lesquels le chirurgien n'a plus qu'une influence limitée et que, par conséquent, il ne contrôle pas toujours. En pratique ces risques sont rarement signalés.

Si l'Idée de « l'information » (au sens socratique) paraît séduisante, la réalité « terrestre » n'est pas quelque chose de simple ! Car « informer » n'est pas une activité de type binaire (je transmets ou je ne transmets pas « l'information »). L'information est un agglomérat, une chaîne de connaissance, qu'il s'agit de transmettre et donc chaque maillon est important. Cette chaîne, j'en avais imaginé les maillons comme suit [440].

- Les données brutes : ce sont les connaissances telles qu'elles existent dans la littérature. On peut les comparer au matériau d'une carrière

- L'appropriation des données : C'est le rôle du médecin de se tenir au courant de la littérature et des données scientifiques disponibles qui pourraient être utiles pour sa pratique. C'est l'extraction du matériau.

- La mise en forme : Ces données doivent ensuite être replacées dans le contexte de ma pratique personnelle. Des données techniques précises n'ont de sens que si je peux les utiliser en pratique quotidienne. C'est le travail du matériau, la mise en forme.

- La mise à disposition des données : Ces données intégrées dans ma pratique, c'est pour le patient que je dois les rendre disponible. Il faut pouvoir lui expliquer quels sont les avantages à attendre et les risques à courir des différentes options thérapeutiques afin qu'il choisisse ce qui lui convient le mieux, dans son intérêt, avec ses critères de choix. C'est la vente du produit fini.

- L'intégration des données : Il faut être certain que le choix du patient repose sur une bonne compréhension des avantages et des inconvénients. A t'il réellement compris les risques ? Son refus ou son acceptation reposent-ils sur des arguments

[440] L'information des patients : les chirurgiens ont-ils toute l'information ? l'information complète existe t'elle dans la chirurgie des lambeaux pulpaires des doigts longs ?. Mémoire de DEA d'éthique médicale et biologique, Université Paris V, 2000. Disponible sur www.iinserm.fr/ethique

« rationnels » ?. On peut comparer cette partie avec le service après-vente. Cette partie constitue le consentement « éclairé » (informed consent) proprement dit. Cette chaîne est représentée sur le schéma suivant. Elle est certes théorique, mais correspond, je crois, aux différents problèmes que rencontrera le chirurgien pour transmettre au patient une information de qualité, information qui devra être accompagnée pour être utilisable par le patient. Que signifierait une information que le patient ne peut pas s'approprier et qui donc ne lui servira pas ?

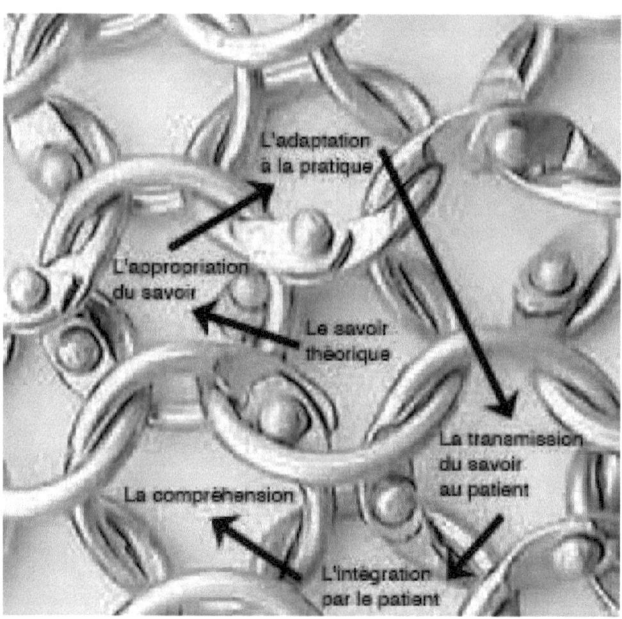

Une partie du travail accompli depuis mon DEA a été de mieux comprendre les différentes étapes de cette chaîne et de réfléchir aux problèmes éthiques posés par la pratique quotidienne de la chirurgie du membre supérieur que je pratique. Certaines de ces étapes ont fait l'objet de publications qui constituent le support de cette thèse. La base du questionnement a été ici centrée moins sur la gestion du risque encouru par le patient, vision technique et, à mon avis réductrice, même si elle est indispensable, que sur les moyens de situer ma pratique entre le droit, la déontologie et le respect de la personne humaine. Bien que centrée sur le risque, équivalent pour un individu singulier à une complication, cette partie de la thèse parle en fait des rapports entre le médecin et son malade, rapports qui, depuis Hippocrate, ont évolué au gré de connaissances médicales et de l'évolution des rapports et des consciences dans les sociétés humaines.

L'exercice de la profession médicale se fonde sur le concept de compétence médicale, concept transmis par Socrate et rapporté par Platon dans les Dialogues. L'avènement de la médecine qualifiée de moderne, à la fin du XVIIIe siècle, et sa séparation avec les dogmes de l'Eglise introduit la question de la liberté de choix des malades. Progressivement, la pratique médicale va devenir un bien de consommation. Il s'agit, désormais, d'une médecine où se mêlent les interrogations individuelles du patient sur son corps, son mal-être, et les exigences collectives de protection de la santé, avec les enjeux économiques et politiques qui en résultent. Le médecin répond alors à une demande, à un désir de soin du patient. La notion de clientèle apparaît, parallèlement au principe du libre choix du médecin. Il s'agit d'une évolution de la société dans laquelle le citoyen devient acteur dans le domaine de la santé [441].

L'efficacité de plus en plus importante de la médecine depuis, grosso modo, la deuxième moitié du XXè siècle s'est traduit, parallèlement, par l'apparition de complications liées aux thérapeutiques mises en œuvre. La découverte par les individus de leur importance a conduit à repenser la relation médecin-malade. Pour traiter un patient il faut obtenir son consentement

---

[441] Moutel G. Devoir d'information vis-à-vis des patients, risque et incertitude : Evolutions et enjeux éthiques. Disponible sur www.inserm.fr/ethique

car le sujet est devenu « autonome ». Ce terme retrouve en fait deux concepts différents et parfois « mélangés ». La vision anglo-saxonne, dans laquelle l'autonomie se conçoit comme la liberté d'avoir des préférences singulières qui se gèrent par la négociation entre les personnes, avec l'aide d'un juge, si nécessaire ; l'autre, française, héritée du Siècle des Lumières, dans laquelle l'autonomie implique le respect de devoirs universels envers les autres et envers soi-même, comme membre de l'humanité [442]. Ce principe d'autonomie s'oppose au principe dit de bienfaisance qui était utilisé depuis Hippocrate. En France, jusque dans les années 1970, le malade disposait, essentiellement, de deux "libertés" : le choix du médecin et le refus de soins [443]. Une fois le médecin choisi, ce choix détermine un processus de confiance entre le médecin et son patient et conduit ce dernier à accepter, de fait, ce que le praticien lui "ordonne" [444].

---

[442] Wolf M., Gaillard M., Hervé C. Consentement: Quelle est la question? Confrontation entre la pratique et la théorie. Press Med, 1998, 26, 36: 1725-1729.
[443] Verspieren P. Liberté du malade et consentement aux soins. Revue Laennec, 1983, 3-4 : 4-7
[444] Moutel G. Devoir d'information vis-à-vis des patients, risque et incertitude : Evolutions et enjeux éthiques. Disponible sur www.inserm.fr/ethique

Les données brutes - la description du risque

Une des publications rapportées en annexe porte plus particulièrement sur ce chapitre [445].

Pour transmettre une information sur les risques encourus lors d'une intervention, encore faut-il que ces risques soient connus !. Il ne s'agit pas ici de la connaissance qu'en a le praticien, ce qui fera l'objet du prochain chapitre, mais de l'existence brute, théorique, de ce risque. Pour qu'un risque soit connu, il faut encore que quelqu'un en ait parlé ce qui, en médecine, signifie que ce risque (en pratique une complication) ait été publié. Si l'information n'existe pas, il n'est pas possible de la transmettre [446]. En Mars 2000 l'ANAES a été contrainte de reconnaître qu'elle ne pouvait pas donner de recommandations scientifiquement validées pour des interventions telle que l'adénoïdectomie, l'ablation des dents de sagesse, le bilan pré-thérapeutique dans le syndrome du canal carpien...; il s'agit pourtant d'interventions parmi les plus pratiquées en France...[447]. Comment transmettre une information que personne ne possède de façon fiable ?

Parler de complications est difficile, de celles des autres comme des siennes. Une recherche (rapide) sur Medline retrouve, par exemple, 16271 réponses quand on recherche « hand » dans le titre d'un article, mais seulement 72 si on y associe le mot « complications » !. Sur un sujet donné, la littérature fournit des résultats contradictoires ; il n'y a pas de complications

---

[445] Dumontier C, Meningaud JP, Hervé C. Connaissance des complications de la chirurgie des lambeaux pulpaires des doigts longs et information des patients – implications éthiques. Chirurgie de la Main, 2001; 20 : 122-135.
[446] Sargos P, Pellerin D, Glorion B. Information du malade par le chirurgien. Aspects judiciaires, aspect éthiques, aspects déontologiques. Chirurgie 1998;123:85-96
[447] Recommandations et références professionnelles – 25 thèmes médicaux, ANAES, juillet 2000.

chez un auteur, elles sont fréquentes chez un autre. Beaucoup de complications pourtant connues ne sont même pas citées dans certains articles de revues référencées.

1 Les données sur le risque sont-elles disponibles ?

Transmettre l'information du risque à un patient, c'est d'abord connaître ce risque. Les complications (au sens large) doivent donc être connues. Cette connaissance des complications devrait se faire à deux niveaux :

À un niveau général, théorique. Pour chaque proposition thérapeutique, le médecin disposerait d'un thésaurus, d'une base de données, comprenant l'ensemble des complications rapportées ainsi que leur fréquence. Nous verrons plus loin que cette base théorique n'existe pas et quelles en sont les raisons.

De plus, dans l'idéal, chaque chirurgien devrait être capable de donner son expérience personnelle : nombre de cas opérés, taux de succès, taux de complications et lesquelles. Ceci est bien sur irréaliste pour plusieurs raisons:

- Des raisons pratiques. Il faudrait un fichier complet et parfaitement à jour des patients opérés. Ces fichiers existent parfois, grâce à l'informatique, en toute illégalité le plus souvent car ils ne sont pas déclarés à la CNIL comme le prévoit la Loi, inopérante ici. Ces fichiers doivent être construit sur le modèle des bases de données pour permettre des requêtes directes et croisées. Certains l'ont fait, ils avaient une compétence technique et une appétence pour la chose informatique qui n'est pas partagée par tous les médecins. La plupart ont confié cette fonction à des logiciels du commerce qui sont avant tout orientés vers la gestion (comptable) et le classement (l'archivage) des dossiers.

- Le nombre de cas opérés est une question que posent parfois les patients. « Vous en avez déjà eu des cas comme moi ? ». Répondre est souvent difficile. Quand il s'agit d'une pathologie fréquente, la réponse « Oui, beaucoup, j'ai l'habitude... » ne permet pas, le plus souvent, de calmer l'angoisse du patient car ce que sous-tend la question c'est plutôt « moi je suis unique, qu'allez vous faire pour moi ? » [448]. À l'opposé, la réponse : « non, je n'ai jamais vu, je n'ai pas d'expérience... », si elle peut être éthiquement recommandée est impossible à faire en pratique. Une telle réponse n'est possible que dans quelques cas très exceptionnels. Dans ces rares cas, le patient ne rencontre celui qui va prendre la décision qu'au terme de multiples rencontres médicales (staffs, échange de dossiers sur internet,...), il sait déjà que son cas est exceptionnel et que l'opérateur qu'il a en face de lui, même si il n'a pas d'expérience particulière, a été choisi par ses pairs comme étant « l'homme de la situation ».

- Des raisons mathématiques : Même avec la plus grande expérience possible, un individu isolé n'a vu qu'un faible nombre de patients potentiels et son expérience, pour respectable qu'elle soit, est forcément limitée. Dans un monde où le risque est « globalisé », l'échelon individuel n'est pas satisfaisant pour connaître le risque d'une thérapeutique.

Il y a enfin des limites « techniques ». De quelles complications parlons-nous ? De celles qui intéressent le chirurgien et qui se rapportent à sa technique ; pourcentage d'échec, de nécrose, d'infection, ...toutes notions qui manquent d'ancrage dans la réalité quotidienne du patient. Il

---

[448] C'est entre Charles IX et Ambroise Paré qu'a eu lieu cet échange verbal :
« — *J'espère bien que tu vas mieux soigner les rois que les pauvres ?*
— *Non Sire, c'est impossible.*
— *Et pourquoi ?*
— *Parce que je soigne les pauvres comme des rois* »

faut donc aussi s'intéresser à des critères dits subjectifs, le vécu du patient, sa qualité de vie,.... L'avis du patient est ainsi de plus en plus sollicité ; c'est lui qui décide si une intervention a donné un bon résultat ou non. Ce n'est que récemment qu'on a vu apparaître, en chirurgie, les questionnaires de qualité de vie, par pathologie [449], ou par appareil [450]. Nous (société française de chirurgie de la Main) avons été confrontés récemment à une difficulté sur la nécessité d'un traitement antibioprophylactique pour des interventions en chirurgie de la main. La pratique actuelle s'appuyait sur des recommandations éditées pour les orthopédistes, elles-mêmes dérivées de nos connaissances sur les fractures de jambe et les prothèses articulaires. Or ces notions sont inadaptées en chirurgie de la main. L'absence de données disponibles en nombre suffisant, l'impossibilité technique à réaliser une série clinique compte tenu de la rareté des complications septiques en chirurgie de la main, nous a conduit à proposer sur la base d'un consensus professionnel une attitude commune [451]. La recherche n'était tout simplement pas possible !.

2 Rôle de la recherche ?

La chirurgie existe et se pratique depuis des centaines d'années. Le problème est donc moins celui de la découverte que celui de la validité des connaissances [452]. La connaissance clinique n'est pas la science [453]. La pratique de la médecine, de la chirurgie notamment, est loin des standards scientifiques, ce qui pose le problème de sa validation. De nombreuses données

---

[449] Par exemple : Levine DW, Simmons BP, Koris MJ, Daltroy LH, Hohl GG, Fossel AH *et al*. A self-administered questionnaire for the assessment of severity of symptoms and functional status in carpal tunnel syndrome. J.Bone Joint Surg.Am. 1993;75:1585-92

[450] Par exemple le DASH : Disability for the Arm, Shoulder and Hand, disponible au format pdf sur le site de la société américaine de chirurgie orthopédique http://www.aaos.org/ et traduit en plusieurs langues, dont le Français (voir Dubert T, Voche P, Dumontier C, Dinh A. Le questionnaire DASH. Proposition d'une traduction Française d'un outil international. Chirurgie de la Main, 2001 ; 20 : 294-302

[451] Dumontier C, Lemerle JP. L'antibioprophylaxie en chirurgie de la main – à la recherche d'un consensus. Chirurgie de la Main, 2004 ; 23:167-177.

[452] « *Ce qui n'est pas scientifique n'est pas éthique* » Jean Bernard.

[453] Brody GS. Preparing for the twenty-first century. Plast.Reconstr.Surg. 1997;100:1054-1057.

paraissent acquises, même si elles n'ont pas été validées par des études randomisées. Leur enseignement se pérennise et il est, en pratique, presque impossible de mettre en route des essais thérapeutiques randomisés pour mettre en évidence leur efficacité ou inefficacité [454]. Or, la demande d'une validation de l'information est de plus en plus forte, non seulement dans le milieu médical, mais également dans les organismes gouvernementaux et dans les associations de patients. Toute information, pour être transmise aux patients, doit être validée et évaluée [455].

Seules 10 à 20% des publications chirurgicales entre les années 1940 et 1980 reposaient sur des travaux prospectifs et randomisés [456]. Dans un travail de 1993, Solomon et al. concluaient, après avoir revu les études cliniques publiées dans trois journaux entre 1980 et 1990, que cette proportion d'études (dites) valides n'avait pas augmentée [457]. Ce n'est que dans les années 2000 que le nombre et la qualité des travaux scientifiques chirurgicaux a augmenté, par exemple dans le traitement des cancers colo-rectaux [458]. Dans une étude sur 100 patients de 2 chirurgiens de Liverpool, Howes et al. ont montré que le traitement de 11 patients était supporté par des études contrôlées, et que celui de 66 patients était basé sur des « connaissances suffisamment valides » pour qu'une étude contre placebo soit non éthique [459]. Bien que cette publication soit plutôt favorable à la chirurgie, le nombre de traitements non supportés par des études contrôlées étaient « nettement plus importants que dans d'autres domaines de la médecine ». Il restait 23% de patients traités par des méthodes n'ayant aucun support scientifique !. Dans une étude Française de 152 chirurgiens digestifs, les chirurgiens,

[454] Wolkenstein P. Traitements non validés en dermatologie. Med.Leg.Hospit. 1999;2:84-85.
[455] ANAES. Information des patients - Recommandations destinées aux médecins. Paris: 2000. p. 1-59
[456] Salzman EW. Is surgery worthwhile? Arch Surg 1985;120:771–776.
[457] Solomon MJ, McLeod RS. Clinical studies in surgical journals—have we improved? Dis Colon Rectum 1993;36:43–8
[458] Ko CY, Sack J, Chang JT, et al. Reporting randomised, controlled trials: where quality of reporting may be improved. Dis Colon Rectum 2002;45:443–7
[459] Howes N, Chagla L, Thorpe M, et al. Surgical practice is evidence-based. Br J Surg 1997;84:1220–1223.

notamment ceux de plus de 50 ans, étaient mal informés de ce qu'était une étude randomisée contrôlée. La majorité attachait plus d'importance à la renommée de l'auteur ou de l'orateur qu'à la méthodologie de l'étude [460].

Au sein de la chirurgie, notre spécialité a une particulièrement mauvaise image. Les orthopédistes sont considérés comme des êtres frustes, habiles de leurs mains mais peu intelligents, plus proches du singe que de l'homo sapiens [461]. Cette vision pourrait prêter à rire si elle ne se traduisait pas dans les faits. Peu de chirurgiens orthopédistes font de la recherche et c'est la deuxième spécialité, aux USA, la moins choisie par les femmes [462].

Le développement de la chirurgie a, pendant très longtemps et dans tous les pays, été essentiellement basé sur l'expérience apprise auprès de « chefs » dont l 'autorité ne pouvait être remise en question et qui nous apprenait ce qu'il fallait faire et comment le faire [463]. Ceci explique qu'après 100 ans de pratique, alors qu'il s'agit d'une des interventions les plus pratiquées, aucun gynécologue n'a d'indications précises sur la manière de réaliser une hystérectomie dans différentes situations [464]. C'est probablement grâce à l'anesthésie découverte en 1850, puis à l'antisepsie décrite par Lister en 1867, que la chirurgie a pu progresser. La survie sans amputation de 9 patients sur 11 fractures ouvertes de jambe n'avait pas besoin d'études randomisées pour prouver son efficacité, quand la mortalité habituelle de ce type de fracture était effroyable en l'absence d'amputation [465]. Les chirurgiens de cette

---

[460] Millat B, Fingerhut A, Flamant Y, et al. Survey of the impact of randomised clinical trials on surgical practice in France. Eur J Surg 1999;165:87–94.

[461] Fox JS, Bell GR, Sweeney PJ. Are Orthopaedic surgeons really gorillas ? BMJ 1988 ; 301 : 1425-1426.

[462] Jackson DW. Encouraging the Development of the Orthopaedic Clinician-Scientist. J Bone Joint Surg 2002 ; 84-A(5), p 878–879.

[463] Meakins JL. Innovation in Surgery. Am J Surg 2002;183:399–405.

[464] Garry R. Towards evidence-based hysterectomy. Gynaecological Endoscopy 1998;7:225–233.

[465] La mortalité des fractures ouvertes de jambe était, lors de la commune de Paris, de 96% !.

époque avaient un courage certain et une haute estime d'eux-mêmes [466], qui leur faisait poursuivre, malgré les nombreux morts en chemin, dans leur pratique et les préservaient de tout doute sur leur éthique [467].

Le développement de la chirurgie est ainsi basé sur des pratiques qui forment ce que Stirrat a appelé le « paradigme traditionnel » [468] et qu'on peut résumer comme suit :

- Les pratiques chirurgicales sont fondées sur l'étude et la compréhension des mécanismes de la maladie et de la pathophysiologie.
- Elles sont basées sur une expérience clinique et une expertise personnelle.
- Les séries publiées comparent une intervention « nouvelle » aux résultats d'une autre intervention. De meilleurs résultats sont attribués à la nouvelle technique alors qu'il ne s'agit probablement que de biais liés à la comparaison de populations différentes ou aux critères de mesures. « *Les chirurgiens légitiment leur enthousiasme en comparant leurs résultats personnels, sur des cas choisis par eux et traités par des gens d'expérience* » [469].
- La comparaison à des séries anciennes utilisant une autre technique repose sur l'idée, pourtant largement biaisée, que rien n'aurait changé entre les deux périodes. Cette manière de faire entraîne des conclusions fausses ou erronées dans 40 à 60% de ce type d'études [470].
- Les séries rétrospectives, non randomisées, sont de loin les plus fréquentes et sont trop dépendantes de l'opérateur et des biais de sélection de la population étudiée.

---

[466] C'est Antonin Gosset expliquant, sans rire, la supériorité des chirurgiens sur les polytechniciens dans son livre « Chirurgie, Chirurgiens » paru chez Gallimard en 1941, 262pp. Une autre époque !
[467] Stirrat GM. Ethics and evidence based surgery. J Med Ethics 2004;30:160-165.
[468] Stirrat GM. Ethics and evidence based surgery. J Med Ethics 2004;30:160-165.
[469] Anonymous. Surgical innovation under scrutiny. Lancet 1993;343:187–8
[470] Sacks H, Chalmers TC, Smith H. Randomised versus historical controls for clinical trials. Am J Med 1982;22:233–40.

- Les séries prospectives randomisées sont très difficiles à produire et leurs résultats sont publiés tardivement, quand la technique est largement répandue, voire déjà modifiée. Le refroidissement de l'estomac dans le traitement de l'ulcère duodénal, introduit en 1962, n'a été abandonné qu'en 1970 après qu'une étude prospective ait montré le risque élevé de gangrène gastrique [471].

Il existe par ailleurs de multiples raisons pour que ce paradigme traditionnel persiste et elles ont également été listées par Stirrat. Elles concernent :

- L'éthos :

- La chirurgie suppose de l'action et les chirurgiens, surtout des hommes, « agissent ». Les chirurgiens « actifs » auraient une moindre tendance à la réflexion (!?).
- Le compagnonnage, qui a formé depuis des années des générations de chirurgiens, ne permet pas facilement de remettre en question la parole du maître.
- La grande majorité des chirurgiens croient sincèrement agir pour le bien de leurs patients. Dans ces conditions, que demandez de plus ?
- La pratique de la chirurgie est très individuelle et s'adresse à un individu singulier. La formation des chirurgiens ne leur permet pas facilement de se voir comme membres d'une communauté.
- La chirurgie est, par définition, invasive et obéit à la Loi du « tout ou rien » (on ne fait pas une demi-opération). Pour justifier ses indications à ses yeux et ceux du patient, le chirurgien doit « *avoir été plus loin sur la route de la confiance en soi* » que les

---

[471] Ruffin JM, Grizzle JE, Hightower NC, et al. A co-operative double blind evaluation of gastric "freezing" in the treatment of duodenal ulcer. N Engl J Med 1969;281:16–19

autres médecins. On a ainsi pu écrire que si les personnalités transcendent les disciplines médicales, la chirurgie fait exception, qui transcende la personnalité [472].

- Dire au patient ses incertitudes est considéré comme risquant de nuire à la confiance (nécessaire) du patient envers son chirurgien.

- La réputation du chirurgien est un élément commercial non négligeable qu'une étude rigoureuse de ses résultats risque de mettre à mal. On peut y rajouter l'effet de mode qu'entraîne la nouveauté. Dans une enquête sur une technique nouvelle, la coeliochirurgie, 50% des chirurgiens sont allés au-delà de leur compétence, parce qu'un de leurs collègues le faisait [473].

- Les circonstances :

- La chirurgie s'est, historiquement, développée comme une réponse à des situations d'urgences et cette chirurgie d'urgence est particulièrement difficile à évaluer. Ce n'est que dans les dernières décennies que la chirurgie « programmée » a fait son apparition.

- Il est difficile de modifier les pratiques d'une génération à une autre, la transmission du savoir se faisant de façon verticale.

- Les succès spectaculaires et « évidents » de certaines nouvelles interventions (transfert d'orteils, greffes cardiaques et autres,...) renforcent l'image de la toute puissance de la chirurgie.

---

[472] Isaacs D, Fitzgerald D: Seven alternatives to evidence based medicine. *BMJ*, 1999; 319: 1618.
[473] Hervé C, Bouquet de la Jolinière J. A propos des biotechnologies, élaboration d'une pédagogie d'éveil aux problèmes d'éthique en médecine, In: Hervé C, editor. Fondements d'une réflexion éthique managériale de santé. Paris: L'Harmattan; 1996. p. 27-100.

3 Les difficultés à faire de la recherche en orthopédie

Il existe de multiples raisons pour faire de la recherche en chirurgie [474]. Pourtant, les travaux de recherche prospectifs et randomisés sont rares en chirurgie et la chirurgie n'entre pas, ou exceptionnellement dans les protocoles soumis aux CPP (Comité de Protection des Personnes, ex CCPPRB) [475]. Bien que nous prétendions à une culture scientifique, recherche et soins paraissent souvent, en chirurgie, incompatibles. Il existe une contradiction apparente entre le médecin dans son rôle de soignant et le même dans son rôle d'innovateur. L'innovateur cherche à créer du savoir qui bénéficiera, ultérieurement, à un groupe plus large de patients. Le médecin ne cherche qu'à soigner un individu particulier et n'a en vue que l'intérêt propre du patient.

Et pourtant, il y a, dans la recherche, deux éléments importants pour la pratique quotidienne :

La définition et la gestion des risques sont deux points clés de la mise en route d'un protocole de recherche. Chercher, c'est déjà poser le problème de l'existant et du possible !. S'obliger à un raisonnement scientifique, c'est éviter de se faire séduire par la technologie ou l'introduction de nouvelles techniques non ou mal validées [476].

Les données issues de la recherche serviront de bases communes et constitueront le socle de l' « evidence-based medecine » qui pourra être utilisé dans la pratique [477].

Quelques raisons expliquent les difficultés que rencontrent les chirurgiens à faire de la recherche. La recherche chirurgicale est en retard sur la recherche médicale, mais les

---

[474] Ward CM. Surgical research, experimentation and innovation. British Journal of Plastic Surgery 1994;47:90–94.
[475] Sargos P, Pellerin D, Glorion B. Information du malade par le chirurgien. Aspects judiciaires, aspects éthiques, aspects déontologiques. Chirurgie 1998;123:85-96
[476] Folkman J. Surgical research: a contradiction in terms. *J Surg Res* 1984;36:294–299
[477] Wheeler R. One person's innovation is another's experiment BMJ 2000;320:1548.

contraintes sont différentes ce qui explique probablement pourquoi le système actuel, bien qu'imparfait, n'est toujours pas modifié [478]. Parmi les problèmes rencontrés pour simplement comparer deux techniques, citons :

- L'existence d'une courbe d'apprentissage nécessaire pour une des deux techniques,

- Les critères de validité d'une nouvelle technique n'existent pas tant qu'elle n'a pas été utilisée sur un nombre minimum de patients. Lorsqu'elle a été utilisée fréquemment, elle devient partie intégrante de l'arsenal thérapeutique, sans que jamais sa validation n'ait été faite [479].

- La technique évolue, le matériel aussi, et très souvent les résultats risquent d'être obsolètes sitôt que publiés.

- Les critères de validité scientifique des essais thérapeutiques ont été mis en place pour des produits pharmacologiques et sont plus difficiles à réaliser pour des essais non-pharmacologiques comme la chirurgie [480].

Est-ce à dire que les chirurgiens ne font pas de recherche ?. Non, bien sur, mais ils la font souvent mal pour de multiples raisons. En chirurgie, une partie des progrès vient, non pas d'une rupture complète avec ce qui se faisait précédemment, mais d 'une déviation des pratiques habituelles. Ce que les chirurgiens regardent habituellement comme « des variantes », « un petit truc en plus », une « amélioration » peut néanmoins choquer car ni les

---

[478] Lire par exemple : Lister G. "Incessantly under fire". Medical ethics in a material world. Journal of Hand Surgery - British Volume 1996;21:707-712. et Lister GD. Ethics in surgical practice. Plast.Reconstr.Surg. 1996;97:185-193.
[479] Hervé C, Bouquet de la Jolinière J. A propos des biotechnologies, élaboration d'une pédagogie d'éveil aux problèmes d'éthique en médecine, In: Hervé C, editor. Fondements d'une réflexion éthique managériale de santé. Paris: L'Harmattan; 1996. p. 27-100
[480] Boutron I, Tubach F, Giraudeau B, Ravaud P. Blinding was judged more difficult to achieve and maintain in nonpharmacological than pharmacological trials. J. Clin. Epied. 2004 ; 57 : 543-550.

patients, ni les institutions ne sont informées de ce changement [481]. L'apport quotidien de la technologie est un autre problème particulier de la recherche en orthopédie car nous sommes largement dépendants de produits industriels (prothèses, ...). Il n'y a pas, le plus souvent, de publications « négatives » sur ces produits ce qui montre les conflits d'intérêt qui existent avec l'industrie dont les buts sont différents de ceux du soin et dont nous n'avons pas toujours conscience. Lorsque Charnley a introduit sa prothèse de hanche dans les années 1960, il n'était pas possible de se la procurer sauf à avoir été en stage chez lui, ceci afin d'éviter que des poses malencontreuses ne ternissent les résultats de ces prothèses. Actuellement, un simple marquage CE suffit et le nombre de prothèses sur le marché est élevé, quelques-unes seulement pouvant s'appuyer sur un long recul [482]. La pression commerciale est énorme et chaque modification est appuyée par l'industrie. La chirurgie cardiaque et la chirurgie du rachis sont les « chéries » de Wall Street [483]. Ceci explique la pression exercée et l'aide, non-désintéressée, que les laboratoires nous fournissent pour assurer des cours, des formations pratiques,...En contrepartie, nous devons lutter pour ne pas céder et accepter les nouvelles technologies que si elles apportent un plus : moins de reprise chirurgicale, un meilleur confort pour le patient, une meilleure qualité de vie car les coûts énormes générés devront être répercutés de toute les façons sur la société. Les Etats-Unis qui possèdent une plus grande disponibilité technologique que d'autres pays n'ont pas d'indice de qualité de vie (mortalité, espérance de vie, ...) meilleurs que les autres [484]. Nous devons apprendre à évaluer la

---

[481] Margo CE. When is surgery research? Towards an operational definition of human research. J Med Ethics 2001; 27:40-43
[482] Deyo RA. Cascade effects of medical technology. Annu.Rev.Public Health 2002 ;23 :23-44.
[483] Bradford DS. Harrington Lecture: The Future of Academic Spine Surgery: Challenges and Opportunities. 2005, 30(12), 1345-1350
[484] Deyo RA. Cascade effects of medical technology. Annu.Rev.Public Health 2002 ;23 :23-44.

technologie et à en apprécier l'utilité [485]. Or pour apprécier l'intérêt de la technologie et la

différencier du gadget, il faut avoir une formation de « chercheur ». Cette formation diminue

considérablement et les médecins (chirurgiens) actuels, malgré les multiples réformes sont

plus des techniciens, des soignants que des chercheurs [486]. Dans son discours présidentiel au

congrès de médecine Américain, James Wyngaarden a, en 1979, le premier, parlé des

chercheurs cliniciens comme d'une espèce en danger [487]. Ce déclin de la recherche clinique

(opposé à la recherche fondamentale) a été noté dans de nombreuses spécialités [488]. La

chirurgie orthopédique est la spécialité la plus en danger [489], la part de la recherche en

orthopédie étant passée de 0,3% à 0,07% du budget de la recherche Américaine entre 1994 et

2003 [490]. La question est largement débattue dans la presse Nord-Américaine [491], jamais dans

la nôtre. C'est grâce à l'intelligence du rédacteur en chef de la revue de chirurgie

orthopédique que j'ai pu faire passer un papier sur l'impact factor [492] et démontrer, après

d'autres, que ce critère était totalement inadapté à l'évaluation des futurs universitaires

chirurgiens orthopédistes. J'ai su, par la bande, que beaucoup d'orthopédistes membres du

comité de rédaction n'en voyaient tout simplement pas l'intérêt. Il n'y avait, dans ce papier,

aucune technologie qui les intéressait. Par ailleurs, un jeune chirurgien qui souhaite faire une

carrière orthopédique s'aperçoit rapidement qu'on va le noter sur la somme de ses

[485] Bozic KJ, Pierce RG, Herndon JH. Health care technology assessment: basic principles and clinical applications. *J Bone Joint Surg Am* 2004;86:1305–1313.
[486] Sinon : « le développement des savoirs suffit à envoûter la raison ».
[487] Wyngaarden JB. The clinical investigator as an endangered species. *N Engl J Med* 1979;301:1254–1259.
[488] Byrne E. The physician scientist: an endangered breed? *Intern Med J* 2004;34:75. Voir aussi Goldstein JL, Brown MS. The clinical investigator: bewitched, bothered, and bewildered–but still beloved. *J Clin Invest* 1997;99:2903–2912.
[489] Hurwitz SR, Buckwalter JA. The orthopaedic surgeon scientist: an endangered species? *J Orthop Res* 1999;17:155–156.
[490] Thompson RC. The future of academic medicine or is academic medicine to be determined by technology? *Iowa Orthop J* 2002;22:116–119.
[491] Jackson DW. The orthopaedic forum: the orthopaedic clinical-scientist. *J Bone Joint Surg Am* 2001;83:131–134. Voir aussi Ahn J, Jackson DW. Encouraging the development of the orthopaedic clinician-scientist. *J Bone Joint Surg Am* 2002;84:878–879.
[492] Dumontier C, Nizard R, Sautet A. Le facteur d'impact ou pour publier faut-il choisir entre la Revue de Chirurgie Orthopédique et « l'impact factor » ? Revue de Chirurgie Orthopédique, 2001 ; 87 : 115-128.

publications. Or, le moyen le plus simple de publier est de regarder dans un service ce qui a été fait, et de produire des articles rétrospectifs ou des cas cliniques. En termes de valeur scientifique, ces articles, pour intéressants et bien écrits qu'ils soient, n'ont que peu d'intérêt et n'apportent pas, le plus souvent, de données « évidentes » et scientifiquement valides. On ne peut pas non plus passer sous silence l'intérêt financier que représentent le système privé et le manque d'intéressement économique pour ceux qui travaillent dans le secteur public, ceci étant vrai dans tous les pays.

Enfin, on ne peut nier qu'existent des facteurs intrinsèques à notre spécialité que Folkman a appelé « le syndrome de discrimination inverse » et « la personnalité chirurgicale » [493]. La discrimination est celle exercée envers les scientifiques accusés d'être de moins bons opérateurs. Cette discrimination existe, elle n'est pas toujours injustifiée. Mais penser et couper ne sont pas mutuellement incompatibles. La chirurgie étant une pensée en action [494], une tête bien faite est capable d'utiliser ses mains pour les guider à bien faire. Même si nous avons vu que la qualité des soins repose, en partie, sur l'expérience du chirurgien, si l'équilibre entre pratique et recherche est peut-être un peu délicat à trouver, il n'est sûrement pas impossible. L'autre critique est à mon avis plus vraie : Bradford [495] appelle ce trait le « Surgical Adult Attention Deficit Disorder ». Il s'agit du besoin obsessionnel des chirurgiens à avoir l'air débordé par les besoins des patients et à être convaincu de ce qu'il faut faire ("I may be wrong, but never in doubt."). Ce trait de personnalité, sûrement efficace dans la prise en charge des patients qui courent un risque mortel, n'est d'aucun intérêt dans le cadre plus

---

[493] Folkman J. Surgical research: a contradiction in terms. *J Surg Res* 1984;36:294–299
[494] Masquelet A.C. Notre Formation, lettre des jeunes orthopédistes, n°6, janvier 2000, p3-6.
[495] Bradford DS. Harrington Lecture: The Future of Academic Spine Surgery: Challenges and Opportunities. 2005, 30(12), 1345-1350

feutré d'un laboratoire de recherche ou la réflexion, le scepticisme, sont nécessaires à la qualité des travaux [496].

La difficulté vient donc de savoir si une modification technique ou une innovation technologique est une innovation susceptible d'être traitée comme un objet de recherche [497] ?. Une voie d'abord plus courte est-elle une recherche ou une amélioration technique ? Que doit-on dire aux patients ?. Pour Sargos (et les juges de façon plus large) [498], l'évolution dans le temps des indications prouve que l'on est dans le domaine de la recherche clinique, de l'incertain et que la responsabilité médicale est engagée. Pour Margo, qui se place sur le plan éthique, ces innovations chirurgicales ont régulièrement des points en commun qui les placent dans le domaine de la recherche [499]:

- Elles consistent en des séries de patients
- L'analyse des résultats est clinique, en utilisant des critères habituels de suivi des patients
- L'efficacité de l'innovation est comparée avec des séries plus anciennes qui servent de groupe contrôle
- Il n'y a pas de protocole de recherche écrit
- Elles sont considérées par tous comme des activités de soins et ne sont jamais soumises aux institutions. Par contre les résultats positifs sont présentés en congrès ou

---

[496] Folkman J. Surgical research: a contradiction in terms. *J Surg Res* 1984;36:294–299
[497] Lieberman JR, Wenger N. New Technology and the Orthopaedic Surgeon. Are You Protecting Your Patients? Clinical Orthop 2004 ; 429, 338–341
[498] Sargos P, Pellerin D, Glorion B. Information du malade par le chirurgien. Aspects judiciaires, aspect éthiques, aspects déontologiques. Chirurgie 1998;123:85-96
[499] Margo CE. When is surgery research? Towards an operational definition of human research. J Med Ethics 2001; 27:40-43

publiés dans des revues sous forme d'études rétrospectives, d'études pilotes, de cas cliniques,...

Ce que Agich appelle « le paradigme de régulation éthique » impose que toute déviation d'un traitement habituel soit considérée comme de la recherche et ce, dit-il, afin de protéger les patients [500]. Il ne fait que reprendre le rapport Belmont qui disait déjà : *"radically new procedures . . .should . . . be made the object of formal research at an early stage in order to determine whether they are safe and effective"*. Cependant cette vision un peu dogmatique est contrebalancée par la déclaration d'Helsinki (dans sa révision) qui précise que : « *si il n'existe pas de méthodes diagnostiques, préventives ou thérapeutiques efficaces ou effectives, avec le consentement du patient, le médecin est libre d'utiliser des techniques nouvelles ou non prouvées si elles ont pour but de soulager la douleur, de rétablir la santé ou de sauver la vie* ».

Les conditions expérimentales d'une modification technique ou de l'introduction d'une nouvelle technologie transforment le patient qui était receveur d'un traitement connu en un sujet de recherche. Le problème de cette façon de faire est, qu'en pratique, des études menées sans la rigueur nécessaire sont en général sujettes à de nombreux biais et elles portent en elles le risque « *de polluer la littérature médicale et les médias de façon plus générale avec ce qui est en fait de la mauvaise science* » [501]. Échappant, dans leur pratique, à toutes les procédures habituelles, on ne peut définir le niveau de risque de ces techniques avant leur introduction. On peut ainsi dire que la protection des animaux de laboratoire est ainsi plus grande que celle

---

[500] Agich GJ. Ethics and innovation in medicine. J Med Ethics 2001; 27:295-296.
[501] Margo CE. When is surgery research? Towards an operational definition of human research. J Med Ethics 2001; 27:40-43

des êtres humains pour les innovations en chirurgie [502]. À l'inverse, cette recherche informelle offre l'avantage de rejeter rapidement des innovations « mauvaises » et de ne faire porter la recherche formalisée que sur des innovations qui semblent pertinentes. On retrouve donc cette difficulté à définir ce qui relève de la recherche et ce qui relève du soin, car, dans le même temps, tous s'accordent pour dire qu'on apprend de nos patients tous les jours et qu'on progresse avec eux. Cette attitude pourrait représenter la vision paternaliste de la médecine selon Margo [503].

Une réponse simpliste consisterait à dire que toute modification est objet de recherche et, comme telle, doit satisfaire aux Lois du pays (Loi Huriet en France, IRB {Institutional Review board} aux USA et dans les pays anglo-saxons,...). Ceci est inapplicable en pratique [504]. La variété anatomique impose des variations techniques à l'infini, portant le plus souvent sur de petits détails. Aucune intervention chirurgicale n'est standardisée, au sens où l'est le dosage pharmacologique. L'inconvénient, c'est que faute de recherches et de travaux répondant aux critères scientifiques, de très nombreuses techniques ou innovations technologiques sont largement diffusées sans qu'on ait la moindre idée de leur réelle efficacité [505]. L'attrait de la nouveauté fait que lorsqu'un nouveau produit, une nouvelle technologie est disponible les chirurgiens veulent pouvoir l'utiliser (greffes osseuse déminéralisée, prothèses,...), nous l'avons déjà vu.

---

[502] Margo CE. When is surgery research? Towards an operational definition of human research. J Med Ethics 2001; 27:40-43
[503] Margo CE. When is surgery research? Towards an operational definition of human research. J Med Ethics 2001; 27:40-43
[504] Bonchek LI. Are randomized surgical trials appropriate for evaluating new operations? New England Journal of Medicine 1979;301:44-45.
[505] Lieberman JR, Wenger N. New Technology and the Orthopaedic Surgeon. Are You Protecting Your Patients? Clinical Orthop 2004 ; 429, 338-341.

Enfin, quand les chirurgiens veulent faire de la recherche, ils se heurtent parfois à l'incompréhension d'une partie du corps médical et du public, car les critères de la recherche semblent parfois contradictoires avec ceux de l'éthique. Pour remettre en question ou confirmer l'intérêt d'interventions innovantes, l'idéal serait de les comparer avec un placebo (« sham surgery »). Les recherches de ce type sont très rares, elles sont pourtant utiles sinon fondamentales. La première recherche publiée de ce type a permis d'arrêter la ligature de l'artère mammaire interne comme traitement de l'angor [506]. Aucun contrôle éthique n'avait été demandé pour cette recherche. On peut citer en orthopédie un travail consistant à simuler une arthroscopie du genou pour connaître l'intérêt du lavage arthroscopique dans l'arthrose [507]. Plus récemment ces interventions - placebo ont suscité une intense littérature dans le monde de l'éthique pour savoir si elles étaient justifiées, on non [508]. L'exemple le plus frappant a été l'étude Nord-Américaine qui cherchait à démontrer l'inutilité des greffes de cellules fœtales dans la maladie de Parkinson ; le groupe témoin se voyait proposer une trépanation !. Le problème éthique soulevé par cette recherche est que le groupe contrôle n'avait aucune chance d'obtenir un effet bénéfique, mais qu'il avait tous les risques [509]. La chirurgie - placebo soulève trois problèmes en sa défaveur :

- Une tension importante entre les standards les plus élevés de la recherche et ceux de l'éthique.

---

[506] Cobb LA, Thomas GI, Dillard DH, et al. An evaluation of internal-mammary-artery ligation by a double blind technic. New England Journal of Medicine 1959;260:1115–1118.

[507] Moseley JB, Wray NP, Kuykendall D, et al. Arthroscopic treatment of osteoarthritis of the knee: a prospective randomized placebo-controlled trial. Results of a pilot study. American Journal of Sports Medicine 1996;24:28–34.

[508] Lire par exemple : Freeman TB, Vawter DE, Leaverton PE, et al. Use of placebo surgery in controlled trials of a cellular-based therapy for Parkinson's disease. New England Journal of Medicine 1999;341:988–91 ou Freed CR, Greene PE, Breeze RE, et al. Transplantation of embryonic dopamine neurons for severe Parkinson's disease. New England Journal of Medicine 2001;344:710–719 ou encore Albin RL. Sham surgery controls are mitigated trolleys. *J Med Ethics* 2005;31:149-152.

[509] Albin RL. Sham surgery controls: intracerebral grafting of fetal tissue for Parkinson's disease and proposed criteria for use of sham surgery controls. J Med Ethics 2002;28:322-325

- Des problèmes majeurs pour définir les risques (et les bénéfices) de la chirurgie – placebo

- Que l'information délivrée et le consentement du patient, même éclairé, ne suffisent pas à autoriser ce type de recherche.

À l'inverse, d'autres auteurs ont soulevé l'intérêt et la justification de ce type de recherche, à titre non plus individuel, mais pour la science et pour la société à laquelle appartiennent les patients de ce type de recherche [510]. La chirurgie – placebo est la seule façon d'éliminer les faux-positifs qui, d'une part peuvent mettre en danger un groupe de patients plus importants que le groupe contrôle d'une chirurgie – placebo, mais peuvent également nuire, économiquement, à toute une société. Plusieurs exemples existent déjà dans la littérature mondiale : L'endartériectomie carotidienne à visée préventive des accidents vasculaires cérébraux n'a été évaluée que des années après son introduction dans la thérapeutique. Les études ont confirmé l'intérêt de cette chirurgie, mais ont montré qu'il était moindre qu'attendu et seulement pour un petit groupe de patients. Comme des millions de patients ont été opérés, on peut en conclure que des milliers ont été inutilement exposés à des risques et que des ressources économiques (précieuses) ont été perdues [511]. Le coût du lavage arthroscopique du genou dans l'arthrose a fait perdre des dizaines de milliers de dollars chaque année aux USA avant que l'étude de Moseley en démontre l'inutilité [512]. Une étude bien faite comme celle de Cobb sur la ligature de la mammaire interne a fait dire à Beecher qu'elle a permis d'éviter des risques chirurgicaux inutiles à des milliers de patients [513]. On peut remarquer que l'effet placebo est particulièrement important dans deux situations : Celles où la douleur est un des

---

[510] Dekkers W, Boer G. Sham neurosurgery in patients with Parkinson's disease: it is morally acceptable? Journal of Medical Ethics 2001;27:151–156.
[511] Albin RL. Sham surgery controls: intracerebral grafting of fetal tissue for Parkinson's disease and proposed criteria for use of sham surgery controls. J Med Ethics 2002;28:322-325
[512] Albin RL. Sham surgery controls are mitigated trolleys. *J Med Ethics* 2005;31:149-152
[513] Beecher HK. Surgery as placebo. A quantitative study of bias. JAMA 1961;176:1102-1107.

critères majeurs d'évaluation (comme l'arthrose ou l'angor), et celles où les critères d'évaluation varient en permanence (comme dans la maladie de Parkinson) [514].

Albin, dans deux très beaux articles, propose plusieurs critères « scientifiques » pour justifier la chirurgie – placebo [515]:

- Premièrement, tous les standards éthiques de la recherche clinique doivent être remplis : Validité scientifique, sélection honnête des patients, ratio bénéfice/risques favorable, revue indépendante des résultats, consentement éclairé, respect des patients inclus ou potentiels.

- Deuxièmement, il ne doit pas exister de projets de recherche alternatifs possibles

- Troisièmement, on doit mettre en place toutes les procédures possibles pour diminuer le ratio risques/bénéfices.

- Quatrièmement, seul le nombre de patients nécessaires aux résultats doit être inclus dans l'étude, d'où la nécessité d'études statistiques irréprochables.

Il propose également un raisonnement philosophique pour justifier les risques imposés à un petit nombre pour le plus grand bien d'un grand nombre [516]. Schématiquement, cette situation est « autorisée » si :

- Un groupe particulier est mis en danger par des évènements

- Le déplacement du danger couru par un grand groupe se fait sur des individus qui appartiennent à ce groupe

---

[514] Hrobjartsson A, Gotzsche PC. Is the placebo powerless? An analysis of clinical trials comparing placebo with no treatment. *N Engl J Med* 2001;344:1594–1602.
[515] Albin RL. Sham surgery controls are mitigated trolleys. *J Med Ethics* 2005;31:149-152 et Albin RL. Sham surgery controls: intracerebral grafting of fetal tissue for Parkinson's disease and proposed criteria for use of sham surgery controls. J Med Ethics 2002;28:322-325.
[516] Albin RL. Sham surgery controls are mitigated trolleys. *J Med Ethics* 2005;31:149-152.

- Les risques (inconvénients) deviennent limités à un sous-groupe du groupe initialement à risque

- Les risques (inconvénients) surviendront de toute façon même si on les limite à un petit nombre

Les chirurgiens ont parfois de bonnes raisons de trouver la recherche difficile, mais ce n'est pas une excuse. Nous, chirurgiens, avons sous-estimé notre rôle scientifique, et l'évolution de la chirurgie dans le monde universitaire le traduit bien ; l'anatomie a disparu du concours de l'internat, on se pose régulièrement la question de savoir si la chirurgie est encore une discipline universitaire ?. Nous devons pouvoir justifier nos pratiques, et les justifier scientifiquement par une recherche de qualité [517]. Il n'est plus possible, dans le monde occidental actuel, d'imaginer ou de réaliser que le chirurgien a une gestuelle performante, reposant sur des bases floues. Nous devons être mieux que les autres professionnels, car notre profession est particulière ; elle a rapport avec autrui, elle est sollicitude envers l'autre, elle est responsabilité pour autrui [518].

---

[517] Les évènements récents sur le clonage montrent que la recherche seule n'est pas la réponse si elle ne se fonde pas sur une éthique. 10% des chercheurs ont admis avoir modifié quelque peu les données. Martinson BC, Anderson MS, de Vries R. Scientists behaving badly. Nature 2005 ; 435 (9) :737-738.
[518] Levinas E. Ethique comme philosophie première. Paris: Rivages Poches; 1998. p. 67-109.

L'appropriation du risque – La connaissance

Avant de transmettre au patient une information de qualité sur le risque, il faut que le chirurgien s'approprie cette information et la transcrive dans sa pratique [519]. Cette étape recouvre deux volets :

- La formation au sens de l'acquisition puis de l'entretien des compétences. La formation permanente, qui apparaît à l'article 11 du code déontologie et dans l'article 3 de l'ordonnance n°96-345 du 24 avril 1996 (ordonnances Juppé) devrait se mettre en place prochainement, encadrée par des textes législatifs [520]. La formation médicale continue doit également être régulièrement évaluée [521].

- La « traduction », pour un individu singulier, de données qui, par nature, s'appliquent à un groupe sélectionné ou à un grand nombre de patients. Nous sommes ici dans un changement récent et important de la pratique médicale connue sous le nom « d'evidence-based medecine » qui a fait, dans le cadre de cette thèse, l'objet de publications rappelés en annexe [522].

---

[519] Gosset J :« *un médecin ignorant sera forcément un médecin malhonnête ; que dis-je ? il l'est déjà !* ».
[520] Code de la Santé Publique :_Article L4133-1. Loi n° 2002-303 du 4 mars 2002 art. 59 I 1° ; Loi n° 2004-806 du 9 août 2004 art. 98 I ; Ordonnance n° 2005-804 du 18 juillet 2005 art. 13 I.
La formation médicale continue a pour objectif le perfectionnement des connaissances et l'amélioration de la qualité des soins et du mieux-être des patients, notamment dans le domaine de la prévention, ainsi que l'amélioration de la prise en compte des priorités de santé publique.
La formation médicale continue constitue une obligation pour les médecins exerçant à titre libéral, les médecins salariés non hospitaliers ainsi que pour les personnels mentionnés à l'article L. 6155-l....
[521] Code de la Santé Publique. Article L4133-1-1. Loi n° 2004-810 du 13 août 2004 art. 14 ; Ordonnance n° 2005-804 du 18 juillet 2005 art. 13 II.
L'évaluation individuelle des pratiques professionnelles constitue une obligation pour les médecins exerçant à titre libéral, les médecins salariés non hospitaliers ainsi que pour les médecins mentionnés à l'article L. 6155-1 et les médecins exerçant dans les établissements de santé privés...
[522] Dumontier C. La chirurgie factuelle ou la chirurgie basée sur les faits. Chir Main 2004 ; 23 : 57-71 et aussi Techniques hospitalières, 2004 ; 683-janvier-Février, 60-63

1 Formation et acquisition des compétences

La compétence du médecin, donc sa formation, est maintenant placée au cœur du débat. Le code de déontologie actuel a une vision de « santé publique », la place particulière du médecin disparaissant devant l'intérêt de la société. La société souhaite également savoir ; 80 à 90% des patients souhaitent que les médecins soient contrôlés et pour les économistes, « *la preuve semble faite que le respect du serment d'Hippocrate ne garantit pas la qualité des soins* » [523].

1-1 La formation initiale

L'étudiant est dans une situation apparemment privilégié pour se former et être formé. Malheureusement l'éducation médicale est un reflet de la pratique médicale [524]. La formation des plus jeunes est avant tout « scientifique » et n'intègre pas les problèmes humains liés à la pratique médicale. Ce n'est donc pas l'éducation qui va modifier la pratique des médecins mais la modification des pratiques qui redéfinira l'éducation médicale [525]. Comme souvent, c'est aux USA que l'on a le plus réfléchi à ce que pourrait ou devrait être la formation [526]. La formation initiale des chirurgiens est considérée dans certaines spécialités comme de moins bonne qualité qu'auparavant [527]. Parmi les facteurs responsables de cette diminution : la diminution du nombre et de la variété des indications opératoires, l'augmentation des techniques disponibles pour une pathologie donnée, la diminution du nombre d'enseignants dans la spécialité et surtout la modification, plus difficilement chiffrable, du système de

---

[523] Majnoni D'Intignano B. Conflits d'éthiques en médecine. Commentaires 1994;93-103.
[524] cours DEA du Pr Bagros, Une pédagogie pour l'introduction des sciences humaines en médecine, 19 janvier 2000 ; http://www.inserm.fr/ethique
[525] Silver GA. Victim or villain. Lancet 1983;ii:960.
[526] Voir Brody GS. Preparing for the twenty-first century. Plast.Reconstr.Surg. 1997;100:1054-57 et Rohrich RJ, Johns DF, Beran SJ. Graduate medical education in plastic surgery: a time for revolution. Plast.Reconstr.Surg. 1997;100:1333-35.
[527] Rogers MR Jr, Julian MT. Training the Gynecologic Surgeon. Obstet Gynecol 2005;105:197–200.

formation avec moindre responsabilisation des internes [528]. Transposées au système Français, ces remarques restent pertinentes :

- La diminution du nombre et de la variété des cas. Les indications chirurgicales ont, en partie diminuées, grâce à l'amélioration du traitement médical (nouveau médicament, meilleure prise en charge). Les séquelles de poliomyélite sont devenues très rares, la polyarthrite est moins souvent qu'avant chirurgicale,... Nous n'avons pas cependant les contraintes financières imposées par les systèmes d'assurances Nord-Américains qui limitent encore plus les indications opératoires.

- La demande de plus en plus forte des patients de soins personnalisés, y compris dans un hôpital universitaire. Il est très difficile, et souvent très mal accepté, de confier « ses » patients à des collaborateurs plus jeunes dans le métier.

- Les contraintes comme le repos de sécurité, la nécessité de valider des diplômes complémentaires, d'assister à des cours, le souhait d'une meilleure qualité de vie laisse moins de temps à la formation au bloc opératoire [529].

- L'anatomie est devenue « optionnelle », ne fait plus partie des examens de fin de formation et devient une lacune, difficile à combler, les contraintes réglementaires sur l'utilisation des cadavres ne facilitant pas ceux qui souhaitent se former.

- L'augmentation du nombre de techniques à apprendre : l'utilisation de l'endoscopie, de la microchirurgie, l'arrivée de nouvelles technologies (robotique, …) augmentent le nombre de

---

[528] Chez RA, Droegemueller W, Gant NF Jr. , O'Sullivan MJ. Clinical experience reported by candidates for the American Board of Obstetrics and Gynecology 1995 and 1997 oral examinations. Am J Obstet Gynecol 2001;185:1429–32.
[529] Voir par exemple : Defoe DM, Power ML, Holzman GB, Carpentieri A, Schulkin J. Long hours and little sleep: work schedules of residents in obstetrics and gynecology. Obstet Gynecol 2001;97:1015– 8.

techniques à connaître pour le chirurgien. Or il apparaît que la diminution du risque est corrélée à l'expérience du chirurgien [530].

- L'enseignement et sa qualité ne sont pas évalués en termes de productivité. C'est presque considéré comme une erreur (économique) d'enseigner au lieu de produire du soin. Le titre, mais pas la fonction d'enseignant, n'est pas valorisé. Enfin, aider un jeune chirurgien à pratiquer entraîne, à priori, de moins bons résultats et plus de risques, demande du temps, génère de l'angoisse,...autant de bonnes raisons pour ne pas s'y obliger.

- La qualité de l'enseignement pêche aussi parfois du fait de l'enseignant. La tendance est forte à n'enseigner que ce que l'on a soi-même appris (alors que l'évolution des connaissances en chirurgie et médecine oblige à se remettre en question constamment, cf. infra). Les techniques d'enseignement n'ont pas forcément évolué, faites parfois d'épuisement, d'humiliations et d'abus. Apprendre est difficile et la tendance est forte à croire sur parole nos anciens, l'argument d'autorité remplaçant souvent la science. *« La toge du professeur est plus confortable que la blouse du chercheur »* [531]. Tous les chirurgiens n'ont pas une autorité naturelle et la position de Leader « naturelle », qu'avaient les « anciens » chirurgiens a tendance à disparaître maintenant qu'il n'est qu'un des intervenants d'une équipe, dont le rôle paraît parfois difficile à définir. Le risque est grand qu'il n'en profite pour fuir sa responsabilité (Certains « patrons » français n'ont jamais enseigné depuis leur nomination !). Et pourtant, le rôle d'un mentor dans l'éducation des plus jeunes, notamment dans la formation à l'éthique est énorme.

---

[530] Voir par exemple : Jain N, Pietrobon R, Hocker S, Guller U, Shankar A, Higgins LD. The relationship between surgeon and hospital volume and outcomes for shoulder arthroplasty. J Bone Joint Surg Am. 2004 Mar;86-A(3):496-505. Ou Kreder HJ, Deyo RA, Koepsell T, Swiontkowski MF, Kreyter W. Relationship between the volume of total hip replacements performed by providers and the rates of postoperative complications in the state of Washington. J. Bone Joint Surg. 1997 ;79A :485-494.
[531] Comtet JJ. Prouvons...n'enseignons pas. La main 1996;1:77-78

- Malgré tous ces écueils, la formation Française reste considérée comme de grande qualité et, elle a permis, ces dernières années, de former des chirurgiens très brillants. Ces chirurgiens ont une grande clientèle, mais la plupart ne travaillent que dans le secteur libéral ou hospitalier non universitaire, et ne participent pas, de ce fait, à la formation des plus jeunes [532]. Ces critiques d'ordre général pourraient passer pour des réflexions désabusées traduisant le grand âge de celui qui les fait. Malheureusement les Américains ont réellement évalué la qualité de leur enseignement avant de le remettre en cause. Le questionnement sur la formation des chirurgiens peut également venir de façon indirecte [533]. Le nombre d'interventions sur le rachis a augmenté de 77%, entre 1996 et 2001, alors que le nombre de prothèses de hanche ou de genou, la même population approximativement, n'a augmenté que de 12%. La répartition des indications opératoires traduit plus à l'évidence la répartition du nombre de chirurgiens que des disparités régionales dans la pathologie [534].

La formation ne se résume pas à la mise en œuvre de moyens pour transmettre les connaissances et faire acquérir une qualification professionnelle ; enseignement et apprentissage, même associés, ne suffisent pas à définir une formation. Une formation c'est, étymologiquement, donner une forme achevée à la matière ; on n'est pas formé (par quelqu'un), on se forme dans un travail souvent solitaire. La chirurgie est une pensée en acte,

---

[532] La chirurgie des ligaments du genou en est un exemple frappant. L'hôpital universitaire le plus actif à Paris a opéré 67 patients en 2004, quand une clinique parisienne, avec de nombreux chirurgiens, en opérait 1047 dans le même temps (chiffres APHP).
[533] Bradford DS. Harrington Lecture: The Future of Academic Spine Surgery: Challenges and Opportunities. 2005, 30(12), 1345-1350
[534] Cherkin DC, Deyo RA, Wheeler K, et al. Physician variation in diagnostic testing for low back pain. *Arthritis Rheum* 1994;37:15–22. Voir aussi Weinstein J, Bronner K, Morgan T, et al. Trends and geographic variations in major surgery for degenerative diseases of the hip, knee and spine. *Health Aff* 2004 (http://content.healthaffairs.org/cgi/content/abstract/hlthaff.var.81v1?ck=nck).

une pensée qui ne réalise pleinement que dans l'action [535]. Mieux : une réflexion qui ne trouve sa justification que dans l'action [536]. Pour illustrer son propos sur la formation, Masquelet a choisi de reprendre un exemple nord-Américain, les 3 H de l'action chirurgicale : Head, Hand, Heart

- Head, le lieu de la réflexion qui suit les chemins ardus du raisonnement. Éviter les solutions toutes faites, tenir les classifications pour ce qu'elles sont ; une construction de l'esprit qui n'épuisera jamais la diversité du réel. Ne pas verser dans les derniers courants à la mode. Jeter un regard constamment critique sur la littérature. S'entraîner à s'exprimer car une pensée que l'on ne parvient pas à formuler correctement a de sérieuses difficultés à se traduire en acte.

- Hand, ou l'apprentissage technique. La main est l'exécutrice de la pensée qu'elle éclaire en retour. Les étapes importantes de l'apprentissage technique sont : aider, être aidé, répéter, opérer.

- Heart, la faculté la plus fragile qui ressort de la structure même d'un individu. Elle est la faculté qui assure la liaison entre la tête et la main, entre la pensée et l'action. Le cœur, c'est le courage de faire ; c'est aussi la conscience de ses limites. Il n'y a pas de bonne formation chirurgicale si le chirurgien n'a rien appris sur lui-même [537].

1-2 L'entretien des compétences

La relation médecin-malade entraîne des obligations mutuelles : parmi celles du médecin, l'obligation pour lui d'être compétent, et d'agir de façon responsable [538]. L'envie d'apprendre

---

[535] *« Ce n'est rien de feuilleter les livres de gazouiller, de caqueter en chaire de la chirurgie, si la main ne met en usage ce que la raison ordonne »* A. Paré (1529)
[536] Masquelet A.C. Notre Formation, lettre des jeunes orthopédistes, n°6, janvier 2000, p3-6
[537] Masquelet A.C. Notre Formation, lettre des jeunes orthopédistes, n°6, janvier 2000, p3-6
[538] Ethics Manual: Fourth Edition. Ann.Intern.Med. 1998;128:576-594.

fait partie de nos obligations et elle doit perdurer toute notre vie professionnelle [539]. Nous devons pouvoir être sûr que ce que nous proposons à nos patients est ce qu'il y a de mieux à l'heure actuelle [540]. La médecine évolue vite et il existe une corrélation statistiquement négative entre notre connaissance des méthodes de soins les plus performantes, et le nombre d'années écoulées depuis l'obtention de notre diplôme, surtout dans les spécialités évoluant vite [541]. On estime que la moitié de nos connaissances seront périmées après 10 ans. D'autres enquêtes ont montré que les médecins sous-estimaient leurs lacunes [542]. Il est difficile de se remettre en question, surtout si l'expérience, la clientèle, la réussite sociale et professionnelle semblent vous dire que vous faites bien votre travail [543]. La pratique, l'expérience du terrain ne suffisent pas à entretenir nos compétences. Des études ont montré que nous modifions peu notre pratique, moins d'un changement par mois, alors que la médecine évolue constamment [544]. Une des clés de voûte de la responsabilité médicale, l'obligation de donner des soins conformes aux données acquises de la science, repose sur un devoir permanent de formation [545]. La responsabilité du médecin sera engagée si il ignore une donnée médicale nouvelle. La question de l'origine des « donnée acquises de la science » est peu discutée en justice malgré son importance [546] : sont ainsi reconnus comme sources des données de la science, les livres classiques et traités médicaux, à condition qu'ils soient récents [547], les

---

[539] « His prodigious industry, his intellectual rapacity, his vast store of first-hand observation, and his simple attitude as a student all his life, are not equalled" Berkeley Moynihan parlant de Joseph Lister
[540] Canale ST. Falling in love again. J.Bone Joint Surg.[Am.] 2000;82-A:739-742.
[541] Sackett DL, Haynes RB: De la nécessité d'une médecine basée sur des faits prouvés. *EBM Journal*, 1996; 1: 5-6. Voir également Waxman HS, Kimball HR. Assessing continuing medical education. Am.J.Med. 1999;107:1-4.
[542] « *Si je pouvais m'acheter pour ce que je vaux et me vendre pour ce que je crois valoir, je serais riche !* ».
[543] Canale ST. Falling in love again. J.Bone Joint Surg.[Am.] 2000;82-A:739-42.
[544] Waxman HS, Kimball HR. Assessing continuing medical education. Am.J.Med. 1999;107:1-4.
[545] Sargos, P. La détermination des données acquises de la science, et la responsabilité des gastro-entérologues, guide juridique Théraplix, septembre 1997
[546] Sargos, P. La détermination des données acquises de la science, et la responsabilité des gastro-entérologues, guide juridique Théraplix, septembre 1997.
[547] Arrêt Gueroult, Cass.Civ I, 13 mai 1959, bull n°240 et arrêt Verdez, Cass.Civ I 27 octobre 1970, bull n°283.

revues médicales de spécialités qui servent de références [548] et les travaux des congrès médicaux.

Mais la formation elle-même a changé. L'apprentissage par compagnonnage a montré ses limites, les livres, qui faisaient référence aux siècles précédents et qu'on se passait de génération en génération, sont obsolètes à peine édités. Internet a révolutionné l'accès à l'information. Lorsqu'on demande aux étudiants (américains) de faire une recherche, 40 % utilisent le Medline, 29 % les livres de référence, 11 % des articles de mise au point, 10 % le Web, 6 % demande à leurs collègues et 4 % cherchent dans des articles de revues médicales, (les seules dont la publication est contrôlée par des pairs !) [549]. Le problème majeur n'est pas d'apprendre, c'est de savoir trier les données disponibles !.

Il faudrait qu'un généraliste lise 17 articles tous les jours pour rester informé de la littérature médicale qui le concerne [550]. Or si le temps de lecture, estimé par un hospitalo-universitaire américain, est de 8,7 h/semaine, le temps de lecture réel mesuré est seulement du tiers... [551]. Dans d'autres études, le temps consacré à l'étude de la littérature variait de 0 à 45 minutes par semaine [552]. Ajoutons à cela qu'on estime la mémorisation de ce qu'on lit à moins de 10%.

La plupart des chirurgiens assistent régulièrement à des EPU, à des congrès, à des conférences d'enseignement. Mais on ne retient que 20% de ce qu'on écoute et il faut avoir réfléchi, écrit, dit et fait pour arriver à près de 90% de mémorisation. En pratique, seul le conférencier retient quelque chose de la conférence ! La plupart des études ont ainsi montré que les sessions de FMC traditionnelles ne modifiaient pas nos pratiques [553]. Dans l'enquête déjà citée [554], nous

[548] Arrêt Chaumont, Cass.Civ I, 23 mai 1973 bull n°180.
[549] Eisenberg JD. Information seeking behaviors among pediatric residents. Pediatrics 1999;104:671-72.
[550] Davidoff F, Haynes RB, Sackett DL, Smith R: Evidence based medicine. *BMJ*, 1995; 310: 1085-1086.
[551] Sackett DL: Si peu de temps et.... *EBM Journal*, 1998; 9: 8.
[552] Straus SE: Mettre les preuves à disposition sur le lieu de soins. *EBM Journal*, 2000; 22: 6-7.
[553] Davis DA, Thompson MA, Oxman AD, Haynes RB: Evidence for effectiveness of CME: a review of 50 randomised controlled trials. *JAMA*, 1992; 268: 1111-1117.

avions montré, qu'en moyenne, les chirurgiens possédaient une information proche des données moyennes de la littérature et donc une « formation » correcte. Au niveau individuel, les variations étaient par contre importantes.

Devant ce qu'il faut bien appeler une pléthore d'informations, la difficulté est de savoir choisir celles qui sont pertinentes. Il est assez aisé, dans sa spécialité de choisir les journaux dits de qualité, mais, ici aussi, des pièges existent. La qualité générale d'une revue ne garantit en rien de la qualité de tous ses articles et « l'impact factor » si souvent mis en exergue est finalement un assez mauvais critère [555]. Certains auteurs connus se sont révélés des escrocs après avoir publié dans des revues aussi prestigieuses que *Nature* ! [556]. Les données publiées par des auteurs étrangers ne s'appliquent pas forcément à la population dont on s'occupe. Il y a parfois un conflit d'intérêt entre la science et le respect fondamental de la vie privée telle qu'elle est vécue aux USA. Certains journaux scientifiques n'osent plus publier de photos, même de pièces opératoires sans avoir obtenu le consentement des patients. Ils vont même jusqu'à modifier des résultats lorsque certains patients d'une série refusent leur permission pour une publication ce qui pose le problème de savoir ce que devient alors la valeur scientifique d'une information [557]. Certains éditeurs posent la question de savoir si il ne faut pas « fictionniser » pour éviter que les patients se reconnaissent. Actuellement les enquêtes génétiques ne mettent plus le sexe des sujets étudiés, et l'ordre de présentation des descendants n'est pas l'ordre chronologique pour éviter que certains patients, très au courant

---

[554] Dumontier C, Meningaud JP, Hervé C. Connaissance des complications de la chirurgie des lambeaux pulpaires des doigts longs et information des patients – implications éthiques. Chir Main 2001 ; 20 : 122-135. (voir annexe 1)
[555] Dumontier C, Nizard R, Sautet A. Le facteur d'impact ou pour publier faut-il choisir entre la Revue de Chirurgie Orthopédique et « l'impact factor » ? Revue de Chirurgie Orthopédique, 2001 ; 87 : 115-128.
[556] Martinson BC, Anderson MS, de Vries R. Scientists behaving badly. Nature 2005 ; 435/9 : 737-738.
[557] Smith R. Informed consent: edging forwards (and backwards): informed consent is an unavoidably complicated issue. BMJ 1998;316:949-51.

des publications, ne se reconnaissent [558]. Il devient difficile d'apprécier la qualité de certaines publications quand 30% des données sont manquantes par refus des patients de participer au recueil des données !.

Toutes ces difficultés expliquent le succès de l'apparition de journaux dits de deuxième main consacrés aux données par niveaux de preuve ; *ACP journal Club* aux USA, *Evidence-based medecine* en Angleterre et depuis 1996 une version Française du journal anglais (les éditoriaux sont disponibles gratuitement en ligne sur www.ebm-journal.presse.fr). On a calculé que ces revues permettent de réduire de 98% le nombre total d'informations contenues dans les journaux sources, ou de transformer les 6000 articles des *Annals of Internal Medecine* en 300 abstracts structurés d'une page, dont les données restent valides à plus de 90% à 5 ans de recul [559]. Ces journaux dits de seconde main sont par ailleurs reconnus comme méthodologiquement satisfaisants, sont remis à jour et ne sont pas limités à certaines langues [560]. L'étudiant compétent du XXIème siècle (et le chirurgien qu'il sera) est celui qui sait tirer profit d'un immense corpus de connaissances en rapide évolution, et non celui qui excelle à se souvenir des connaissances traditionnelles, ou à apprendre par cœur des données éphémères. L'enseignant que nous sommes tous potentiellement doit s'adapter à ce monde changeant. Il ne s'agit pas réellement d'une nouveauté. Au 1er siècle de l'Hégire (vers 700 après Jésus Christ), un des premiers califes, Ali Ibn Abitaleb a pu dire « *Apprenez à vos enfants ce que vous n'avez pas appris, car ils vivront à une époque différente de la vôtre* ».

[558] Feingold,J. Ethique des diagnostics prédictifs en neurologie, cours DEA du 10 janvier 2000, http://www.inserm.fr/ethique
[559] Straus SE: Mettre les preuves à disposition sur le lieu des soins. *EBM Journal*, 2000; 22: 6-7.
[560] Jadad AR, Cook DJ, Jones A, Klasen TP, Tugwell P, Moher M, et al.: Methodology and reports of systematic reviews and meta-analyses: a comparison of Cochrane reviews with articles published in paper-based journals. *JAMA*, 1998; 280: 278-280.

Il ne suffit pas d'apprendre et de continuer à se former. La chirurgie ne peut être séparée du contexte social et politique. Nous devons réfléchir à nos pratiques, les valider et ensuite les faire connaître. Les plasticiens américains ont utilisé le système du lobbying afin de défendre leur spécialité, de faire reconnaître leur pratique (formation, innocuité des implants mammaires en silicone par exemple..) [561]. Cette information sur leur formation leur a permis de limiter les procès et les contentieux. Cette attitude agressive a été qualifié « d'éthique entrepreneuriale », ce qui est un mélange des genres probablement difficile à supporter pour la culture Française, mais prouve au moins qu'il existe une réflexion sur la place de la chirurgie (plastique) dans la société.

2 Appropriation des connaissances

Le deuxième volet concerne l'adaptation des connaissances « brutes » à sa pratique. J'y vois trois sous-chapitres :

- L'adaptation des données à sa pratique personnelle
- L'adaptation des données au patient
- Une formation à la lecture critique des statistiques.

2-1 Adapter les données à sa pratique

Les données existantes doivent être actualisées et adaptées à la pratique. Certaines techniques disponibles ne sont plus adaptées, qu'elles aient été remplacées par d'autres ou qu'elles ne soient plus acceptées par le corps social [562]. Dans la publication faite sur les connaissances de

[561] Brody GS. Preparing for the twenty-first century. Plast.Reconstr.Surg. 1997;100:1054-57.
[562] Dans ma spécialité, un exemple classique est l'intervention de Krukenberg qui consiste à séparer les deux os de l'avant-bras pour faire une pince. Très efficace, elle donne un aspect « monstrueux » du patient et est considérée comme ne devant être réalisée que chez des amputés bilatéraux, aveugles et dans des pays sous-développés.

l'information [563], les chirurgiens interrogés avaient ainsi omis des techniques ou les avaient éliminées, non pas parce qu'ils ne les connaissaient pas mais par simple bon sens chirurgical , témoignant de l'adaptation de la connaissance à leur pratique. L'éthique médicale « impose » que le chirurgien choisisse pour son patient ce qui est encore considéré comme raisonnable, parmi les données acquises de la science. Parler d'une technique inadaptée est une erreur technique et humaine. Ne pas en parler c'est introduire, à la place du patient, un jugement de valeur qui nie sa personne. Il y a, dans l'appropriation des connaissances, un choix éthique à faire. Il y a eu un consensus pour ne pas utiliser les connaissances issues des travaux des médecins nazis, ce qui est facile à comprendre. Pourtant, malgré les différents textes réglementaires, on s'est aperçu dans les années 60-70 que de nombreuses recherches publiées ne respectaient pas les normes éthiques (de l'époque) [564]. Encore maintenant, la qualité éthique de certaines publications est parfois discutable. Des grilles éthiques ont été proposées pour juger les publications, mais seulement pour les protocoles de recherche et pas pour les projets cliniques rétrospectifs, les plus nombreux [565]. Comment intégrer dans sa pratique les résultats d'une publication présentant les résultats clinique d'une étude randomisée, prospective sans mentionner les avis d'un comité d'éthique ou d'un CPP ?.

L'apparition de l'EBM, dans les années 1980, a commencé à changer notre pratique. Ce nouveau concept place beaucoup moins de valeurs dans l'autorité qu'auparavant. L'idée nouvelle est que les cliniciens peuvent se faire leur propre opinion et évaluer les affirmations soutenues par les « experts ». Bien que récente, l'*Evidence-Based Medecine* a déjà montré son

---

[563] Dumontier C, Meningaud JP, Hervé C. Connaissance des complications de la chirurgie des lambeaux pulpaires des doigts longs et information des patients – implications éthiques. Chirurgie de la Main, 2001; 20 : 122-135.
[564] Beecher HK. Ethics and clinical research. N.Engl.J.Med. 1966;274:1354-60. Lire aussi Weisstub D. L'éthique de la recherche après Nüremberg - regard historique sur le droit et l'éthique de la recherche médicale et biologique en Amérique du nord, In: Hervé C, editor. Ethique de la recherche et éthique clinique. Paris: L'Harmattan; 1998. p. 91-115.
[565] Moutel G, Wolf M, Meningaud J-P, Berdeu D, Le Roux N, Hervé C. Qualité éthique des publications scientifiques: mythe ou réalité. Médecine Sciences 2000;16:1-3.

intérêt pratique. Les médecins qui se forment aux techniques de recherche bibliographique de l'*Evidence-Based Medecine* sont plus performants, coûtent moins chers, et soignent mieux [566], ou que les médecins formés à l'*Evidence-Based Medecine* ont une meilleure connaissance des normes et une meilleure capacité à expliquer à leur patient [567]. Ceci explique la pression, dans les pays Anglo-Saxons et Scandinaves, en faveur de pratiques professionnelles validées. Les « conseils de bonne pratique » (guidelines) issue des données scientifiques augmentent ainsi régulièrement, mais cette augmentation devient elle-même contre-productive [568]. Une étude Anglaise a retrouvé 855 guidelines mises à disposition chez les généralistes, soit une pile de papier de 68 cm de haut, pesant 28 kg ! [569]. À l'heure actuelle, l'élaboration et l'application des recommandations cliniques manquent tout à la fois de rigueur et de souplesse ont pu écrire les promoteurs Anglais de la méthode [570].

2-2 Adapter les données aux patients

Toute procédure chirurgicale est « singulière » et non reproductible d'un patient à l'autre, ce qui rend irremplaçable l'expérience du chirurgien qui adapte un principe chirurgical aux circonstances et situations individuelles de chacun de ses patients. Parmi les données disponibles, certaines ne sont pas, ou mal, reproductibles ; Il a fallu les premiers morts en Europe pour s'apercevoir que l'oesophagectomie sans thoracotomie, proposée par des auteurs Japonais, n'était réalisable sans risque que sur des morphotypes particuliers, fréquents au

---

[566] Glanville J, Haines M, Auston I: Finding information on clinical effectiveness. *BMJ*, 1998; 317: 200-203.
[567] Shin JH, Haynes RB, Johnston ME: Effect of problem-based, self-directed undergraduate education on life-long learning. *Cmaj*, 1976; 148: 969-976.
[568] René Thom dénonçait « *l'inflation expérimentale : on a des instruments, on les utilise massivement et on en tire une masse infinie de données, desquelles, à la fin, on ne sait rien tirer...Si le progrès est indéniable, il est qualitativement douteux* ». In Dominique Lecourt, Contre la peur, PUF.
[569] Hibble A, Kanka D, Pencheon D, Pooles F: Guidelines in general practice: the new Tower of Babel? *BMJ*, 1998; 317: 862-863.
[570] Muir Gray JA, Haynes RB, Sackett DL, Cook DJ, Guyatt GH: De la recherche aux pratiques : 3. Elaborer les stratégies cliniques basées sur les faits prouvés. *EBM Journal*, 1998; 9: 5-7.

Japon. Le lambeau radial d'avant-bras, dit lambeau chinois, pose sur les Européens du sud des problèmes de pilosité inconnus chez les chinois qui en ont limité l'indication. La mondialisation du savoir n'implique pas l'uniformité ; le contexte physique (taille, poids, coloration de la peau et risques cicatriciels) ou culturel du patient doit être évalué et la diversité humaine doit être présente à l'esprit de celui qui acquière des connaissances théoriques.

Par ailleurs l'information « objective » sur le risque que pourrait fournir le chirurgien n'est pas nécessairement celle que désire le patient. Les critères « objectifs » du chirurgien comme la force, la mobilité, la sensibilité au test de Weber sont des notions qui manquent d'ancrage dans la réalité quotidienne du patient. Les critères subjectifs, ceux vécus par le patient sont finalement plus importants, nous l'avons déjà vu. Cependant, il faut se souvenir que des patients correctement informés de la balance bénéfice/risque sont plus à mêmes de choisir et leurs choix sont souvent « médicalement raisonnables ».

La transmission du risque – l'information

L'information, disent les juristes, comporte trois volets et elle doit porter [571]:

- Tout d'abord sur l'état de santé du patient et son évolution prévisible,

- Sur la nature exacte et les conséquences de la thérapeutique proposée

- Sur les risques inhérents à l'investigation ou au traitement

1 Pourquoi informer ?

L'information est un élément central dans la relation de confiance entre le médecin et le patient, et contribue à la participation active de ce dernier aux soins. Une bonne information est une exigence sociale actuelle. Le CCNE (Comité Consultatif National d'Ethique) considère qu'il faut *« faire passer les normes de bonne information et de bonne communication dans les habitudes concrètes »*. L'académie Suisse propose un protocole afin d'améliorer la relation des médecins et des patients [572]. L'organisation Mondiale de la Santé (OMS) a souligné quatre points importants sur l'éducation thérapeutique des patients et leur information [573]:

1. Former le malade pour qu'il puisse acquérir un savoir-faire adéquat, afin d'arriver à un équilibre entre sa vie et le contrôle optimal de la maladie.

---

[571] Gombault N. Une nouvelle décision de principe de la cour de Cassation en matière de devoir d'information. Concours Med. 1997;119:3001-04. Voir également Sargos P, Pellerin D, Glorion B. Information du malade par le chirurgien. Aspects judiciaires, aspect éthiques, aspects déontologiques. Chirurgie 1998;123:85-96.
[572] Assal J-P, Lacroix A. La relation médecin-patient, In: Mantz J-M, Grandmottet P, Queneau P, editors. Ethique et thérapeutique, 2ème ed. Strasbourg: Presses Universitaires de Strasbourg; 1999. p. 241-48.
[573] World Health Organization: Therapeutic patient education. Continuing education programmes for health care providers in the field of prevention of chronic diseases. Octobre 1998.

2. L'éducation thérapeutique du patient est un processus continu qui fait partie intégrante des soins médicaux.

3. L'éducation thérapeutique du malade comprend la sensibilisation, l'information, l'apprentissage, le support psychosocial, tous liés à la maladie et au traitement.

4. La formation doit aussi permettre au malade et à sa famille de mieux collaborer avec les soignants.

L'expérience de Clancy sur la vaccination des médecins contre l'hépatite B montre, d'une part que les médecins sont de mauvais malades (20% s'étaient fait vaccinés dans l'année qui avait suivi l'information), d'autre part, que comme tout groupe de patients, les mieux informés sur les avantages et les risques étaient ceux qui s'étaient fait le plus vaccinés (39% contre 13% de ceux qui n'avaient eu aucune information) [574]. Le travail d'Auvinen et al. sur le cancer de la prostate montre que des patients correctement informés ne choisissent pas toujours le traitement qu'auraient choisi les chirurgiens [575].

Une fois formé, le chirurgien doit être capable de transmettre son savoir ce qui l'oblige à réfléchir à la qualité de sa communication [576]. Afin que l'information soit pertinente et adaptée à chaque patient et à chaque situation, elle ne peut qu'être apportée en interaction avec celui qui la reçoit [577]. L'information a également pour fonction de responsabiliser le patient. À condition d'obtenir un consentement (réellement) éclairé, le médecin non-négligent ne devrait

---

[574] Clancy CM, Cebul RD, Williams SV. Guiding individual decisions : a randomized, controlled trial of decision analysis. Ma.J.Med 1988 ; 84 : 283-288.

[575] Auvinen A, Hakama M, Ola-Opas M, Vornanen T, Leppilahti M, Salminen P, Tammela TLJ. A randomized trial of choice of treatment in prostate cancer : the effect of intervention on the treatment chosen. BJU inter 2004 ; 93 : 52-56.

[576] Canale ST. Falling in love again. J.Bone Joint Surg.[Am.] 2000;82-A:739-42.

[577] Assal J-P, Lacroix A. La relation médecin-patient, In: Mantz J-M, Grandmottet P, Queneau P, editors. Ethique et thérapeutique, 2ème ed. Strasbourg: Presses Universitaires de Strasbourg; 1999. p. 241-48.

pas se sentir moralement responsable si quelque chose se passe mal durant ou après le traitement, même si il doit compatir [578]. L'information fait basculer le poids du risque (et du bénéfice) sur les épaules du patient.

1-1 Qui doit informer ?

Dans les suites de l'arrêt Hédreul, il y a eu une demande très forte pour une information validée et consensuelle, d'où un appel pressant aux sociétés savantes pour qu'elles fournissent une information au nom de la profession. L'information consensuelle aurait l'avantage de couper court à la discussion ultérieure sur la nécessité ou non de signaler tel risque, le choix étant fait par toute la profession. Ceci acquitterait le médecin de son obligation juridique, sous réserve qu'un patient ou un groupe de consommateurs ne dénichent une fiche ou la complication serait signalée [579]. Une fiche, même bien élaborée, ne dispense pas le patient de son devoir d'information et de conseil. Nous devons à chaque patient une information appropriée et cette information doit s'entendre au sens le plus large. Elle n'a pas pour fonction de protéger le médecin. Les quelques études de la littérature montre que l'information doit être donnée par l'opérateur, qui sera aussi celui qui recueille le consentement [580].

1-2 Doit-on tout dire ?

Les médecins ont intérêt à ce que les patients soient informés sauf à vouloir transformer leur savoir en pouvoir sur les individus plutôt qu'en pouvoir de contribuer à la guérison des

---

[578] Tong R. Analyse du livre de D. Dickenson. Risk and Luck in medical ethics, Polity Press, 2002, pp280.
[579] Hazebroucq V. L'information du patient et le consentement éclairé. J.Radiol. 1999;80:411-12.
[580] Voir par exemple : Houghton DJ, Williams S, Bennett JD, Back G, Jones AS. Informed consent: patients' and junior doctors' perceptions of the consent procedure. Clinical Otolaryngology 1997;22:515-18. Ou Wilcox DT, Wilcock F, Spitz L, Pierro A. Informed consent: patients have view on how it should be obtained. BMJ 1998;317:949-49.

patients. Parmi les arguments de ceux qui veulent limiter l'information des patients, il y en trois principaux [581] :

- Les patients pourraient être angoissés par trop de détails, ils pourraient découvrir combien leur maladie est grave, et que les médecins eux-mêmes ne connaissent pas le bon traitement [582]. Cette vision transparaît dans les commentaires de l'article 36 du code de déontologie (cf supra) et dans ceux qui ont suivi l'arrêt Hédreul [583].

- Si le consentement est logique pour les grands risques, il est probablement inutile d'être aussi procédurier pour des petits risques, de plus l'information peut biaiser les réponses,

- Le trop grand respect des individus finit par limiter les bénéfices potentiels des travaux pour la collectivité. Il faut encourager les patients à participer à la recherche pour les générations futures.

Ces arguments sont en fait critiquables :

Le risque potentiel d'inquiétude ne justifie pas qu'on cache une information au patient et traduit plutôt un « *paternalisme lassant et douteux* ». Les patients ont une attitude différente face au risque. L'information laissée sur les présentoirs disparaît toujours rapidement. 98% des patients veulent que les complications soient expliquées ; ils sont 56% si la probabilité de complications est de plus de 1% et 90% si elle est de plus de 10% [584]. L'absence d'information, surtout en cas de complications, est ressentie comme une insulte et une trahison. Le fait d'annoncer les risques au patient, un peu comme un système d'alerte et de

[581] Doyal L. Informed consent in medical research: Journals should not publish research to which patients have not given fully informed consent-with three exceptions. BMJ 1997;314:1107-11.

[582] Voir par exemple : Gombault N. Une nouvelle décision de principe de la cour de Cassation en matière de devoir d'information. Concours Med. 1997;119:3001-04. et également Hazebroucq V. L'information du patient et le consentement éclairé. J.Radiol. 1999;80:411-12.

[583] Dubois, O. bull ordre médecins 1997 : « le risque zéro n'existant pas en médecine, l'information totale et exhaustive est irréaliste... ».

[584] Wilcox DT, Wilcock F, Spitz L, Pierro A. Informed consent: patients have view on how it should be obtained. BMJ 1998;317:949-49.

vigilance, permettrait peut être qu'ils cessent, lorsque celui-ci s'est réalisé, d'y voir un raté sur lequel les médecins ont peu de prise et qu'il vaut mieux oublier. « *Que faut-il dire à un patient ? Demandez le lui* »[585]. La notion de petit risque dépend de l'individu, pas du médecin et les buts du patient sont inconnus au médecin. Nous avons vu également que les données scientifiques sont souvent absentes ou incomplètes. Il est difficile de se reposer sur des notions scientifiques qui sont souvent sans significations permettant de conclure au bien-fondé d'une pratique, jugée dans le cadre d'un rapport bénéfice-risque. La demande des patients, dans ce cas, peut constituer un élément de décision, de faire, mais ne donne aucune garantie d'un résultat qui peut toujours, à terme, être reproché.

Enfin, toutes les études de la littérature montrent, au contraire, qu'une information détaillée n'augmente pas l'angoisse des patients, même les plus anxieux [586]. Ce « gain d'anxiété » est même associé de façon significative à des suites opératoires plus simples et à une diminution des complications anesthésiques [587]. Le patient doit comprendre et consentir au traitement et doit participer à sa guérison [588]. En contrepartie, le patient doit informer son médecin et un expert national cite trois cas de complications dont une mortelle, les patients ayant caché des antécédents chirurgicaux à leur chirurgien [589]. Le fait d'être inclus dans un groupe contrôle sans le savoir est source d'un sentiment de frustration, de dépression,...Par ailleurs le fait de découvrir qu'on a caché quelque chose donne une image négative de la recherche, du

---

[585] J. Katz, cité par B. Hoerni, L'art d'informer les patients, Bulletin de l'ordre des médecins, Février 1999, 10-13
[586] voir par exemple : Freda MC, Andersen HF, Damus K, Merkatz IR. Are there differences in information given to private and public prenatal patients ? Am.J.Obst.Gynecol. 1993;169:155-60 ou Kerrigan DD, Thevasagayam RS, Woods TO, McWelch I, Thomas WEG, Shorthouse AJ *et al*. Who's afraid of informed consent ? BMJ 1993;306:298-300.; voir encore Thornton JG, Hewison J, Lilford RJ, Vail A. A randomised trial of three methods of giving information about prenatal testing. BMJ 1995;311:1127-30.; ou Wager E, Tooley PJH, Emanuel MB, Wood SF. How to do it: get patients's consent to enter clinical trials. BMJ 1995;311:734-37.
[587] Luck A, Pearson S, Maddern G, Hewett P. Effects of video information on precolonoscopy anxiety and knowledge: a randomised trial. Lancet 1999;354:2032-35.
[588] Ethics Manual: Fourth Edition. Ann.Intern.Med. 1998;128:576-94.
[589] Sargos P, Pellerin D, Glorion B. Information du malade par le chirurgie. Aspects judiciaires, aspect éthiques, aspects déontologiques. Chirurgie 1998;123:85-96.

chercheur et plus globalement des médecins en général. *« Laisser des patients dans l'ignorance est trop onéreux sur le plan moral et néfaste sur le plan de la santé publique ».* Pour finir, l'idée de « sacrifier » pour le bien de la communauté des individus quels que soient les risques encourus est indéfendable. Pourquoi ne pas revenir alors aux recommandations du début du siècle qui voulaient que les médecins expérimentent d'abord les traitements nouveaux sur eux et leurs familles avant de les essayer sur les patients ? [590].

1-3 Peut on tout dire ?

Non !et pour de multiples raisons. Il est assez irréaliste, en pratique, de parler complications, même graves mais tellement exceptionnelles que leur fréquence est moindre que le risque d'accident de voiture en venant à la consultation ! Doit-on dire aux patients qu'ils peuvent tomber du brancard ? L'information est pourtant disponible ; il y a une chance sur 50000 de tomber du brancard ! (Christopher Constant, Chirurgien Anglais de l'épaule, Master of Law, communication personnelle). Pour les Américains, tout doit être dit dès que cela touche le patient : Le coût, les contraintes, l'expérience du praticien, la nature de la maladie et les traitements possibles et surtout révéler les erreurs procédurales ou de jugement [591]. Les erreurs ne constituent pas nécessairement une conduite inadaptée, négligente ou non-éthique ; ne pas les révéler, oui ! Il faut d'ailleurs noter que le terme employé en anglais n'est pas « information » mais « disclosure » qui est beaucoup plus fort, puisqu'il a le sens de révéler [592]. Mais avec un sens pratique indéniable, la première consultation chirurgicale dans l'état du Massachussets, au cours de laquelle tout doit être discuté et notamment la conduite à tenir en cas de décès, de coma,…qui doit durer 50 minutes est payée le prix de 5

---

[590] Vollmann J, Winau R. Informed consent in human experimentation before the Nuremberg code. BMJ 1996; 313:1445-49.
[591] Ethics Manual: Fourth Edition. Ann.Intern.Med. 1998;128:576-94.
[592] disclosure (traduction Harraps Shorter): (a)révélation f (de sa pensée etc); divulgation f (d'un secret) - (b)(fact disclosed) révélation f - (c)mise f à découvert (d'un trésor etc).

consultations !. Toujours aux USA, afin que l'information des patients soit totale, l'état du Massachusetts a en 1997, à la suite d'autres états, mis à la disposition du public des renseignements sur les médecins, y compris les poursuites judiciaires jugées [593]. La justification apportée est que le consentement ne se résume pas seulement à l'information donnée par le médecin, mais il faut également connaître qui est la personne qui donne l'information, le bouche à oreille n'étant plus suffisant dans les grandes communautés urbaines. Cette attitude surprenante, pour nous, est pourtant logique dans le droit français, puisque les patients ont le droit de choisir leur praticien. Pour les Américains, ce qui doit guider les relations médecin-patient, ce n'est pas le bien-être des médecins, mais celui des consommateurs de soins et de la société en général.

La notion même d'information complète est cependant considérée comme peu réaliste, même aux USA. À la question suivante d'un examen d'éthique : *Que faut-il pour qu'un patient ait la capacité de consentement ?* La réponse : *Le patient doit comprendre toutes les complications possibles* est fausse ! Pour les éthiciens nord-américains, la bonne réponse est : *Le patient doit comprendre les risques et les avantages importants, ainsi que les thérapeutiques alternatives* [594]. Seuls 17% des endoscopistes digestifs américains signalent le risque de colostomie après coloscopie, ce risque rare mais non exceptionnel qui nous a valu l'arrêt Hédreul et l'accélération juridique de ces dernières années ! [595]. Il y a donc, aux USA, un hiatus entre la théorie et la pratique et il serait hypocrite de croire que cette primauté de l'information, parfaitement respectable, est toujours respectée. Enfin, les patients eux-mêmes

[593] Kluge E-H. Informed consent in a different key: physicians' practice profiles and the patient's right to know. CMAJ. 1999;160:1321-22
[594] Wenger NS, Honghu L, Lieberman JR. Teaching medical ethics to orthopaedic surgery residents. J.Bone Joint Surg.[Am.] 1988;80-A:1125-31
[595] Systchenko R. L'information médicale et le consentement éclairé en endoscopie digestive. Rev.Fr.Gastroenterol. 1999;35:18-22.

ne souhaitent pas tout savoir [596] et il faut trouver un compromis, choisir pour le patient, les informations pertinentes à donner sur le risque (nous y reviendrons au chapitre suivant). J'ai mis à la disposition des patients un site Web [597] sur lequel ils peuvent télécharger ou lire des fiches d'information, sur les bénéfices et les risques attendus, complémentaires aux informations données en consultation. Le très faible nombre de passage sur le site est surprenant !

Une dernière difficulté qui a été soulevée dans l'enquête sur les lambeaux [598] est de savoir si il faut parler de complications qu'on a pas eu mais qui existent dans la littérature. Plusieurs chirurgiens ne savaient pas si ils devaient parler de leur expérience ou d'une expérience littéraire théorique.

Après la pression juridique d'une information « totale » des années 1997-2002, le législateur dans la Loi du 4 mars a remis un peu de logique dans la transmission de l'information. Il est conseillé de tout dire, mais on est revenu à l'annonce préférentielle des risques les plus fréquents, en pratique ceux qui ont plus de 1-2% de chances de se réaliser.

2 Comment informer ?

L'information orale reste la base de la transmission du savoir. L'information orale est primordiale car elle peut être adaptée au cas de chaque personne. Elle s'inscrit dans un climat relationnel alliant écoute et prise en compte des attentes du patient. Elle peut nécessiter d'être

---

[596] Kestin IG. Informed consent: "technical" consent is inevitable in some circumstances. BMJ 1998;317:947-48.
[597] www.persomed.com/prdumontier mot de passe: Jouvenet
[598] Dumontier C, Meningaud JP, Hervé C. Connaissance des complications de la chirurgie des lambeaux pulpaires des doigts longs et information des patients – implications éthiques. Chirurgie de la Main, 2001; 20 : 122-135.

délivrée de manière progressive. Elle laisse une place importante à l'ambiguïté ; comment, face à une technique nouvelle mal évaluée, un patient, même informé du caractère novateur de la méthode proposée, pourrait-il éviter d'y voir plus que les avantages escomptés ou annoncé que le risque encore non évalué et non dit ? [599]. Mais dire est difficile. À la suite d'une communication sur l'information et les problèmes éthiques que nous avions faite à la société Française de chirurgie de la Main [600], un de mes collègues, le docteur Thierry Dubert, a souhaité poursuivre cette démarche et s'est filmé pendant des consultations. Il avait sélectionné une seule pathologie (le syndrome du canal carpien) dont le traitement chirurgical comporte très peu de risques. L'enregistrement de ses consultations montrait qu'au moment de parler des complications, son visage se tordait, sa voix changeait de tonalité, qu'il ne regardait plus le patient de la même façon.

De cette expérience et de la littérature, il apparaît que l'information est mieux comprise et mieux retenue si elle est également donnée avec un support. Il ne faut pas confondre ici l'information écrite et la signature d'une feuille de consentement. La fonction du document d'information est exclusivement de donner au patient des renseignements par écrit et ce document n'a pas vocation à recevoir la signature du patient. L'Assistance Publique, déboutée par le Conseil d'état en janvier 2000, a réagi violemment et a proposé une fiche d'information à garder dans le dossier médical, proche dans son modèle des feuilles de prescriptions [601]. Il n'y a eu aucune réflexion sur cette fiche, aucune information aux médecins, seulement une réaction de défense ; Depuis 5 ans qu'elle existe, je ne l'ai jamais vue utilisée !.

---

[599] Sargos P, Pellerin D, Glorion B. Information du malade par le chirurgien. Aspects judiciaires, aspects éthiques, aspects déontologiques. Chirurgie 1998;123:85-96.
[600] Dumontier C. L'information aux patients, les tensions éthiques entre la déontologie, le droit et la pratique. Communication au 36ème congrès de la Société Française de Chirurgie de la Main, Paris, 14-16 décembre 2000
[601] Procès verbal de la CME du 8 février 2000.

Mais l'information écrite ne touche qu'une partie de la population car il faut savoir lire et écrire. Elle est préconisée par le conseil de l'ordre qui conseille de rechercher un consentement écrit du patient, à l'instar de la loi Huriet-Sérusclat, avant la réalisation d'un geste thérapeutique agressif [602]. Elle est considérée comme indispensable chez les patients cancéreux [603]. Ceux qui ont une fiche d'information se souviennent mieux des détails que les autres [604]. Cependant la rédaction de cette information doit être sérieusement pensée. Sur 79 fiches d'information analysées, 6 avaient une difficulté de lecture les plaçant au niveau d'un article du British Medical Journal ! [605]. Dans un autre travail, sur 50 fiches, 48 étaient considérées comme plus difficiles à lire que l'éditorial d'un hebdomadaire grand public [606]. En chirurgie pédiatrie une enquête a montré que si 40% des parents acceptent une information orale, 56% pensent qu'une feuille d'information est plus utile, surtout si elle souligne les avantages et les risques du traitement [607]. Une des limites de ces fiches, malgré leur caractère pratique indéniable et quand bien même elles auraient été validées par des sociétés savantes est qu'elles ne tiennent pas compte du côté personnel, particulier du patient [608]. Une revue complète de la littérature montre:

- Que les patients préfèrent une information écrite à une information orale

- Que l'association des deux informations est préférable en termes d'efficacité, et que les patients la préfèrent également.

[602] in Chouty,F., Rougemont,D. Consentement devoir d'information et consentement éclairé, Bulletin du Conseil départemental de l'ordre des médecins de la ville de Paris, n°73, novembre 99, p4.
[603] Jones R, Pearson J, McGregor S, Cawsey AJ, Barrett A, Craig N et al. Randomised trial of personalised computer based information for cancer patients. BMJ 1999;319:1241-47..
[604] Gattellari M, Butow PN, Tattersall MHN. Informed consent: what did the doctor say ? Lancet 1999;353:1713-13. Gattellari M, Butow PN, Tattersall MHN. Informed consent: what did the doctor say ? Lancet 1999;353:1713-13.
[605] Arthur VAM. Written patient information: a review of the literature. J.Adv.Nurs. 1995;21:1081-86..
[606] Arthur VAM. op. cit.
[607] Wilcox DT, Wilcock F, Spitz L, Pierro A. Informed consent: patients have view on how it should be obtained. BMJ 1998;317:949-49.
[608] Braddock CH3rd. Advancing the cause of informed consent: moving from disclosure to understanding. Am.J.Med. 1998;105:354-55

- Que les patients retiennent mieux l'information lorsqu'elle a été écrite ; qu'ils prennent mieux leurs médicaments ; qu'ils comprennent mieux les effets secondaires et qu'ils les tolèrent mieux ou en rapportent moins ; qu'ils tolèrent mieux les traitements employés.

Une vidéo [609], et plus largement une information visuelle [610], est plus efficace qu'une information standardisée, avec les limites déjà vues que les patients n'y vont pas spontanément. Les patients sont plus satisfaits que ceux qui lisent des fiches non personnalisées, réutilisent l'ordinateur une fois sur trois, sont mieux informés, et cela coûte en pratique 2 fois moins cher, les patients pouvant imprimer leurs fiches. La meilleure connaissance des avantages et des risques fait que les groupes de patient ayant eu une vidéo d'information sont deux fois moins enclins à choisir la chirurgie quand ils souffrent du rachis lombaire [611]. Cette tendance (entre 25 à 50% d'interventions en moins) se retrouve également dans d'autres spécialités [612]. Les patients ont tendance, comme les médecins, à surestimer les bénéfices et à sous-estimer les risques. Les gynécologues américains ont établi un système informatique enregistrant questions et réponses afin de démontrer la valeur des explications médicales et leur compréhension par le patient ; ce système associe information du patient et protection du médecin [613]. On m'a également rapporté le cas d'hôpitaux Américains où les interventions n'étaient programmées qu'à la condition que les patients réussissent un petit examen sur les avantages et les risques de l'intervention qu'ils allaient subir !.

---

[609] Luck A, Pearson S, Maddern G, Hewett P. Effects of video information on precolonoscopy anxiety and knowledge: a randomised trial. Lancet 1999;354:2032-35. Voir également Gattellari M, Butow PN, Tattersall MHN. Informed consent: what did the doctor say ? Lancet 1999;353:1713-13.

[610] Jones R, Pearson J, McGregor S, Cawsey AJ, Barrett A, Craig N et al. Randomised trial of personalised computer based information for cancer patients. BMJ 1999;319:1241-47.

[611] Phelan EA, Deyo RA, Cherkin DC, Weinstein JN, Ciol MA, Kreuter W, Howe JF. Helping Patients Decide About Back Surgery. A Randomized Trial of an Interactive Video Program. Spine 2001 ; 26 (2) :206–212.

[612] O'Connor A, Rostom A, Fiset V, et al. Decision aids for patients facing health treatment or screening decisions: A Cochrane systematic review. BMJ 1999;319: 731–4.

[613] Sureau C. Consentement éclairé et principe de précaution. J.Gynecol.Obstet.Biol.Reprod.(Paris) 2000;29:326-29.

3 La preuve de l'information

L'arrêt Hédreul, en renversant la charge de la preuve avait créé un mouvement de panique dans le corps médical qui s'était précipité sur les formulaires signés de consentement. Plusieurs articles, d'auteurs très respectables, avaient insisté sur l'importance de la relation médecin-malade et sur le caractère traumatisant potentiel d'un document signé [614]. Je pense qu'il faut maintenant séparer deux visions :

- Une vision « juridique » et tous les acteurs de la santé et du droit insistent sur la nécessité de la preuve écrite et signée en complément des autres éléments que sont :

- La qualité de la tenue du dossier médical (dans lequel le médecin doit exposer ce qu'il a expliqué au patient),

- La mise à disposition de documents et de brochures d'information pédagogiques,

- Le temps de consultation consacré au patient,

- Les bonnes pratiques organisationnelles d'un service ou d'une consultation libérale,

- Le contenu des courriers échangés entre confrères (et dont le double a pu être remis au patient, cette pratique étant de plus en plus recommandée, d'autant qu'elle s'inscrit dans la logique du libre accès du patient aux éléments de son dossier médical).

- Une vision « pratique ». Tous les chirurgiens font signer un document et cette pratique est entrée dans les mœurs et paraît « normale » aux patients [615].

---

[614] Voir Moutel G. Le consentement et la preuve de l'information : l'illusion des formulaires. www.inserm.fr/ethique ou également Moutel G, Sfez L, Godeau P, Hervé C. La loi du 4 mars 2002 sur les droits des patients : l'an 1 de la démocratie sanitaire ? Le courrier de l'éthique, revue de la société française et francophone d'éthique médicale, 2002, 2, 45-49.

[615] J'ai personnellement découvert que ma secrétaire faisait signer des feuilles de consentement aux patients à mon insu. Elle m'a expliqué que j'étais le seul des médecins de l'établissement à ne pas le faire et que des patients lui demandaient ce type de documents à signer. Depuis, j'ai choisi de faire signer une feuille de consentement que les patients renvoient par courrier.

La compréhension du risque par le patient

La transmission de l'information et donc des risques au patient n'implique pas que celui-ci :

- A compris l'information donnée,

- L'a intégré et pourra la replacer dans son contexte personnel et, éventuellement, la transmettre pour en discuter avec ses proches qui pourraient l'aider dans sa prise de décision.

C'est pourquoi il est également nécessaire d'évaluer la compréhension, par le patient, de l'information qui lui a été donnée par le praticien. Ce chapitre a fait l'objet d'une publication rappelée en annexe [616]. Ce travail, comme d'autres, a montré que quel que soit le type d'étude (recherche fondamentale ou pratique clinique), il apparaissait que les patients retiennent peu, et souvent mal, l'information transmise, quand elle a été transmise. De plus, les complications (le risque de la chirurgie) sont les informations les plus mal comprises et/ou retenues. Ce qui amène à poser les questions suivantes qui formeront le plan de ce chapitre :

- L'information du risque a t'elle réellement été donnée ?

- Le patient a t'il entendu/compris cette information et sinon pourquoi ?

---

[616] Ghrea M, Dumontier C, Sautet A, Hervé C. Difficultés du transfert d'information en vue d'un consentement éclairé. Etude expérimentale chez 21 patients. Rev. Chir.Orthop. 2006 ; 92 : 7-18.

1 L'information a t'elle été donnée ?

Plusieurs travaux ont montré que l'information n'était parfois pas donnée !. Des enregistrements vidéo ont montré que des infirmières ne donnaient pas l'information qu'elles juraient donner [617]. Une enquête sur l'éthique des essais contrôlés (qui sont régis en France par la loi Huriet-Sérusclat [618]) a montré que 20% des médecins pouvaient inclure des patients sans obtenir leur consentement [619]. D'une façon paradoxale, notre tolérance de l'abus augmente lorsque nous croyons qu'il y a une communauté d'intérêt [620]. Les professionnels sont conditionnés pour réussir et, souvent, au détriment des autres.

Quand elle est donnée, elle est parfois donnée de façon incomplète. À partir d'un protocole existant réalisé de façon consensuelle, 60% des médecins ont extrait de cette information consensuelle ce qui leur paraît important, et 83% penseront que les patients reçoivent trop d'information [621].

Annoncer de mauvaises nouvelles, même potentielles, est toujours difficile. Cassandre chez les Grecs, les oiseaux de mauvais augures, les sinistres… ont toujours eu mauvaise presse. Nous avons vu aux chapitres précédents que l'annonce d'un risque (incontrôlable) était difficile ; les habitants des zones volcaniques, inondables,…ne veulent pas entendre cette notion de risque naturel, c'est à dire, dont l'homme n'est pas responsable. Il est encore plus difficile d'annoncer un risque individuel, non obligatoire, quand on est soi-même, en tant

---

[617] Alfonsi P. Informed consent: what did the doctor say ? Lancet 1999;354:518-18
[618] Loi Huriet-Sérusclat n°88-1138 du 20 décembre 19888, modifiée par la loi 90-86 du 23 janvier 1990 et modifiée par la loi 94-630 du 25 juillet 1994 et l'ordonnance 2000-548 du 15 juin 2000. Le texte est disponible sur http://www.chu-toulouse.fr/article.php3?id_article=699.
[619] Edwards SJL, Lilford RJ, Hewison J. The ethics of randomised controlled trials from the perspective of patients, the public, and healthcare professionals. BMJ 1998;317:1209-12.
[620] Weisstub D. L'éthique de la recherche après Nüremberg - regard historique sur le droit et l'éthique de la recherche médicale et biologique en Amérique du nord, In: Hervé C, editor. Ethique de la recherche et éthique clinique. Paris: L'Harmattan; 1998. p. 91-115.
[621] Edwards SJL, Lilford RJ, Hewison J. The ethics of randomised controlled trials from the perspective of patients, the public, and healthcare professionals. BMJ 1998;317:1209-12

qu'opérateur, le responsable potentiel. J'ai signalé au chapitre précédent les difficultés rencontrées par mon collègue, pour annoncer à des patients des complications potentielles très rares et non létales. On comprend les difficultés à transmettre une information quand les complications sont sévères (parfois même létales) et/ou fréquentes. Une enquête avec enregistrements vidéo de consultation de cancérologie, chez des patients incurables, a montré que seuls 74% des patients ont été informés que leur maladie était incurable, seuls 14% ont eu des détails sur leur espérance de vie et 57% n'ont eu aucune information sur leur pronostic [622]. Dans notre étude, la plupart des complications/risques n'avaient pas été donnés, alors même que nous étions « surveillés » par un examinateur extérieur.

2 L'information donnée a t'elle été comprise ?

Il ne suffit pas de donner une information, il faut encore que le patient la comprenne et l'intègre. Cette compréhension de l'information est rarement vérifiée. Dans l'étude sur les cancéreux déjà citée, la compréhension n'a été vérifié que chez seulement 12% des patients [623]. La compréhension par le patient est un des critères les moins recherchés dans le consentement éclairé aux USA [624]. Il est fréquent pour un praticien d'avoir le sentiment que son patient n'a rien compris. Cette incompréhension est souvent logique, tant est grande la césure entre le savoir du médecin et celui du patient. Les travaux réalisés concernent surtout les études cliniques dans lesquelles le consentement éclairé est obligatoire et où l'information

---

[622] Gattellari M, Butow PN, Tattersall MHN. Informed consent: what did the doctor say ? Lancet 1999;353:1713-13.
[623] Gattellari M, Butow PN, Tattersall MHN. Informed consent: what did the doctor say ? Lancet 1999;353:1713-13.
[624] Braddock CH3rd. Advancing the cause of informed consent: moving from disclosure to understanding. Am.J.Med. 1998;105:354-55.

est délivrée sur un support écrit validé par les comités de protection des personnes (ou équivalents aux USA). De 47% à 75% ! des médecins pensaient que les patients n'avaient rien compris à l'information donnée dans des protocoles de recherche ce qui est, peut être, vrai car 81% des patients étaient contents de l'information reçue [625]. Dans une étude sur le SIDA, plus de 90% des patientes croyaient, qu'en refusant le protocole, elles seraient moins bien soignées [626]. Un questionnaire a été adressé à 70 patients diabétiques chez qui un prélèvement d'ADN avait été effectué dans le cadre d'une étude sur la génétique du diabète. Sur les 51 réponses obtenues, aucun patient ne se souvenait avoir donné de l'ADN, aucun ne savait si les analyses sur l'ADN avaient été effectuées, aucun ne se souvenait avoir signé un formulaire de consentement !. 29 p.cent savaient qu'ils avaient participé à un protocole de recherche médicale. 16 p.cent connaissaient le rôle de l'ADN dans les cellules [627]. Un fort pourcentage de cancéreux n'avait pas compris les protocoles de soins qu'ils avaient signés [628]. Dans le cadre de l'urgence, moins de 10% des patients inclus dans un protocole se souvenaient qu'ils pourraient recevoir un placebo, 21% n'avaient pas lu le formulaire de consentement avant, et 25% estimaient qu'ils n'avaient pas le choix ! [629].

Le fait que les patients ne comprennent pas tout ne justifie pas qu'il ne faille pas informer ce qui conduirait à des dérives inacceptables.

---

[625] Edwards SJL, Lilford RJ, Hewison J. The ethics of randomised controlled trials from the perspective of patients, the public, and healthcare professionals. BMJ 1998;317:1209-12.
[626] Voelker R. Is informed consent voluntary ? JAMA 1998;279:1429-29.
[627] Wager E, Tooley PJH, Emmanuel MB, Wood SF. How to do it : get patients' consent to enter clinical trials. BMJ 1995 ; 311 : 734 –737.
[628] Joffe S, Cook EF, Cleary PD. Quality of informed consent in cancer clinical trials: a cross-sectional study. British Medical Journal 2001;358:1772–7.
[629] Hervé C. Une approche de l'éthique médicale, In: Hervé C, editor. Ethique de la recherche et éthique clinique. Paris: L'Harmattan; 1998. p. 9-20.

2-1 Pourquoi le patient ne comprend t'il pas ?

Il y a bien sur des facteurs intellectuels et culturels qui peuvent l'expliquer. Une enquête effectuée en sortie de consultation a montré que la compréhension d'un traitement dépendait du niveau de scolarisation, de l'existence de maladies associées, du sexe (les femmes comprennent mieux) et, était inversement associée à l'âge et au nombre de médicaments prescrits [630]. Mais quand on regarde les travaux réalisés on s'aperçoit que sont les risques/complications que les patients retiennent le moins bien. Nous avons déjà vu que dans les protocoles de recherche réalisés chez des patients gravement atteints, il y avait une « mauvaise conception thérapeutique » qui leur faisait croire à un possible bénéfice, alors même qu'il s'agissait parfois de recherche de phases I [631]. Dans une étude chez des cancéreux, 40 p.cent n'avaient pas compris le but des traitements et moins de 20 p.cent pouvaient décrire les chances de succès [632]. Un mois après avoir reçu une information détaillée, par un neurochirurgien senior, sur les risques de l'endartériectomie carotidienne, seul un patient sur les 71 inclus se souvenait des chiffres exacts du risque d'accident vasculaire cérébral. Plus de 10 p.cent avaient multiplié par 10 le risque de l'opération, certains avaient oublié qu'il pouvait y avoir un risque et 11 p.cent ne le savait pas ! [633]. D'autres études, menées plus à

---

[630] Bossi Ferraz M, Berlin J, Paiva JGA, Atra E. Do arthritis patients understand their prescriptions ? Lancet 1993 ;341 : 833-836.
[631] Emanuel EJ, Wendler D, Grady C. What makes clinical research ethical? *Journal of the American Medical Association* 2000;283: 2701–11.
[632] Gattellari M, Butow PN, Tattersall MHN. Informed consent : what did the doctor say ? Lancet 1999 ;353 :1713-1717.
[633] Lloyd AJ, Hayes PD, London NJM, Bell PRF, Naylor AR. Patient'ability to recall risk associated with treatment options. Lancet 1999 ;353 :645-649.

distance d'interventions de chirurgie cardiaque chez des enfants ont montré que les parents ne se souvenaient pas des risques annoncés [634].

Savornin et al. ont étudié la compréhension et la mémorisation de l'information donnée avant chirurgie orthopédique [635]. 53,8 % de leurs patients avaient retenu toutes les explications sur leur pathologie, 26,9 % avait compris l'indication opératoire, 34,6 % la technique opératoire et 43, 6 % les soins post-opératoires. Mais, seul 6,4 % des patients avaient assimilé les complications et 16,7 % avaient compris le pronostic. Dans cette étude, plusieurs consultations préopératoires avaient eu lieu, mais le taux de mémorisation des complications et du pronostic reste très faible.

Les patients ne veulent pas ou ne peuvent pas retenir l'ensemble des informations données. Les risques notamment ne sont pas compris ou plutôt ne peuvent pas être compris. Il est probablement trop difficile pour un patient de tout entendre. Un choix se fait, consciemment ou non (j'ai un cancer, mais je ne comprends pas le pronostic ; je dois me faire opérer mais je ne peux pas, en plus, entendre/comprendre qu'il existe des complications…). Quelle que soit l'empathie du soignant envers le patient, la différence entre le caractère professionnel de l'information délivrée et le caractère éminemment personnel de l'information reçue par le patient fait que les informations ne concordent pas. L'un explique des risques de façon neutre, l'autre les reçoit comme une sentence, comme le futur d'un drame, d'une « punition ». Ce futur, même potentiel, est trop chargé d'angoisse pour être accepté. Cette notion dépasse le domaine de la santé et, par exemple, l'analyse des causes de la seconde guerre mondiale montre que les données étaient disponibles avant la guerre, mais que personne, y compris les hommes politiques les mieux informés, n'a été capable ou n'a voulu les comprendre. On ne

---

[634] Gattellari M, Butow PN, Tattersall MHN. Informed consent: what did the doctor say ? Lancet 1999;353:1713-13.
[635] Savornin C, Clappaz P, Arvers A et coll . Le devoir d'information et la pratique quotidienne – le concours médical 2000.122 (17-18), 1219-1222.

peut voir dans l'avenir que des promesses de « bonheur », ou au moins l'espoir d'un mieux. Y

voir le « malheur », ou le risque d'aggravation ou de complications de façon trop nette n'est

tout simplement pas possible. D'ailleurs la pratique professionnelle nous fait récuser les

patients qui se polarisent trop sur les complications. Nous les considérons comme

pathologiques et par voie de conséquence comme des contre-indications chirurgicales.

2-2 La place d'une réflexion éthique

Des enquêtes ont montré que la transmission scientifique ne peut pas être considérée comme

une transmission de connaissances. En revanche, de par l'information qu'il reçoit le profane

ne peut plus ignorer. Cependant il ne pourra jamais maîtriser le langage scientifique comme le

scientifique le maîtrisera. Le questionnement « original » de l'ignorant peut néanmoins

permettre un dialogue fécond (dans la théorie, pas dans la pratique). Il faut faire attention de

pas appuyer notre raisonnement sur le risque à « *une maîtrise rationnelle, comptable,*

prévisionnelle de la contingence » [636]. Le risque est plus que cela et en parler avec un patient

est difficile. Ces difficultés de communication ont été reconnues depuis longtemps : « *Mais en*

définitive si le médecin peut ne pas tout dire, et que le malade ne peut pas tout comprendre,

comment s'étonner que la conclusion d'un tel dialogue soit pleine d'incertitude ? » [637]. Si il

est difficile de fournir une information totale et de qualité, les médecins ne le faisant pas, ou

n'osant pas le faire, les patients ayant du mal à comprendre et à retenir l'information fournie,

c'est alors au médecin de combler le hiatus existant entre la théorie et la pratique. Il ne peut le

---

[636] Chanial P, Dupont Y, Legall D. Du risque à la vulnérabilité. Approche socio-anthropologique. Rev F. Aff. Sociales 1996 ; avril-juin, 2 : 85-96.
[637] J. Vidal, JP Carlotti, « Le consentement du malade à l'acte médical », rapports du premier congrès de morale médicale, Paris octobre 1955.

faire que par une réflexion éthique ; savoir que le vide existe, prendre sur soi de le combler dans l'intérêt du patient.

La dimension éthique dans le risque et son information

1 A t'on progressé dans l'information ?

Le consentement éclairé tel qu'il a été défini ces dernières années commence à être critiqué

aux USA pour plusieurs raisons [638]:

- Il n'a pas permis une baisse des procès ni de diminuer la perte de confiance envers les

  praticiens. Il s'est donc révélé au moins insuffisant, sinon inadapté.

- Il ne permet pas réellement une participation active des patients. Les explications

  données restent trop théoriques (avantage de l'intervention, facteurs de risque, liste de

  complications potentielles,…) et ne permettent pas réellement une participation active

  des patients. Si ce processus est adapté dans certains cas où le choix thérapeutique

  n'existe pas vraiment : il n'y a pas d'alternatives thérapeutiques réelles au traitement

  chirurgical des fractures du col (malgré les risques chirurgicaux), des cancers coliques

  (malgré le risque de colostomie)…, il est inadapté dans les situations, encore très

  nombreuses, où un traitement n'apparaît pas, à l'évidence, supérieur à un autre,

  notamment lorsqu'un choix s'impose dans la qualité de vie. Un exemple classique est

  celui du choix de traitement dans le cancer de la prostate [639]: Seul le patient peut

  choisir entre l'impuissance et les risques de propagation cancéreuse. Dans ce cas, les

  préférences du patient doivent intervenir. Plutôt qu'un consentement éclairé,

---

[638] Weinstein JN. Partnership: Doctor and Patient. Advocacy for Informed Choice Vs. Informed Consent Spine 2005 ; 30, (3), 269–271
[639] Auvinen A, Hakama M, Ala-Opas M, et al. A randomized trial of choice of treatment in prostate cancer: the effect of intervention on the treatment chosen. *BJU Int* 2004;93:52–56

Weinstein parle d'un choix éclairé [140]. Le chirurgien devient le pilote qui guide le patient dans ses choix. La plupart des patients (60-70%) souhaitent que le médecin les informe des possibilités thérapeutiques existantes afin qu'ils puissent choisir [141].

- Le consentement éclairé n'intègre pas les valeurs personnelles du patient et ne lui permet pas d'exprimer pleinement l'importance des critères décisionnels de préférences ou de conflits [142].

De ce fait se sont mis en place des protocoles d'aides à la décision pour les patients [143], essayant d'intégrer leurs préférences sociales, culturelles [144],.... Ces protocoles sont encore peu utilisés (7 Européens, 11 canadiens,et 11 Américains) car :

- Ils doivent être basés sur des données validées, aussi bien sur les bénéfices et les risques de chacune des options (nous avons vu précédemment que ces données sont fragmentaires quand elles existent en chirurgie)

- Et, si possible, contenir les éléments suivants : Des informations sur la maladie, des probabilités chiffrées des bénéfices et risques, une méthode afin de permettre au patient de mieux clarifier ce qui sera important pour lui, l'expérience d'autres patients, des procédures pour permettre de discuter des choix avec le praticien

---

[140] Weinstein JN. Partnership: Doctor and Patient. Advocacy for Informed Choice Vs. Informed Consent Spine 2005 ; 30, (3), 269–271

[141] O'Connor AM, Llewellyn-Thomas HA, Flood AB. Modifying Unwarranted Variations in Health Care: Shared Decision Making Using Patient Decision Aids. Health Aff (Millwood) 2004

[142] O'Connor AM, Drake ER, Fiset V, et al. The Ottawa patient decision aids. *Eff Clin Pract* 1999;2:163–70.

[143] O'Connor AM, Llewellyn-Thomas HA, Flood AB. Modifying Unwarranted Variations in Health Care: Shared Decision Making Using Patient Decision Aids. Health Aff (Millwood) 2004. Voir également Clancy CM, Cebul RD, Williams SV. Guiding individual decisions: a randomized, controlled trial of decision analysis. *Am J Med* 1988;84:283–8.

[144] O'Connor AM, Stacey D, Entwistle V, et al. Decision aids for people facing health treatment or screening decisions. *Cochrane Database Syst Rev* 2003: CD001431. Voir aussi Phelan EA, Deyo RA, Cherkin DC, et al. Helping patients decide about back surgery: a randomized trial of an interactive video program. *Spine* 2001;26: 206–11; discussion 12.

Ces protocoles permettent d'améliorer la qualité du choix des patients définie comme : une meilleure connaissance des possibilités thérapeutiques et des suites, une vision réaliste des résultats attendus, une corrélation entre les « valeurs » du patient et son choix. Par ailleurs les patients sont moins indécis, sont plus satisfaits d'avoir choisi et sont mieux impliqués dans le choix thérapeutique [645]. Enfin ce type de relation est souvent efficace en termes de coût socio-économique.

2 Quels sont les manques ?

Ils sont doubles : techniques et éthiques.

Nous avons vu dans les chapitres précédents les différentes lacunes existantes dans notre connaissance des risques et leur transmission aux patients. Une partie de ces lacunes tient au caractère particulier de l'art médical qui n'est pas une science même quand elle tente de s'en approcher. Mais si la médecine n'est pas une « science dure », comme la physique, les médecins se doivent d'avoir une formation scientifique de qualité. Bergmann s'étonne que le médecin français soit « *d'une candeur absolue, d'une paresse critique incroyable* » [646]. La réforme de l'examen classant national qui accorde 25% de la note à la lecture critique de la littérature scientifique devrait permettre d'améliorer ce point. Cependant, l'homme n'étant pas qu'une rationalité, la science déraille quand elle ne s'appuie que sur la raison. Il faut aller au-delà, aller vers l'autre pour lui transmettre. La science a trop tendance à réduire le sujet humain dont elle nie le vécu, elle dérive vers la réparation des objets [647].

Une autre de nos faiblesses tient à la transmission des données. Savoir parler (et écouter) peut s'apprendre, il existe des techniques pour cela. Cependant, plus que l'introduction des

---

[645] O'Connor AM, Stacey D, Entwistle V, et al. Decision aids for people facing health treatment or screening decisions. *Cochrane Database Syst Rev* 2003: CD001431
[646] La difficile évaluation du risque Sanitaire, Quotidien du Médecin, Mardi 8 novembre 2005, N°7838, p18.
[647] Seve L. Pour une critique de la raison bioéthique. Ed Odile Jacob, Paris, 1994, pp418.

contraintes économiques, de la dégradation du statut social du médecin, c'est le poids de nos habitudes qui sont en train de détruire la pierre angulaire de la médecine, la relation médecin-malade [648]. Le pouvoir du médecin, survivance de pratiques magiques, pollue la relation médecin-malade. Il faut, certes, que chacun demeure à sa place, le médecin a pour fonction d'aider à soulager la souffrance, voire à la guérir dans une dimension humaine et non uniquement technique et déshumanisée et il importe que le patient puisse continuer à accorder sa confiance au médecin. Mais pour cela il faut un dialogue nouveau qui modifie très favorablement le déroulement des soins. La Loi du 4 mars 2002 a déplacé le centre de la relation médecin-malade. Centrée auparavant sur le médecin et son savoir, elle s'est recentrée sur le patient et sa maladie [649]. « *Il n'est de droit que positif* » disait Epicure ce qui peut se comprendre comme « *la règle de l'intérêt à ne pas se nuire mutuellement* ». Le médecin est le mieux placé pour appliquer cette règle, même si son application ne sera probablement pas réciproque. C'est son devoir de ne pas se retrancher derrière des procédures, de se cacher derrière le droit et d'accepter de « prendre des risques » en allant vers l'autre [650]. L'information du patient est surtout une question de nature sociale, pas seulement de technique médicale [651]. Les orthopédistes aimeraient être perçus comme des êtres capables de communiquer, de compatir et de prendre soins de leurs patients ; Lorsqu'on demande aux patients ce qu'ils pensent des orthopédistes, ils répondent qu'ils nous tiennent en haute estime, qu'ils voient en nous des gens compétents et éduqués ; mais également comme des

---

[648] Lister G. "Incessantly under fire". Medical ethics in a material world. Journal of Hand Surgery - British Volume 1996;21:707-12.
[649] Voir par exemple l'avis 87 du CCNE disponible sur http://www.ccne-ethique.fr
[650] Je suis toujours frappé lors des cours que je fais au DEA d'éthique de voir la réaction des juristes qui oscillent toujours entre la surprise de nous voir aussi souvent être hors-la-loi et l'envie que nous y soyons plus souvent.
[651] « *No man is good enough to govern another man without his full consent* » Abraham Lincoln (1809-1865)

gens distants et impersonnels, qui écoutent peu ou mal, qui sont difficiles à voir rapidement et qui coûtent cher ! [652].

Le premier instant de la rencontre médecin-patient est celui de l'accueil. L'information, dans un projet thérapeutique, n'est qu'une étape. C'est moins la quantité de temps passé avec le patient qui compte que la qualité du temps donné. La rencontre entre le malade et son médecin est aussi susceptible d'apprentissage : apprendre à communiquer, à écouter, à déchiffrer la communication non-verbale [653]. Car la relation médecin-malade est une relation d'homme à homme qui passe par l'intermédiaire de la relation de deux corps. L'approche humaniste est faite de connaissances scientifiques, de minutie, d'un certain bon sens, d'enthousiasme, de sympathie et d'honnêteté.

Chaque clinicien doit pouvoir analyser comment doivent être intégrés, au sein de la relation médecin-patient:

- la qualité de l'information et de l'éducation à la santé offerte, sachant qu'elle est à la base de la prise de responsabilité individuelle. Ceci doit amener à considérer les éléments objectifs qui peuvent être exposés aux patients et l'esprit dans lequel cette démarche doit être opérée, en prenant soin de prendre en compte autant les aspects bénéfiques que les incertitudes induites par le caractère préventif de la thérapie, en particulier en termes de bénéfice individuel [654].

- le risque d'ingérence dans la vie des patients et la détermination des limites à respecter dans un champ qui interfère avec la liberté des personnes. Le clinicien s'inscrit alors dans une réelle

[652] Canale ST. Falling in love again. J.Bone Joint Surg.[Am.] 2000;82-A:739-42.
[653] Balint JA. Brief encounters: speaking with patients. Ann.Intern.Med. 1999;131:213-34.
[654] Moutel G., Hervé C. Accès aux soins, accès aux droits et éducation à la santé : les enjeux de la prise en charge globale des patients, Press Med, 2001, 30, 15 : 740- 744.

démarche de médiation, destinée à rechercher l'acceptation et l'adhésion des personnes à la démarche médicale, tout en respectant leur autonomie et leurs choix [655].

- le respect de la volonté du patient et son droit de refus. On est forcément en situation d'inégalité quand celui qui attend est en face de celui qui peut. Le patient peut vouloir s'affirmer, parfois à tort.

- Enfin, il nous faut accepter l'idée que nous vivons dans un monde « de marché » dominé par les relations monétaires qui deviennent, de plus en plus souvent, le seul moyen d'échange médecin-patient. Il nous faut savoir que « *l'argent médiatise tous les désirs mais en diffère toujours la satisfaction* ».

Il y aura toujours un hiatus entre la situation clinique d'un patient et ce dont il est question dans toute recherche scientifique. Ce hiatus doit être repéré car les connaissances s'accélèrent. « *Le progrès est devenu le programme du genre humain, menant son action, derrière le dos des hommes* » a pu écrire Hanna Arendt. Le rêve de la science ne peut que chercher à réduire à néant la dimension singulière du patient afin, justement, de pouvoir dégager une donnée applicable à tous et qui soit, partant, systématisable. Voilà pourquoi la médecine ne peut être réduite à une simple application des sciences dont elle a pourtant à se réclamer [656]. Le mot art (Techné en grec) doit attirer l'attention sur la singularité du cas que le médecin est amené à soigner alors que la science, en toute maladie, cherche à repérer un standard à usage universel. Aucune institution ne peut se substituer au médecin pour le dégager de sa responsabilité, ce serait la mort de la médecine. Le risque est au cœur de la médecine et nul n'échappe à cet

[655] Wolf M., Placines B., Hervé C. Plaidoyer pour une dimension transdisciplinaire de la médecine. L'exemple du consentement. Press Med, 2000, 29, 14: 793-6.
[656] Delplanque,M. : La médecine doit rester un art. Quotidien du médecin, n°6624, 17 janvier 2000, p22.

engagement que constitue la valeur profonde de l'acte médical : la responsabilité [657]. En

s'appuyant sur les données (disponibles) de la science , nous devons avoir une conduite

morale, c'est à dire compassionnelle, vis-à-vis de nos patients. Ce n'est pas tant l'information

qui fait défaut, qu'une certaine qualité de communication dans un contexte qui n'est pas

toujours propice à un échange idéal, tant les contraintes y sont déterminantes. Que signifie

dans les faits un dit que la personne ne peut pas s'approprier et donc qui ne la sert pas, voire

qui est nuisible ? Le comment-dire est sans doute plus important que le tout-dire. Il faut

penser à la manière d'accompagner une information qui peut apparaître, pour certains

patients, à cause du contexte ou de la gravité de la maladie, comme une vérité inassumable.

Une vérité s'accompagne et s'humanise. La transparence n'est aucunement garante de la

qualité humaine d'une relation. Ce que souhaitent les personnes malades c'est d'être

reconnues pour ce qu'elles sont au-delà de la maladie [658]. Le patient est, depuis Descartes et

Kant, un corps et une âme réunis et les deux doivent être considérés ensemble. On a

largement insisté sur la nécessité de passer de la vision d'un paternalisme bienveillant à une

relation de type contractuel. Cependant la relation médecin-malade dans les disciplines

techniques comme la chirurgie se pratique maintenant à l'échelle d'une équipe et le risque est

grand, sous le couvert d'une vision autonomiste Anglo-saxonne, de faire disparaître la

confiance [659].

Trop souvent les chirurgiens ont cru qu'un travail bien fait était suffisant. Le travail, comme

la formation, nécessite du cœur ; nous devons avoir la conscience de nos limites et réfléchir à

notre pratique. Il est anormal que le rapport de publications ayant trait à l'éthique soit de 21/1

---

[657] Glorion B. Principe de précaution et code de déontologie. Bull.Acad.Nat.Med. 2000 ; 184 : 897-903.
[658] Hirsch,E. Une nouvelle éthique de l'information médicale, Quotidien du Médecin, n°6633, 28 janvier 2000, p38-39
[659] « La maladie ne saurait tirer bénéfice de la « confiance abandonnée ». D. Pellerin in Bull.Acad.Nat.Med.

entre les revues médicales et les revues chirurgicales [660]. L'éthique implique d'attirer

l'attention. Nous sommes capables, par le poids des habitudes et du système, de proposer à

des patients des interventions dont nous ne connaissons qu'imparfaitement les complications.

Nous sommes des techniciens compétents mais est-ce cela, seulement, que les patients

demandent ? L'éthique, elle, n'a pas de limites, elle est un devoir absolu. Un livre

d'Emmanuel Levinas ne s'appelle t'il pas Ethique et Infini ?. Pour trouver un lien entre un

savoir incomplet et une information « juridiquement valide » il faut considérer non pas

l'organe mais la personne totale qui souffre. Cette souffrance affecte l'homme dans tous les

registres de son existence et marque l'homme dans son pouvoir : elle est la contrepartie

négative du « je peux ». Autour de la souffrance, de la maladie, s'introduit une relation

dissymétrique. Comment conduire une relation dissymétrique à l'origine vers plus de

réciprocité, vers l'horizon d'un échange juste qui pourrait être placé sous le signe de se

donner et de recevoir [661]. Ce qui fait du médecin un autre qui n'est pas comme tous les autres

c'est qu'il apporte sa compétence : un savoir général (connaissance objective du corps), un

savoir-faire (la médecine pratique), un jugement en situation (diagnostic et pronostic). Il faut

trouver une juste distance entre la compassion fusionnelle (souffrir avec) et la trop grande

objectivation, la curiosité, le rapport aux choses. Le point extrême de cette sagesse en

situation est de garder toujours présente à l'idée de dignité du malade. La relation inégalitaire

ne doit pas glisser vers une relation de dépendance. Tous les savoirs scientifiques, techniques,

n'atteignent leur valeur éthique et leur signification humaine que par l'humanité avec laquelle

ils sont employés. Mais Ricoeur insiste : la morale ne peut pas être situationniste ; il y a un

cas, parce qu'il y a des règles. Ces règles éthiques doivent être connues et intégrées à la

---

[660] Lister GD. Ethics in surgical practice. Plast.Reconstr.Surg. 1996;97:185-93.
[661] Ricoeur P. Soi-même comme un autre. Paris: Seuil; 1990. p. 1-425.

pratique. La valeur s'appuie sur la norme, et en retour la norme permet d'agir en tenant compte de la valeur.

Une réflexion éthique est donc indispensable. Mais qui réflexion dit formation préalable. Le champ de la connaissance chirurgicale est vaste, il représente le monde limité dans lequel nous évoluons ; l'appropriation du savoir scientifique représente un effort permanent afin de pouvoir offrir le meilleur de la technique à nos patients. Cette formation scientifique est coûteuse en temps et en argent. La question posée est de savoir si les chirurgiens doivent également se former en éthique, où si la réflexion éthique appartient à d'autres, les fameux éthiciens. Evidemment je partage l'option du laboratoire d'éthique qui veut que la réflexion éthique soit le fait des professionnels ; une formation éthique est fondamentale dans la formation du chirurgien afin de conduire une réflexion éthique qui doit se poursuivre pendant toute la vie professionnelle. Un challenge supplémentaire que résume assez bien Smith : « *Les chirurgiens sont des gens pratiques qui se sentent frustrés de la complexité grandissante de ces débats. Mais ils vont devoir apprendre à vivre dans un monde compliqué où les juristes et les philosophes se sentent à l'aise. Une formation en éthique est fondamentale* » [662].

3 Définir la relation des patients et des médecins dans une société du risque ?

Et nous, comme soignants mais également comme patients potentiels et comme citoyens, quelle attitude pouvons-nous adopter face à ces risques individuels et collectifs auxquels nous devons faire face ?. D'abord cesser de nous considérer comme des victimes et essayer d'être sujets de notre vie ce que jacques Dufresne traduit abruptement par : « *cessez de vous*

---

[662] Smith R. Informed consent: edging forwards (and backwards): informed consent is an unavoidably complicated issue. BMJ 1998;316:949-51.

considérer comme les éternelles victimes d'un système de soins de santé à l'égard duquel vous

n'auriez que des droits . Si vous persistez dans cette logique des droits individuels, face à un

État que vous considérez comme une providence aux ressources illimitées, vous n'aurez qu'à

vous en prendre à vous-mêmes » [663]. Je n'ai pas de prétention à faire de la philosophie,

d'aucuns plus compétents y ont réfléchi depuis des millénaires, et ce n'est pas l'objet de cette

thèse, mais je voudrais ici ouvrir quelques pistes. Faut-il être fataliste ?. Le fatalisme de

Diderot repose sur la notion de causalité. Tous les évènements ont des causes qui nous

échappent la plupart du temps et sur lesquelles nous n'avons aucune prise. Le fatalisme est

une attitude éthique, c'est une disposition intérieure face à l'imprévisible. Les stoïciens ont

poussé ce raisonnement à l'extrême en refusant de penser le futur ; ce qui n'est pas encore

advenu n'est pas !. À défaut d'éviter le risque réel contre lequel on ne peut rien, il s'agit de

travailler sur soi, de se transformer intérieurement de façon à en écarter l'idée, pour les

risques qui ne dépendent pas de nous.

Ces attitudes, pour respectables qu'elles soient, me paraissent trop passives et ne sont peut

être pas adaptées à la notion du risque dans laquelle la causalité « singulière », unique, a

disparu. L'action, au sens Aristotélien, qui consiste, après avoir délibéré, à prendre la

meilleure décision possible me paraît plus intéressante. Car agir, c'est la condition, l'exercice

même de notre liberté. Les « fatalistes », au sens sociologique, sont des sujets qui ne

dominent pas leur propre existence et subissent les risques sans pouvoir choisir.

La science a, dans l'imaginaire du XIXe et du XXe siècle, remplacé Dieu comme état de

sujétion. Cependant hérité de la révolution, il existe une liberté du citoyen comme sujet qui

---

[663] Jacques Dufresne. Grande réforme, sombres coupures. Un pissenlit dans l'appareil d'onco-radiologie.
Conférence prononcée à Chicoutimi, le 30 octobre 1998, disponible sur http://agora.qc.ca/biblio/biblio.html.

implique activité et responsabilité, et non plus passivité et soumission [664]. Le fatalisme, a pu

dire Simone Weil, « *c'est le contraire de la liberté car exercer sa liberté, c'est désobéir, c'est*

choisir l'intelligence contre l'obéissance, c'est choisir et assumer ses responsabilités ». Il faut

penser le risque [665]. Le rôle du chirurgien, c'est d'accepter de prendre sur lui ce risque, c'est

refuser de se transformer en un exécutant servile de données statistiques, c'est saisir l'espace

de liberté qui nous est laissé [666]. En supprimant la responsabilité de l'individu, on risque de

stériliser une large part de l'initiative individuelle [667]. Car la notion de risque introduit une

dimension supplémentaire, l'empiètement de la liberté d'un individu sur les autres.

Nous avons plus haut (cf. supra) la critique de Lecourt sur une vision post-moderniste

purement hédoniste de la civilisation. Le médecin, comme soignant et comme citoyen, est aux

prises avec la peur de la mort, cette mort qui n'est plus le moment essentiel d'un monde

chrétien, qui offrirait enfin à l'individu la possibilité de rejoindre son créateur. La mort, dans

notre monde moderne est un accident, une erreur, quelque chose d'impensable qu'il nous faut

cacher [668]. La maladie, l'accident médical, le risque de façon général ne peut alors être vécu

que comme une agression. Quelqu'un a manqué à ses devoirs. L'échec, la complication

deviennent une trahison dont les patients ne peuvent (ou ne veulent) à aucun moment, se

penser responsables. Les patients ont été informés, avec toutes les limites que nous avons vu,

ils ont choisi en connaissance de cause mais cette information ne les prépare pas à la perte de

leur « sentiment égoïste de plaisir ». En reprenant la division science/technique proposée par

Lecourt, on acceptait auparavant la faillibilité du médecin-Homme de science, alors qu'on

accepte pas que puisse se tromper le médecin-machine technique. C'est le rôle de la réflexion

---

[664] Lecourt D. Contre la peur. PUF, Paris, 1999, 176p
[665] Penser vient de pensare qui veut dire peser. Peser le pour et le contre renvoie à Aristote.
[666] Pour paraphraser Vaclav Havel : L'identité du chirurgien est déterminée par l'exercice de sa liberté et réside dans sa capacité à exercer sa responsabilité. Pick J. Vaclav Havel, l'écriture et l'éthique. Etudes 2003 : 505-514.
[667] De la Chapelle B. introduction. Liberté, risque et responsabilité, IFRI 2002 ; 7-14.
[668] Voir par Exemple Aries P. Histoire de la mort en occident. Points Histoire, Paris,

éthique de nous aider à retourner à la dimension humaine de la relation médecin-malade, la seule qui permettra que l'erreur, la faute, la complication ou le risque puissent être replacés dans une dimension sociale acceptable.

J'avais été choqué, comme les médias et d'autres, que François Mitterrand fasse appel à une voyante. J'avais été moins étonné de ses rencontres avec Marie de Hennezel et Raymond Aron. Bien qu'officiellement athée, cet homme se préparait à sa mort ce qui est un geste plutôt remarquable. Il nous faut affronter tous les risques, toutes les peurs, jusqu'à l'indicible. Nous ne pouvons nous contenter de vivre avec l'espérance, qui est une passion triste parce que par nature toujours mêlée de crainte. L'espérance est pour Lecourt un avatar du « demain on rase gratis » communiste ou du bonheur après la mort des religions [669]. Dans notre monde moderne où Dieu n'est plus la réponse à nos craintes, il nous faut vivre le présent et repenser notre relation à l'autre, au sens d'une société dont les normes sont définies par les citoyens, parfois de façon indépendante des médecins, qui n'ont pas su ou n'ont pas toujours su faire le bien. Lecourt critique « l'heuristique de la peur » de Jonas, non pas parce que la technique n'est pas dangereuse, elle l'est partiellement, mais parce qu'on ne peut pas fonder des relations sociales entre individus sur la peur de l'autre, ou la peur du lendemain.

---

[669] Lecourt D. Contre la peur, PUF, Paris, 1999, 176p.

Conclusion

Peut-on « gérer » le risque et l'information est-elle nécessaire. Il est indiscutable que la création de structures « étatiques » (AFSSAPS et autres) permet de réduire ou de cerner les risques sériels ou organisationnels. La transparence du processus décisionnel permet d 'améliorer l'acceptabilité des décisions. Mais cette acceptabilité reste éminemment variable selon les individus et la notion de bénéfice/risque n'a pas le même sens selon celui qui la reçoit. L'information « scientifique » apparaît éminemment difficile car les manques sont multiples, la compréhension et la mémorisation par les patients étant des facteurs sur lesquels les praticiens ont peu d'action. Mais là n'est probablement pas le problème qui se situe à un autre niveau. Le Ciel ne nous fait plus signe, et l'acceptabilité du risque est à la baisse [670]. Le fléau n'est plus une expiation ni un destin, mais la résultante d'une erreur. La croyance religieuse a, pendant longtemps, été une administration apaisante de l'absurde. Le système théologique, au moins en occident, faisait que l'accidentel avait du sens. Pourquoi et de quoi avons-nous peur ?. Et cette peur est-elle bonne conseillère comme le voudrait le « bon sens » ? Probablement pas.

Le risque en médecine est partout et il est protéiforme dans sa présentation et dans les moyens nécessaires pour l'appréhender. Nous avons peur des complications possibles du traitement que va mettre en route le médecin. Cette peur est légitime, mais elle n'est que la contrepartie du caractère récemment efficace de la médecine qui permet aux individus de vivre alors qu'ils sont porteurs de maladies chroniques. Dans la chirurgie fonctionnelle que je pratique, le risque n'est que le pendant du désir de vivre vieux et en bonne santé. Cette peur augmente

---

[670] Debray R. Le prix de la décroyance. Le monde des religions, mars-avril 2006, p17.

pourtant presque à proportion de la baisse des complications. La judiciarisation actuelle traduit le fait que la contingence, la science aidant, nous est devenue insupportable. La demande de sécurité se déporte du surnaturel au contentieux. D'un côté, une gestion plus efficace de la douleur et de la maladie ; de l'autre une plus grande opacité métaphysique. Mieux soigné mais plus irritable ; mieux protégé mais plus revendiquant, l'homme moderne paie ainsi, selon Régis Debray, le prix de la décroyance. Cette évolution face au risque traduit donc un changement des valeurs dans notre société. Car nous avons peur des autres, de tous les autres, y compris des soignants comme corps constitué. La médecine est devenue un système complexe, faisant intervenir de nombreuses personnes. Dans ce système, le danger est partout. Il existe auprès de chaque intervenant, il existe du fait de la structure, voire de la société (les risques sériels). Connaître les risques et les moyens mis en œuvre devrait permettre de diminuer cette peur car c'est essentiellement dans nos sociétés occidentales qu'est apparue et qu'a été théorisée la notion que le savoir c'est le pouvoir, le « *moyen de se rendre maître et possesseur de la nature* » (Descartes). L'information du(des) risque(s) devait permettre de diminuer l'angoisse des patients. L'augmentation du nombre de « mise en cause » montre qu'il n'en est rien [671]. La mise à disposition aux USA des risques relatifs de mortalité et de complications de chaque hôpital et des médecins, nommément désignés, n'a eu que peu d'effet [672]. Peut-être parce que les Américains, pas plus que les Français ne sont familiers avec le maniement des statistiques, ou parce qu'il existe des explications plausibles aux différences observées. Plus vraisemblablement, comme le montrent les différents travaux, parce que nous ne pouvons pas ou ne voulons pas entendre parler des risques. Il faut, bien évidemment, continuer à diminuer les risques auxquels chacun d'entre nous sommes soumis,

---

[671] « Le progrès fait apparaître le présent comme inachevé » Jacques Dufresne.
[672] Kervasdoué J. Quotidien du médecin, 11 octobre 2005, n°7819, p6.

et plus encore pour les personnes fragilisées par la maladie ou l'accident. Mais il nous faut comprendre que cette peur du risque relève d'autre chose que d'une « bonne gestion des risques ».

Pourquoi et de quoi avons-nous peur ?. Il nous faut apprendre à dompter notre peur, car les risques auxquels nous sommes soumis sont ceux créés par nos besoins. Nous devons « *être capable d'être à la hauteur de l'aventure humaine* » [673]. A trop faire la part belle à l'inquiétude disent ces auteurs, on en vient à jauger les découvertes avant même qu'elles ne se réalisent. Et partant de là, le plus grave, c'est qu'on s'interdit de renouveler notre vision des valeurs humaines. Car c'est probablement là que sont les difficultés à venir. La révolution technique/technologique nous contraint à revoir notre système de valeurs. La science ne donne pas de sens à la vie, elle en retire plutôt [674]. Il va falloir redéfinir le statut de la technique et de la connaissance et nous ne pourrons plus « *séparer l'expérience de la connaissance, le risque qu'elle implique, des normes sociales qui l'accompagnent* » [675]. L'homme, replacé pour diverses raisons au cœur du débat, n'accepte pas les risques car il a le sentiment de ne pas être libre des décisions. La religion disait le pourquoi des choses, la science seulement le comment et il apparaît que le comment ne suffit pas à l'animal symbolique que nous sommes. En l'absence de cause finale, l'accident conduit à rechercher l'indemnisation.

La volonté des individus de « donner leur avis », avec une expertise souvent discutable, doit cependant être favorisée car se sentir responsable, c'est aussi se vouloir libre ce qui implique un engagement moral. L'être humain qui peut se reconnaître sujet de sa vie et de ses choix est par conséquent responsable de ses actions. Mal loti dans la distribution des compétences par

---

[673] Kahn A. Lecourt D. Bioéthique et liberté, PUF Paris, 2004. 115p
[674] Debray R. Le prix de la décroyance. Le monde des religions, mars-avril 2006, p17.
[675] Kahn A. Lecourt D. Bioéthique et liberté, PUF Paris, 2004. 115p

Epiméthée, l'homme peut donc être le médiateur de toutes choses. « Aucune loi ne le bride, à lui de définir sa nature ». « *Qu'une sorte d'ambition sacrée envahisse notre esprit et fasse qu'insatisfaits de la médiocrité, nous aspirions aux sommets et travaillions de toutes nos forces à les atteindre ...*» [676]. Mais cette vision idéale est tempérée par Lecourt qui considère la création de valeur comme singulière à l'homme, pour dire aussitôt que ces valeurs se révèlent toujours précaires ![677]. Il est contredit sur ce point par Axel Kahn qui pense au contraire que certaines valeurs sont intangibles et qu'elles fondent l'homme comme sujet d'une communauté humaine dont il ne pourrait jamais complètement s'affranchir. L'avenir nous dira laquelle de ces deux lectures, qui ne sont pas exclusives, s'imposera dans notre société dont les valeurs et les normes, à l'heure de la mondialisation, restent à définir.

---

[676] Pic de la Mirandole. De la dignité de l'homme. Cité par D. Lecourt dans Prométhée, Faust, Frankestien. Fondements imaginaires de l'éthique. Biblio, essais, Paris 1996. P 188.
[677] Kahn A. Lecourt D. Bioéthique et liberté, PUF Paris, 2004. 115p

Annexes

Cette thèse repose en partie sur plusieurs publications se rapportant à la notion de risque et à son information en chirurgie. Elles sont rappelées ici avec quelques informations complémentaires en suivant le plan de la thèse.

La notion de risque en chirurgie. C. Dumontier. Le courrier de coloproctologie vol III n° 1 (Janv-Fevr Mars 2002) page 7-12

Risques selon les pratiques chirurgicales : La main traumatique et non traumatique. C. Dumontier. In « Le risque annoncé de la pratique chirurgicale », P. Vayre, H. Vannineuse, Springer-Verlag, Paris, 2003, pp217-225

Ces deux publications sont une réflexion sur le risque en chirurgie. Elles se rapportent surtout à la deuxième partie de cette thèse. Quels sont les risques ? Comment sont-ils répartis entre les patients et les chirurgiens ? comment les éviter ?. Les données de ces publications sont détaillées largement dans cette thèse.

Connaissance des complications de la chirurgie des lambeaux pulpaires des doigts longs et information des patients – implications éthiques. C. Dumontier, JP Meningaud, C. Hervé. Chirurgie de la Main, 2001; 20 : 122-135.

Il s'agit de la publication des données relatives à la chirurgie de la main, tirée de mon mémoire de DEA. La publication est reproduite in extenso.

Complications de l'anesthésie. Table ronde sur les complications en arthroscopie. C. Dumontier. Perspectives en Arthroscopie, Springer Verlag, Paris, 2002 , pp129-131

Complications de la fracture du scaphoïde. C. Dumontier. in Savoir-faire en radiologie Ostéo-articulaire (vol 4), JD Laredo, M. Wybier, L. Bellaïche (eds), Sauramps, 2002, pp31-42.

Complications des arthroscopies du poignet. C. Dumontier, R. Chassat, G. Nourissat. In Arthroscopie thérapeutique en traumatologie du sport, J. Rodineau et G. Saillant (eds), Masson, paris, 2005, pp133-136.

Ces trois publications sont plus centrées sur des problèmes scientifiques et n'intègrent qu'une petite partie, dans la discussion, sur les conséquences éthiques et sur la réflexion nécessaire que nous devons mener, en tant que chirurgiens, face à ces complications.

Table ronde : « Rôle de l'expert médical ». C. Dumontier avec la participation de J. Guigue, D. Philopoulos, D. Charles, D. Leviet, C. Savornin, J.F. Schuhl, F. Bismut. Chirurgie de la main, 2002 ; 21 (5) : 313-325

L'antibioprophylaxie en chirurgie de la main – à la recherche d'un consensus. C. Dumontier, JP Lemerle. Chirurgie de la Main, 2004 ; 23 () :167-177

Le premier travail est centré sur la pratique et sur la relation entre la médecine et le droit. L'autre est une volonté de notre société savante de définir elle-même ses propres standards et de justifier sa pratique en se fondant sur la science, quand les données existent, sur un consensus professionnel en leur absence.

Le chirurgien aux prises avec l'innovation technique. C. Dumontier , A. Sautet,
P. Gleyze. in éthique des pratiques en chirurgie, C. Hervé (ed), L'Harmattan,
Paris, 2003, pp147-158.

Témoignage en chirurgie orthopédique. C. Dumontier. in éthique des pratiques
en chirurgie, C. Hervé (ed), L'Harmattan, Paris, 2003, pp239-252.

Ces deux chapitres publiés par le laboratoire d'éthique sont des réflexions sur l'éthique et la recherche en chirurgie. Elles trouvent leur place dans la troisième partie de cette thèse, dans les chapitres sur la recherche et sur la formation. Elles couvrent également les problèmes éthiques posés par la technologie dans le métier de chirurgien et les dérives qu'elle peut induire.

La chirurgie factuelle ou la chirurgie basée sur les faits. C. Dumontier.
Techniques hospitalières, 2004 ; 683-janvier-Février, 60-63.
Chirurgie factuelle ou la chirurgie basée sur les faits. C. Dumontier. Chir
Main 2004 ; 23 : 57-71

Il s'agit d'une conférence faite, sur la proposition du Pr Masquelet, sur « l'evidence-based medecine », centrée sur la chirurgie. Elle avait pour objet d'expliquer à notre société savante ce qu'était cette nouvelle approche médicale et les conséquences pratiques et éthiques qu'elle soulevait. Elle semble avoir été appréciée et j'avais été récompensé par la médaille de notre société pour cette conférence. Elle est reproduite in extenso.

Difficultés du transfert d'information en vue d'un consentement éclairé- étude expérimentale chez 21 patients. M. Ghrea, C. Dumontier, A. Sautet, C. Hervé.

Rev Chir Orthop 2006 ; 92 : 7-18

Ce travail, publié avec retard, est centré sur les difficultés de compréhension par le patient de l'information délivrée. Il montre que la notion d'information du patient, qui devrait lui permettre de choisir en connaissance de cause, n'existe pas, en tout cas pas dans la forme envisagée par les juristes. Ceci nous oblige à repenser notre rôle lors d'une consultation et à réfléchir sur l'adaptation du droit à la pratique. Il nous faut repenser notre empathie envers les patients. L'article est reproduit in extenso.

Chirurgie de la Main 2001 ; 20 : 122-35
© 2001 Éditions scientifiques et médicales Elsevier SAS. Tous droits réservés
S1297-3203(01)00029-4/FLA

Article original

Connaissance des complications de la chirurgie des lambeaux pulpaires des doigts longs et information des patients – implications éthiques

C. Dumontier [1,2,3*], J.P. Meningaud [2], C. Hervé [2]

[1] *Institut de la Main, 6, square Jouvenet, 75016 Paris, France ;* [2] *laboratoire d'éthique médicale (directeur Pr C. Hervé), faculté de médecine Necker-Enfants Malades, 156, rue de Vaugirard, 75730 Paris cedex, France ;* [3] *hôpital Saint-Antoine, 184, rue du faubourg Saint-Antoine, 75012 Paris, France*

Résumé

Introduction – Successivement la cour de Cassation en 1997 et le Conseil d'État en 2000 ont considéré que le défaut d'information des patients était constitutif d'une faute et qu'il appartenait aux médecins de prouver que l'information avait été donnée. La communauté médicale s'est sentie remise en cause dans sa pratique et s'est posée la question de savoir comment prouver l'information sans altérer la relation médecin-patient. Nous sommes partis de l'hypothèse que l'information n'existait peut être pas mais que cela n'empêchait pas une démarche éthique de la part des chirurgiens.

Méthode – Une enquête a été réalisée pour tenter de cerner la connaissance qu'avaient les chirurgiens des complications de la chirurgie des lambeaux réalisés pour la couverture des pertes de substance pulpaires des doigts longs. Quatre lambeaux ont été sélectionnés : le lambeau dit d'Atasoy, le lambeau en îlot direct dit de Venkataswami, le lambeau en îlot inversé et le lambeau thénarien. Il était demandé aux chirurgiens sélectionnés de donner un pourcentage pour chaque complication étudiée (nécrose, raideur digitale, douleur au froid, troubles de la sensibilité, infection, exclusion digitale) ainsi que la durée d'arrêt de travail, le temps de cicatrisation et la sensibilité des lambeaux au test de Weber. Les résultats obtenus ont été comparés à ceux publiés dans la littérature.

Résultats – Vingt-et-un chirurgiens ont été interrogés. Tous étaient qualifiés en chirurgie de la main depuis plus de dix ans. De très nombreuses données étaient absentes ou fragmentaires dans la littérature. Lorsque les données existaient, les variations étaient importantes. On a retrouvé ces variations dans les réponses obtenues. Les chirurgiens avaient une bonne idée des complications potentielles du lambeau en îlot direct, et avaient tendance à sous-estimer les résultats publiés pour le lambeau en îlot inversé et le lambeau thénarien.

Discussion – La vérité n'existe pas, ni dans la littérature, ni dans les réponses obtenues étant donné l'importance des variations. En pratique la connaissance des complications était fragmentaire et il y avait donc un hiatus entre la demande des juristes et les possibilités pratiques d'information des patients. Seule la publication de séries cliniques répondant aux questions des patients permettrait de combler le vide. En attendant, c'est aux chirurgiens de combler ce vide et, par une réflexion éthique tenant compte des désirs des patients, d'essayer de donner une information qui soit la plus pertinente possible. © 2001 Éditions scientifiques et médicales Elsevier SAS

Summary – Surgeon's knowledge of the complications of finger flaps used for reconstruction of pulp defects and information given to patients: ethical implications.

Introduction – *The two highest French courts have recently decided that not to fully inform a patient constitutes negligence, and that doctors should be able to prove that the information has been given. The medical community is now debating as to how to protect physicians without harming the doctor-patient relationship. Following this study we put forward the hypothesis that although information might not be available to surgeons nevertheless this should not prevent them taking the ethical steps necessary to redress the situation.*

---

* *Correspondance et tirés à part.*

Methods – *We conducted a telephone interview to discover what surgeons knew about the complications of finger flaps used for the reconstruction of pulp defects. Four flaps were studied: the VY flap described by Atasoy, the island finger flap known as Ventataswami's, the reverse island flap and the thenar flap. Surgeons were asked to give the percentage of necrosis, infection, sensory disturbances, digital stiffness and exclusion, as well as the time off work, the time of healing and the sensory discrimination of the flap. The results obtained were compared to those obtained by a literature review.*

Results – *Twenty one qualified hand surgeons answered the questionnaire. Many answers were absent or only fragmentary when sought in the literature. Where complication rates were available, there was a huge variation among series. A large variety of answers was also found in our study. The direct island flap was the best known flap. Complications of the reverse island flap and the thenar flap were overestimated in the group interviewed.*

Discussion – *There is no true answer, either in the literature or from the study group. There is a gulf between the jurists'demand and the possibilities of knowledge by surgeons. We are still waiting for clinical studies that will answer the questions asked by patients regarding the complications of surgery. However, even if absolute knowledge is not available, it is the ethical duty of surgeons to give the patient information that is as close as possible as the "truth", and that will be helpful to them.* © 2001 Éditions scientifiques et médicales Elsevier SAS

Le défaut d'information des patients, réel ou ressenti, est responsable de plus de la moitié des poursuites engagées contre les médecins [1]. L'arrêt de la cour de Cassation du 25 février 1997 (Cass. 1 re civ., 25 févr. 1997, Hédreul, JCP 1997, éd. G., I, 4025, n° 7, obsv. G. Viney) et son équivalent pour les médecins des hôpitaux publics au conseil d'état du 5 janvier 2000 (Epoux Telle et AP-HP c/Guilbot, CE 5 janvier 2000) a obligé les médecins à prouver que l'information avait été donnée, renversant ainsi la charge de la preuve. Les arrêts successifs de la cour de Cassation (Cass. 1ère civ., 14 oct. 1997, Bull. civ. I, n° 278 ; Cass. 1ère civ., 17 févr. 1998, Bull. civ. I, n° 67 ; Cass. 1ère civ., 27 mai 1998, Bull. civ. I, n° 287 ; Cass. 1ère civ., 7 oct. 1998, 2 arrêts, Bull. civ. I, n° 287 et 291, 18 juillet 2000, Cass. 1ère civ., n° 1321) ont ensuite précisé ce que devait être cette information : elle devait être complète ! « La notion trop ambiguë d'information approximative n'est plus de mise aujourd'hui. C'est une information totale qui est imposée, mais elle doit être formulée de façon simple, intelligible et loyale » [2].

Pour qu'une information complète soit transmise à un patient, plusieurs étapes sont nécessaires. Le savoir pur, théorique, est disponible dans la littérature. Il faut ensuite que le chirurgien s'approprie ce savoir par sa participation à des congrès, des cours, à la lecture des revues scientifiques. Le chirurgien doit ensuite replacer cette connaissance théorique dans sa pratique. Il y a là une part de subjectivité obligatoire, mais on ne retient, on ne connaît réellement que ce que l'on pratique régulièrement. Le chirurgien pourra ensuite distribuer et partager cette information avec le patient et, pour cela, devra faire en sorte que le discours soit intelligible : choix des mots, qualité de la relation humaine, effort du praticien pour se faire comprendre.

L'hypothèse principale de ce travail est que des chirurgiens de la main, dont la compétence technique est reconnue et ne constitue donc pas un biais dans le choix des techniques des lambeaux, n'ont qu'une connaissance fragmentaire du gain fonctionnel et esthétique, des risques et avantages des lambeaux digitaux et, partant, ne peuvent délivrer qu'une partie de l'information aux patients. Une hypothèse secondaire est qu'une connaissance incomplète de l'information n'empêche pas une réflexion et une conduite éthique de la part des chirurgiens.

MATÉRIEL ET MÉTHODES

Un questionnaire de 68 items a été réalisé mélangeant des questions à réponse ouverte et des questions à choix multiples. Le titre du questionnaire était : « L'information délivrée au patient opérés pour perte de substance cutanée pulpaire des doigts longs, à l'exclusion du pouce ». Vingt trois questions concernaient la connaissance de cinq techniques chirurgicales de couverture pulpaire des doigts longs choisies arbitrairement. Il s'agissait du lambeau local en VY dit de Tranquili-Leali-Atasoy [3], du lambeau homodigital en îlot direct dit de Venkataswami [4], du lambeau en îlot homodigital à pédicule inversé [5], du lambeau thénarien [6] et du transfert microchirurgical de pulpe d'orteil. Quatre questions portaient sur les complications et résultats des lambeaux (*tableau I*), 11 questions portaient sur l'information aux patients et 22 sur la formation des chirurgiens et leurs connaissances livresques. Les autres questions portaient sur l'âge,

Tableau I. Les quatre questions portant sur la connaissance des complications. Le numéro correspond à leur ordre de placement dans l'ensemble du questionnaire.

– Question 22 : Pouvez vous énumérer toutes les complications potentielles des lambeaux ou transferts pour couverture des pertes de substance pulpaire des doigts longs ? (réponse ouverte).

– Question 65 : Pour les lambeaux que nous avons vu, que diriez vous à un patient qui vous demande la fréquence des complications liées au lambeau et pas au traumatisme. La connaissez vous ? Pour chaque lambeau et chaque complication je vais vous demander la fréquence potentielle de ces complications. Vous pouvez répondre par < 1 %, 1–3 %, 3–5 %, 5–10 %, 10–20 %, > 20 %.

	Lambeau en VY type Atasoy	Lambeau en Ilot direct type Venkataswami	Lambeau en Ilot inversé	Lambeau Thénarien	Transfert partiel orteils
Nécrose					
Infection					
Doigt exclu					
Intolérance au froid					
Raideur digitale					
Instabilité pulpaire					
Difficulté de chaussage					
Troubles de la sensibilité					

– Question 66 : Même type de question concernant la sensibilité obtenue après chacun des lambeaux et en fonction de l'âge des patients. Cette sensibilité est elle normale (autour de 3 mm), avec un Weber autour de 5 mm, autour de 8 mm ou supérieur à 8 mm ?

	Lambeau type Atasoy	Lambeau type Venkataswami	Îlot inversé	Thénarien	Transfert partiel orteils
sujet < 20 ans					
Entre 20 et 50 ans					
Après 50 ans					

– Question 67 : Quel sera le temps d'arrêt de travail ? réponse ouverte en nombre de jours pour trois groupes de patients.

	Lambeau type Atasoy	Lambeau type Venkataswami	Lambeau en Ilot inversé	Thénarien	Transfert partiel orteils
Durée d'incapacité d'utilisation du doigt au quotidien					
Chez un travailleur non manuel lourd (secrétaire)					
Chez un travailleur manuel lourd					

le sexe, l'ancienneté professionnelle des chirurgiens ainsi que sur leurs connaissances juridiques et déontologiques.

Ce questionnaire a ensuite été testé sur trois chirurgiens spécialisés en chirurgie de la main, membres associés ou titulaires du GEM ce qui a permis de supprimer quelques questions et surtout de modifier l'ordre des questions afin que les sondés ne devinent pas, à l'avance, le but de cette recherche ou qu'ils soient réticents à répondre à certaines questions suivant en cela les règles méthodologiques de ce genre d'enquête [7].

La population étudiée a été choisie de façon aléatoire dans l'annuaire des membres du GEM. Une présélection a permis de choisir une liste de membres titulaires du GEM, actifs scientifiquement par leur présence ou leurs publications. Nous sommes partis de l'hypothèse que l'expérience des chirurgiens était un gage de compétence dans la chirurgie des lambeaux d'une part, dans la connaissance de la littérature d'autre part. Parmi les chirurgiens contactés, ont été retenu ceux qui étaient disponibles pour une interview téléphonique d'une durée minimum d'une demi-heure et qui acceptaient de participer à cette enquête téléphonique. En pratique, tous les chirurgiens contactés sauf un ont acceptés de répondre à l'enquête.

Une recherche bibliographique a été faite pour connaître les complications des lambeaux. Elle a porté sur une base de données personnelles de références en chirurgie de la main, comportant 12 196 références fin juillet 2000, gérées par un logiciel adapté (Reference Manager, version 9.0). Elle a également porté sur le Medline avec deux accès possibles : la base de données Pubmed (http://www. ncbi.nlm.nih.gov/pubmed/), et celle fournie par Ovid (http://www.gateway.ovid.com). Les recherches ont portées sur les mots-clés suivants, isolés ou en combinaison : Fingertip/Injuries/Flap/Surgery/Complications/necrosis/Atasoy/Venkataswami/island flap/ toe transfer.

Pour permettre la comparaison entre les différentes séries de la littérature il a fallu transformer en valeur continue des valeurs discontinues. Ainsi, de façon arbitraire, la fréquence des complications obtenue dans le questionnaire a été transformée : <1 % est devenu 0,1 %/1-3 % est devenu 2 %/3-5 % est devenu 4 %/5-10 % est devenu 7 %/10-20 % est devenu 15 % et > 20 % est devenu 40 %. La sensibilité des lambeaux a été considérée comme normale pour un test de Weber autour de 3 mm (ou l'absence de différence avec le coté opposé), légèrement augmentée (Weber autour de 5 mm, différence avec les doigts voisins de 2 mm), augmentée (Weber autour de 8 mm, différence autour de 4 mm) et absence de sensibilité utile (Weber autour de 12 mm ou différence supérieure à 6 mm). Les calculs ont été faits de la même manière à partir des données de la littérature lorsqu'elles étaient disponibles, avec les mêmes critères lorsqu'il s'agissait de variables discontinues.

RÉSULTATS

Nous n'étudierons dans ce travail que la connaissance des complications des lambeaux par les chirurgiens, les autres données de l'enquête étant disponible sur le site www.inserm.fr/ethique. Seuls trois chirurgiens font plus de dix transferts partiels d'orteils par an aussi les résultats de ces transferts ne seront ils pas analysés.

Vingt-et-un chirurgiens ont été interrogés, par téléphone 17 fois, de vive voix quatre fois, pour cette enquête. L'âge moyen est de 49,0 ans (extrêmes 42 à 67). Tous sont spécialisés en chirurgie de la main. Trois chirurgiens ont fini leur clinicat il y a moins de

Tableau II. Liste des complications potentielles des lambeaux citées par les 21 chirurgiens interviewés.

Complications possibles	Nombre de chirurgiens l'ayant cité
Nécrose	20
Infection	14
Intolérance au froid	7
Déformation de l'ongle	3
Raideur	12
Instabilité pulpaire	1
Exclusion du doigt	3
Troubles de la sensibilité	18
Troubles sur la zone donneuse	13
Insuffisance de couverture, erreur de dessin	9
Troubles esthétiques	16
Algodystrophie	6
Autres (arrêt de travail, dépression, etc.)	9

Tableau III. Comparaison des résultats et des complications estimées à celles retrouvées dans la littérature pour le lambeau en VY dit d'Atasoy. Les résultats sont donnés en moyenne/médiane/écart-type/minimum–maximum. Les résultats de la littérature correspondent aux extrêmes retrouvés, ou aux calculs réalisés quand les données sont disponibles. NP = données non précisées.

Résultats et complications	Littérature	Enquête
Avancement (cm)	NP	7,25 mm/6,75/3,2/2,5–15
Cicatrisation (jours)	NP	19,1 j/18/4,95/12–30
Nécrose	3,2 à 3,5 %	1,38 %/0,1/1,63/0,1–4
Infection	< 1 %	3,1 %/2/4,71/0,1–15
Doigt exclu	10 %	3,63 %/2/4,08/0,1–15
Intolérance au froid	29 %	16,02 %/7/16,7/0,1–40
Raideur digitale	20 %	1,99 %/0,1/3,73/0,1–15
Instabilité pulpaire	NP	1,82 %/0,1/2,46/0,1–7
Dystrophies unguéales	33 %	NP
Cicatrices hypertrophiques	6 %	NP
Sensibilité au test de Weber (en mm)	6,45 mm (3–8)	Sensibilité chez un sujet de moins de 20 ans 4,05 mm/5/1,02/3–5 Sensibilité entre 20 et 50 ans 5,26 mm/5/2,49/3–12 Sensibilité après 50 ans 6,68 mm/5/3,28/3–12
Durée de la gêne quotidienne	NP	Durée de la gêne quotidienne 32,5 j/30/16,78/15–90
Durée d'arrêt de travail (jours)	39 j	Arrêt de travail (secrétaire) 43,63 j/30/34,5/21–180 Arrêt de travail (manuel lourd) 56,21 j/45/35,89/21–180

dix ans, 14 entre dix et 20 ans et quatre ont fini il y a plus de 20 ans. Lorsqu'on demande aux chirurgiens d'énumérer toutes les complications potentielles des lambeaux, on obtient en moyenne 6,23 réponses avec des extrêmes de 2 à 9 *(tableau II).* Pour chaque lambeau n'ont été prises en compte que les réponses des chirurgiens qui avaient une expérience pratique du lambeau.

Connaissance du lambeau en VY dit lambeau d'Atasoy et de ses complications

Ce lambeau décrit en 1970 est en fait de la redécouverte d'un lambeau décrit en 1935 par Tranquilli-Leali, un auteur italien et qui fait appel à des principes classiques de chirurgie cutanée [8]. Atasoy [3], dans son article « princeps », rapporte 56 cas revus ; il a deux nécroses superficielles, trois algodystrophies et tous les patients ont une sensibilité normale. Cinq publications rapportaient des complications [3, 9–12]. L'avancement possible du lambeau n'est jamais précisé dans la littérature. La sensibilité et la durée d'arrêt de travail n'ont été étudiées que dans une série [12].

Deux chirurgiens n'utilisent pas ce lambeau, neuf en font moins de 10/an, six entre 10 et 30/an et quatre en font plus de 30/an. Tous les chirurgiens ont la même indication ; des pertes de substance

Tableau IV. Comparaison des résultats et des complications estimées et retrouvées dans la littérature pour le lambeau homodigital. Les résultats sont donnés en moyenne/médiane/écart-type/minimum–maximum. Les résultats de la littérature correspondent aux extrêmes retrouvés, ou aux calculs réalisés quand les données sont disponibles.

Items recherchés	Résultats publiés	Résultats estimés
Avancement (en mm)	13 mm, extrêmes 10–22	13,9 mm/12/5,7/5–30
Durée de cicatrisation (jours)	31 à 33 j, extrêmes 15–120	23,5 j/21/10,45/15–60
Nécrose	0 à 4 % de nécrose totale,	3,94 %/4/3,1/0–15
	0 à 8 % de nécrose partielle	
Infection	1 à 7 %	2,87 %/2/4,06/0,1–15
Doigt exclu	12,5 à 50 %	5,1 %/5,5/5,18/0,1–15
Intolérance au froid	20 à 100 %	18,77 %/15/14,87/0,1–40
Raideur digitale (IPP)	0 à 33 %	18,75 %/7/17,14/2–40
Instabilité pulpaire	0 à 13 %	4,2 %/4/4,79/0,1–15
Anomalies unguéales	0 à 73 %	NP
Sensibilité au test de Weber (en mm)	3,76 mm, 5,3 mm, 6,1 mm ou	Sensibilité avant 20 ans
	6,8 mm (extrêmes 2–12) selon les séries	5,73 mm/5/2,35/3–12
	Normale ou à l'inverse > 7 mm	Sensibilité entre 20–50 ans
	dans d'autres séries (chiffres non disponibles)	7,05 mm/5/3,06/3–12
		Sensibilité après 50 ans
		8 mm/8/2,97/3–12
	21	Gêne au quotidien
		40,84 j/30/18,6/15–90
Durée d'arrêt de travail (jours)	12, 30, 56 ou 61 jours selon les	Arrêt de travail (secrétaire)
	séries (extrêmes 0 à 730)	55,6 j/45/32,96/30–180
		Arrêt de travail (manuel lourd)
		71,6 j/60/39,58/30–180

distales, de petite taille, en sifflet dorsal ou en saucisson. Deux ne veulent pas le faire sur l'index, un trouve que c'est une bonne indication, les autres ne modifient pas leurs indications en fonction du doigt atteint. La comparaison des résultats et des complications retrouvées dans la littérature et celles estimées par les chirurgiens est rapportée dans le *tableau III*.

Connaissance du lambeau en îlot homodigital d'avancement et de ses complications

Il s'agit en fait de l'utilisation sur un même doigt d'un lambeau décrit dans les années 1960 par Möberg, Tubiana et Littler [8]. La description princeps

est attribuée à Venkataswami, mais il a aussi été décrit par Segmüller et Gilbert [4, 13, 14].

Très utilisé, la littérature est assez fournie en résultats [4, 10, 12, 13, 15 – 23].

Trois chirurgiens ne font pas ce type de lambeau, sept en font moins de 10/an et 11 en font entre 10 et 30/an. Il permet de couvrir une hémipulpe pour cinq chirurgiens, 3/4 de pulpe pour un chirurgien et une pulpe entière pour deux chirurgiens. L'indication préférentielle retenue est la perte de substance en sifflet latéral. Six chirurgiens ne modifient pas leurs indications selon le doigt atteint, les autres choisissent en fonction des pulpes dominantes ; ils ne prélèvent pas sur les pulpes dominantes ou préfèrent le lambeau pour reconstruire les pulpes dominantes,

Tableau V. Comparaison des résultats et des complications estimées et retrouvées dans la littérature pour le lambeau homodigital a contrario. Les résultats sont donnés en moyenne/médiane/écart-type/minimum–maximum. Les résultats de la littérature correspondent aux extrêmes retrouvés, ou aux calculs réalisés quand les données sont disponibles.

Complications	Résultats de la littérature	Résultats estimés
Surface (cm^2)	4,65 cm^2/5/1,7/2,25–7	2,83 cm^2/2,5/1,4/1,5–4,5
Cicatrisation (jours)	NP	22,77 j/18/14,5/12–60
Nécrose	0,8 à 28,8 %	5,4 %/4/4/2–15
Infection	20 %	3,5 %/2/4,8/0,1–15
Doigt exclu	NP	3,9 %/4/3,2/0,1–7
Intolérance au froid	21 à 36 %	20,7 %/15/15,2/0,1–40
Raideur digitale	0 %	5,3 %/7/2,5/0,1–7
Instabilité pulpaire	NP	7,1 %/4/6,2/0,1–15
Sensibilité	10,2 mm (6 à 11) sur 32 cas non resensibilisés,	Sensibilité avant 20 ans
	6,2 mm (4 à 8) sur 12 cas resensibilisés	10,5 mm/12/2,54/5–12
	12,1 mm (9 à 15) sur 15 cas	Sensibilité de 20 à 50 ans
		10,5mm/12/2,54/5–12
	9,2 mm/10/2,28/6–12 (5 cas)	Sensibilité après 50 ans
		12 mm/12/0/12–12
Durée d'arrêt de travail	NP	Incapacité quotidienne
		53,7 j/60/24,8/21–90
		Arrêt de travail (secrétaire)
		64 j/60/46,5/21–180
		Arrêt de travail (manuel lourd)
		87 j/75/45,6/35–180

surtout sur l'index. La comparaison des résultats estimés avec ceux de la littérature sont rapportées dans le *tableau IV*.

Connaissance du lambeau en îlot homodigital a contrario et de ses complications

On pense, en France, qu'il a été décrit initialement par Oberlin sur une idée de Glicenstein mais Weeks est cité comme concepteur en 1973 par Lai, tandis que Moiemen l'attribue à Zancolli [24–26]. Le nombre de cas rapportés varie de « non précisé » à 120 [5, 24, 26–30].

Onze chirurgiens ne font pas de lambeau en îlot homodigital inversé, les autres en font moins de 10/an. Son indication préférentielle est celle des grandes pertes de substance, si possibles dorsales ou

sur les pulpes mineures sauf pour un chirurgien « qui l'aime bien ». La comparaison des résultats et des complications est rapportée dans le *tableau V*.

Connaissance du lambeau thénarien et de ses complications

Décrit initialement par Gatewood en 1926, il a ensuite été modifié plusieurs fois [31–34]. Une variante récente, pédiculée sur la branche radiopalmaire ou avec suture microchirurgicale a été introduite récemment et c'est à cette variante que plusieurs sujets interrogés feront allusion, la technique conventionnelle n'ayant aucune indication à leurs yeux [35–37].

Les publications de résultats de la technique conventionnelle sont peu nombreuses [32, 34, 38, 39]. Dix chirurgiens ne réalisent pas de lambeaux

Tableau VI. Comparaison des résultats et des complications observées et estimées avec le lambeau thénarien. Les résultats sont donnés en moyenne/médiane/écart-type/minimum–maximum. Les résultats de la littérature correspondent aux extrêmes retrouvés, ou aux calculs réalisés quand les données sont disponibles.

Résultats et complications	Résultats rapportés	Résultats estimés
Surface couverte (cm²)	3 à 4,5 cm²	1,8 cm²/1,25/1,64/0,5–5
Délai de cicatrisation (jours)	21 j	29 j/30/13,46/15–60
Nécrose	0 %	1,46 %/0,1/1,84/0,1–4
Infection	0 %	2,9 %/2/2,4/0,1–7
Doigt exclu	< 1 %	4,46 %/4/4,5/0,1–15
Intolérance au froid	25 %	13 %/7/15,9/0,1–40
Raideur digitale	25 % temporaire ; 4 % définitive	10 %/7/12,97/0,1–40
Instabilité pulpaire	NP	2,41 %/2/2,46/0,1–7
Sensibilité	5,6 mm/5/2,5/4–10 (5 cas)	Sensibilité < 20 ans
	6,5 mm/6/2,11/3–11 (20 cas)	8,75 mm/8/3,25/3–12
	7 mm (3,5 à 12) (150 cas)	Sensibilité entre 20 et 50 ans
	> 9 mm (5 cas)	10,36 mm/12/2,9/5–12
		Sensibilité après 50 ans
		11 mm/12/2,32/5–12
		Durée de la gêne quotidienne
		46,75 j/45/17,7/21–90
Durée d'arrêt de travail	35 à 42 jours avec des extrêmes à 4 mois	Arrêt de travail (secrétaire)
		57,1 j/45/42,6/21–180
		Arrêt de travail (manuel lourd)
		62,8 j/60/41,5/30–180

thénariens, les autres en font moins de 10/an, sauf un chirurgien qui en réalise entre 10 et 30/an. Dans sa version classique il est délaissé, sauf chez l'enfant. Il est plutôt réservé aux doigts radiaux (index et médius). La comparaison des résultats et des complications est rapportée dans le *tableau VI*.

DISCUSSION

Tous les chirurgiens interrogés correspondaient aux critères choisis dans la méthodologie, notamment ancienneté professionnelle et expérience de chirurgie de la main. Le caractère téléphonique de l'interview a permis « d'obliger » les chirurgiens « à donner des chiffres, des pourcentages », même si la plupart ont commencé par répondre qu'ils ne donnaient pas, dans leur information aux patients, de valeurs abso-

lues. Dans le cadre de cette enquête il fallait obtenir une appréciation chiffrée, même approximative, du taux de complication observé dans ce type de chirurgie. Le caractère limité en temps de l'interview, et l'interface que forme le téléphone permettait, nous pensons, d'obtenir une réponse la plus proche possible de ce que pensaient les chirurgiens.

Le deuxième biais méthodologique est celui des calculs. Des valeurs discontinues ont été transformées en valeur continues et il n'y a aucune certitude que cette population suive une loi normale [40]. Par ailleurs, certains chirurgiens ont répondu 100 % (de douleurs au froid) alors que la réponse possible était > 20 %, transformée en 40 % pour les calculs. Les valeurs données ne correspondent donc qu'à une approximation mathématique, ceci afin de comparer des valeurs estimées aux résultats de la littérature.

La littérature constitue le troisième biais méthodologique. Beaucoup d'articles donnent des résultats contradictoires ; il n'y a pas de complications chez un auteur, elles sont fréquentes chez un autre. Beaucoup de complications ne sont même pas citées dans certains articles. La sensibilité n'est que rarement exprimée en mm au test de Weber... Faire un choix des articles les plus pertinents aurait été totalement arbitraire alors que le but de ce travail est de savoir ce que les chirurgiens savent de la littérature, littérature scientifique qui représente « la référence » pour un expert ou un juge.

L'information du patient passe par une bonne formation du chirurgien. L'enquête a montré, qu'en moyenne, le groupe des chirurgiens interviewés possédait une information proche des données moyennes de la littérature. Au niveau individuel, les variations sont par contre importantes. Il ressort de cette enquête plusieurs notions différentes.

Le lambeau homodigital direct est le plus connu. Seuls trois chirurgiens n'en font pas, c'est le plus fréquemment utilisé. Les réponses des sondés sont très proches, en moyenne, des résultats publiés dans la littérature. Il paraît possible que le chirurgien transmette au patient une information « fiable ». Cette analyse doit être pondérée par l'importance des variations ; le groupe des chirurgiens, en moyenne, connaît la réponse mais individuellement les variations sont importantes. Ces mêmes variations se retrouvent également dans la littérature : il y a des chirurgiens « optimistes » et d'autres dont la vision est plus « critique ». On a l'impression que la gêne quotidienne que vit le patient (intolérance au froid, dystrophie unguéale, etc.) est plutôt sous-estimée, alors que la sensibilité objective et la durée réelle d'arrêt de travail sont au contraire majorés par rapport aux données de la littérature. Cela traduit, nous pensons, une vision pratique et « objective » de la réalité.

Certaines réponses données par les chirurgiens n'existent pas dans la littérature et c'est notamment vrai pour le lambeau en VY où il n'existe qu'une publication, récente, rapportant des résultats chiffrés [12]. L'enquête apporte ainsi une réponse « pratique » à des données manquantes mais cette estimation est-elle « défendable » juridiquement car absente « scientifiquement » ? Qui plus est l'écart-type des réponses est important ne permettant pas de tirer, du groupe sondé, une réponse « vraie ».

Enfin le lambeau en îlot a contrario et le lambeau thénarien souffrent apparemment d'une mauvaise réputation. Les résultats estimés sont en général moins bons que ceux rapportés dans la littérature.

En fait l'analyse de la littérature montre qu'une information « officielle » des complications des lambeaux soit n'existe pas, soit elle est très variable selon les séries et chacun peut y trouver des encouragements à poursuivre la technique ou des motifs pour en changer. Les pratiques techniques différentes de chaque chirurgien, selon qu'il fasse ou non beaucoup d'urgences, expliquent sans doute l'hétérogénéité des réponses apportées aussi bien que les variations rapportées dans la littérature. Enfin, la fréquence donnée par des chirurgiens confirmés peut elle se comparer à celle de séries, la plupart du temps universitaires, dont une partie des données provient d'opérateurs en formation ?

Qu'est-ce que l'information ? L'information « objective » que pourrait fournir le chirurgien n'est pas nécessairement celle que peut désirer le patient. La sensibilité au Weber est une notion qui manque d'ancrage dans la réalité quotidienne du patient. Il faut, dans l'information, tenir compte de l'importance des critères subjectifs, ceux vécus par le patient ; c'est lui qui décide si une intervention a donné un bon résultat ou non. Comment traduire en pratique et donner au patient une information qu'on ne possède pas ou qui est tellement variable ? Et d'ailleurs, est-ce réellement le problème ?

Nous entrons ici dans le problème posé par les « standards » de la médecine et celui de « l'*evidence based medecine* ». Combien de publications faut-il, chacune d'elle étant plus ou moins critiquable, de manière à ce que l'indécision subsiste sur l'efficacité voire la qualité ou la faisabilité d'une technique ou d'une méthode thérapeutique ou diagnostique, pour stabiliser des pratiques en clinique humaine ? Cela pose le problème éthique qui est de se reposer sur des notions scientifiques qui elles mêmes se découvrent, peu à peu, souvent sans significations permettant de conclure au bien-fondé d'une pratique, jugée dans le cadre d'un rapport bénéfice-risque. La demande des patients, dans ce cas, peut constituer un élément de décision, de faire, mais ne donne aucune garantie d'un résultat qui peut toujours, à terme, être reproché. L'information complexe, soumise à la conviction des médecins, n'est pas plus crédible. C'est la responsabilité des praticiens validant leurs pratiques qui est fondamentale, créant et modifiant peu à peu leurs standards, qu'ils vont appliquer singulièrement à chaque patient, en intégrant les données personnelles et les désirs de chacun d'entre eux. Cette évaluation des pratiques individuelles et collectives est à développer en médecine clinique, elle ne diminue pas l'incertitude, mais elle guide le praticien dans ses choix qu'il se doit d'exposer, ainsi que ses doutes, à chaque patient.

La relation médecin-malade entraîne des obligations mutuelles : parmi celles du médecin, l'obligation pour lui d'être compétent, et d'agir de façon responsable [41]. L'envie d'apprendre fait partie de nos obligations. Nous devons pouvoir être sur ce que nous proposons à nos patients est ce qu'il y a de mieux à l'heure actuelle [42]. L'accès à l'information n'est pas, en France, un vrai problème mais elle est de plus en plus difficile et coûteuse à trouver, les coûts des abonnements ayant augmenté de 1280 % entre 1965 et 1995 [43]. Cette envie de savoir n'est pas propre aux médecins et plus de 40 % de ceux qui consultent le Medline ne sont pas du corps médical.

L'accès à l'information ne signifie pas que celle ci existe. De nombreuses données, d'intérêt pratique quotidien pour les patients, n'étaient pas disponibles ou étaient variables d'une publication à l'autre. Si l'information n'existe pas, les juristes comprennent qu'il n'est pas possible de la transmettre [2]. Cette situation est cependant anormale. La chirurgie n'entre pas, ou exceptionnellement, dans les protocoles soumis aux CCPPRB (Comité Consultatifs de Protection des Personnes se prêtant à la Recherche Biomédicale) [2]. Et pourtant, l'évolution dans le temps des indications des lambeaux et transferts d'orteils prouve que l'on est dans le domaine de la recherche clinique, de l'incertain et que la responsabilité médicale y demeure totale [2]. Nous avons sous-estimé notre rôle scientifique. Nous devons pouvoir justifier nos pratiques, et les justifier scientifiquement. Il n'est plus possible d'imaginer ou de réaliser que la chirurgie a une gestuelle performante, reposant sur des bases floues. Nous savons opérer, mais ne savons pas ce que seront les résultats, ou de façon imprécise. Nous nous devons d'être mieux que les autres professionnels, car notre profession est particulière ; elle a rapport avec autrui, elle est sollicitude envers l'autre, elle est responsabilité pour autrui [44].

L'information est un élément central dans la relation de confiance entre le médecin et le patient, et contribue à la participation active de ce dernier aux soins. Une bonne information est un symbole très fort d'une exigence sociale actuelle. Le CCNE (Comité Consultatif National d'Ethique) considère

qu'il faut « faire passer les normes de bonne information et de bonne communication dans les habitudes concrètes ». Afin que l'information soit pertinente et adaptée à chaque patient et à chaque situation, elle ne peut être apportée qu'en interaction avec celui qui la reçoit [45]. Les médecins ont intérêt à ce que les patients soient informés sauf à vouloir transformer leur savoir en pouvoir sur les individus plutôt qu'en pouvoir de contribuer à la guérison des patients.

Le risque potentiel d'inquiétude ne justifie pas qu'on cache une information au patient et traduit plutôt un *paternalisme lassant et douteux* [46]. Les patients ont une attitude différente. L'information laissée sur les présentoirs disparaît toujours rapidement. Quatre vingt dix huit pour cent d'entre eux veulent que les complications soient expliquées ; ils sont 56 % si la probabilité d'une complication est de plus de 1 % et 90 % si elle est de plus de 10 % [47]. L'absence d'information, surtout en cas de complications, est ressentie comme une insulte et une trahison. Le fait d'annoncer les risques au patient, un peu comme un système d'alerte et de vigilance, permettrait peut être qu'ils cessent, lorsque celui-ci s'est réalisé, d'y voir un raté sur lequel les médecins ont eu le pas de prise et qu'il vaut mieux oublier. Si un patient demande à connaître des complications rarissimes, cela le regarde, ses désirs étant inconnus au médecin [48]. Enfin, toutes les études montrent, au contraire, qu'une information détaillée n'augmente pas l'angoisse des patients, même les plus anxieux [49 – 53]. Ce gain d'anxiété est même associé de façon significative à des suites opératoires plus simples et à une diminution des complications anesthésiques [50]. Le patient doit comprendre, consentir au traitement et doit *participer* à sa guérison [41, 45]. Dans le cadre de l'urgence, la plupart des patients souffrent, sont anxieux, et sont près à signer n'importe quoi par peur de perdre du temps [54]. Cela n'empêche pas le chirurgien d'informer.

Les juges Français ont demandé une information totale. Même aux USA, cette idée est battue en brèche parce qu'irréalisable en pratique. Pour les « éthiciens » Nord-Américains, pour qu'un patient ait la capacité de consentir, il ne faut pas qu'il puisse comprendre toutes les complications possibles, mais il doit comprendre les risques et les avantages importants, ainsi que les thérapeutiques alternatives [55]. Seuls 17 % des endoscopistes digestifs américains signalent le risque de colostomie après coloscopie,

ce manque d'information qui a motivé le conseiller
Sargos dans l'arrêt Hédreul ! [56]. Il y a donc un hiatus entre la théorie et la pratique et il serait hypocrite
de croire que cette primauté de l'information, parfaitement respectable, est toujours respectée.

Il n'est pas éthiquement acceptable que les médecins retiennent une information parce qu'ils considèrent leurs patients incapables de comprendre. C'est
au médecin de s'appliquer à rendre compréhensible
toute l'information donnée. Il faut cependant être
conscient que, même avec la meilleure volonté du
monde, les patients retiennent peu de choses, pour
des raisons variables. La compréhension d'un traitement dépendait du niveau de scolarisation, de l'existence de maladies associées, du sexe (les femmes
comprennaient mieux) et était inversement associé
à l'âge et au nombre de médicaments prescrits [57].
Un mois après une information de qualité donnée par
un senior, plus de 10 % des patients avaient multiplié par 10 le risque opératoire, certains avaient oublié qu'il pouvait y avoir un risque et 11 % ne le savaient pas ! [58]. Mais il ne faut pas en conclure trop
vite que les patients sont « trop limités pour pouvoir
comprendre » : l'information est parfois mal ou non
délivrée par les médecins [59, 60]. Enfin, la compréhension de l'information est rarement vérifiée [61].

Ces difficultés pratiques sont connues depuis longtemps : mais en définitive si le médecin peut ne pas
tout dire, et que le malade ne peut pas tout comprendre, comment s'étonner que la conclusion d'un
tel dialogue soit pleine d'incertitude ? C'est au chirurgien de combler le hiatus existant entre la théorie
et la pratique. Il ne peut le faire que par une réflexion
éthique ; savoir que le vide existe, prendre sur soi de
le combler dans l'intérêt du patient. Une formation
éthique est fondamentale dans la formation du chirurgien afin de conduire une réflexion éthique qui
doit se poursuivre pendant toute la vie professionnelle. Un challenge supplémentaire que résume assez bien Smith [62] : « Les chirurgiens sont des gens
pratiques qui se sentent frustrés de la complexité
grandissante de ces débats. Mais ils vont devoir apprendre à vivre dans un monde compliqué où les juristes et les philosophes se sentent à l'aise. Une formation en éthique est fondamentale ».

Le premier instant de la rencontre médecin-patient
est celui de l'accueil. L'information, dans un projet
thérapeutique, n'est qu'une étape. Il faut, pour bien
communiquer, savoir écouter ; poser des questions
ouvertes ; permettre au patient de discuter les options

thérapeutiques ; montrer de la compassion pour le
patient. C'est moins la quantité de temps passé avec
le patient qui compte que la qualité du temps donné.
L'approche humaniste est faite de connaissances
scientifiques, de minutie, d'un certain bon sens,
d'enthousiasme, de sympathie et d'honnêteté [63].
L'information du patient est une question de nature
sociale, pas de technique médicale.

Il y aura toujours un hiatus entre la situation
clinique d'un patient et ce dont il est question
dans toute recherche scientifique. Ce hiatus doit être
repéré car les connaissances s'accélèrent. Le rêve de
la science ne peut que chercher à réduire à néant
la dimension singulière du patient afin, justement,
de pouvoir dégager une donnée applicable à tous
et qui soit, partant, systématisable. Voilà pourquoi
la médecine ne peut être réduite à une simple
application des sciences dont elle a pourtant à se
réclamer. Le mot art (Techné en grec) doit attirer
l'attention sur la singularité du cas que le médecin
est amené à soigner alors que la science, en toute
maladie, cherche à repérer un standard à usage
universel. Aucune institution ne peut se substituer
au médecin pour le dégager de sa responsabilité, ce
serait la mort de la médecine.

En s'appuyant sur les données (disponibles) de
la science, nous devons avoir une conduite morale,
c'est à dire compassionnelle, vis-à-vis de nos patients. Ce n'est pas tant l'information qui fait défaut,
qu'une certaine qualité de communication dans un
contexte qui n'est pas toujours propice à un échange
idéal, tant les contraintes y sont déterminantes. Ce
que souhaitent les personnes malades c'est d'être reconnues pour ce qu'elles sont au-delà de la maladie.

L'éthique implique d'attirer l'attention. Nous sommes capables, par le poids des habitudes et du système, de proposer à des patients des interventions
dont nous ne connaissons qu'imparfaitement les
complications. Nous sommes des techniciens compétents mais est-ce cela, seulement, que les patients
demandent ? Une démarche responsable du chirurgien pourrait s'articuler ainsi selon Lister [46] :
– faut il ou non opérer ?
– connaissons nous les résultats des interventions
proposées ?
– alors on peut commencer à en parler au patient et
à ce moment il va falloir, pour obtenir un consentement éclairé :
• connaître et expliquer l'état actuel du patient, son
pronostic avec ou sans traitement ;

• le principe de l'intervention proposée, en précisant de façon neutre les avantages et les inconvénients ;
• les alternatives de l'absence de traitement, d'autres traitements non chirurgicaux, d'autres techniques chirurgicales ;
• ce que je proposerais comme technique maintenant que j'ai écouté le patient et que j'ai la certitude qu'il a bien compris ;
• et seulement à ce moment on peut envisager une signature sur un papier.

Il s'agit évidemment d'une démarche difficile mais, parce que nous ne l'avons pas fait, les juristes, les juges, les avocats, l'état, les associations de consommateurs, etc. l'ont réclamé, même à l'excès, avec des données probablement erronées car ils n'avaient pas notre expérience pratique [46]. Car toute procédure chirurgicale est « singulière » et non reproductible d'un patient à l'autre, ce qui rend irremplaçable l'expérience du chirurgien qui adapte un principe chirurgical aux circonstances et situations individuelles de chacun de ses patients [2]. Pour trouver un lien entre un savoir incomplet et une information « juridiquement valide » il faut considérer non pas l'organe mais la personne totale qui souffre. Ce qui fait du médecin un autre qui n'est pas comme tous les autres c'est qu'il apporte sa compétence : un savoir général (connaissance objective du corps), un savoir-faire (la médecine pratique), un jugement en situation (diagnostic et pronostic). Il faut trouver une juste distance entre la compassion fusionnelle (souffrir avec) et la trop grande objectivation, la curiosité, le rapport aux choses [64]. Le point extrême de cette sagesse en situation est de garder toujours présente à l'idée de dignité du malade. La relation inégalitaire ne doit pas glisser vers une relation de dépendance. Tous les savoirs scientifiques, techniques, n'atteignent leur valeur éthique et leur signification humaine que par l'humanité avec laquelle ils sont employés. Mais Ricœur [64] insiste : la morale ne peut pas être situationniste : il y a un cas (mon patient), parce qu'il y a des règles (la Loi). Les règles éthiques doivent être connues et intégrées à la pratique. La valeur s'appuie sur la norme, et en retour la norme permet d'agir en tenant compte de la valeur.

Quels sont les freins à l'information chez le chirurgien ? Parmi les réponses proposées par l'ANAES citons : la perte de prestige ; des arguments commerciaux ; un sentiment de culpabilité ; un refus d'une remise en cause de la toute puissance du chirurgien. Cette vision « négative » du chirurgien est confortée par l'analyse de la littérature faite par l'ANAES [65] qui note que les médecins se sont centrés sur le contexte judiciaire de la détermination du contenu de l'information. « Cette information est, en effet, la plupart du temps référée aux conséquences contentieuses de son éventuel défaut. Autrement dit, les préoccupations exprimées sont beaucoup plus souvent défensives – quelles informations donner de façon que le médecin ne soit pas déclaré responsable – que positives – quelles informations donner de façon qu'elles permettent au patient de faire des choix pertinents. » Très peu d'articles envisagent le rôle de l'information dans la relation du médecin avec le patient autrement que sous l'angle de la responsabilité civile et/ou administrative. Cette attitude fait remarquer Dominique Thouvenin [65] est réductrice pour au moins deux raisons : Il n'est pas possible de conduire une pratique quotidienne en voyant dans le patient un plaignant en puissance. Les règles n'ont à jouer que lorsqu'un patient estime avoir subi un préjudice du fait d'une absence d'information et cette hypothèse ne constitue pas le cas de figure normal de l'activité. Nous devons retrouver ce que nous faisons le mieux, nous occuper des patients [42]. Enfin, une activité professionnelle, de quelque nature qu'elle soit, doit être pensée de façon à garantir au client la qualité du service fait. Toutes les règles qui l'organisent doivent tendre à la réalisation de cet objectif : l'intégration de l'information dans la pratique normale du médecin avec le malade y contribuera. L'intérêt du patient doit toujours être promu [41].

Il est donc impératif que l'information du patient, en tant qu'elle permet une prise de décision partagée, soit envisagée comme un élément d'une pratique médicale normale et non pas pensée comme un élément contentieux permettant de produire des arguments contre un patient qui se plaindrait de ne pas avoir été informé ou d'avoir été mal informé.

Faire de son mieux pour un médecin ne suffit plus. Il faut maintenant décrire ce que l'on va faire, le faire et le justifier. Pour éviter d'être broyé par le juridique il faut connaître les règles du jeu et reprendre l'initiative : la médecine doit se réapproprier le sens même de sa profession et également ses discours. Le vrai danger n'est pas tant dans les procès qui risqueraient d'assombrir notre exercice chirurgical. Le piège serait dans une jurisprudence qui s'écrirait sans notre participation. Il faut rendre des comptes comme tout professionnel et c'est sain. Il serait malsain que la bonne manière d'informer ne soit pas définie avec nous [66]. L'homme a besoin d'un médiateur face à la souffrance, a l'ardent désir d'être entendu, accueilli, considéré, reconnu dans son identité et ses convictions intimes. Recourir au médecin reste, pour beaucoup de patients, un des derniers espaces de liberté et c'est à nous qu'il appartient de la préserver dans leur intérêt, comme dans le notre [67].

RÉFÉRENCES

1 Hoerni B. Bénézech M. L'information en médecine : évolution sociale, juridique, éthique. Paris : Masson ; 1994.

2 Sargos P, Pellerin D, Glorion B. Information du malade par le chirurgie. Aspects judiciaires, aspect éthiques, aspects déontologiques. Chirurgie 1998 ; 123 : 85-96.

3 Atasoy E, Iokamidis E, Kasdan ML, Kutz JE, Kleinert HE. Reconstruction of the amputated finger tip with a triangular volar flap. J Bone Joint Surg Am 1970 ; 52A : 921-6.

4 Venkataswami R, Subramanian N. Oblique triangular flap: a new method of repair for oblique amputations of the fingertip and thumb. Plast Reconstr Surg 1980 ; 66 : 296-300.

5 Brunelli F, Mathoulin C. Présentation d'un nouveau lambeau sensible en îlot homodigital sensible à contrecourant. Annales de Chirurgie de la Main et du Membre supérieur 1991 ; 10 : 48-53.

6 Melone CP Jr, Beasley RW, Carstens JH Jr. The thenar flap-An analysis of its use in 150 cases. J Hand Surg Am 1982 ; 7 : 291-7.

7 Descamps M-A. Manuel de méthodologie en sciences humaines. Paris : Laboratoire d'éthique ; 1999, 1–29.

8 Foucher G. Fingertip and nailbed injuries. Edinburgh : Churchill Livingstone ; 1991.

9 Weston PAM, Wallace WA. The use of locally based triangular skin flaps for the repair of finger tip injuries. Handchirurgie 1976 ; 8 : 54-8.

10 Kupandji T, Bleton R, Alnot JY, Oberlin C. Les lambeaux homodigitaux de la couverture de la pulpe dans les amputations distales des doigts. Annales de Chirurgie de la Main et du Membre Supérieur 1991 ; 10 : 406-16.

11 Elliot D, Moiemen NS, Jigjinni VS. The neurovascular ranquilli-leali flap. J Hand Surg Br 1995 ; 20B : 815-23.

12 Vasseur C, Legre R, Leps P, Schoofs M. Etude qualitative rétrospective comparant 43 lambeaux d'avancement-rotation à 19 lambeaux en îlot type Venkataswami-Subramanian. Chir Main 2000 ; 1 : 44-55.

13 Mouchet A, Gilbert A. Couverture des amputations distales des doigts par un lambeau en îlot neurovasculaire homodigital. Annales de Chirurgie de la Main 1982 ; 1 : 180-2.

14 Segmüller G. Modification der Kutler-Lappens neurovaskuläre stielung. Handchirurgie 1976 ; 8 : 75.

15 Regnard PJ, Renard JF, Barry P, Trouilloud P, Piganiol G, Zilliox R. Le lambeau en îlot d'avancement hémipulpaire : une technique séduisante pour le traitement des amputations digitales distales. Ann Chir Plast Esthét 1985 ; 30 : 287-90.

16 Milliez PY, Parain D, Menard JF, Magnier P, Plot E. Evaluation à long terme des séquelles sensitivers des lambeaux

en îlot bipédiculés d'avancement digitaux. Confrontation des résultats cliniques et électriques à propos de 13 cas. Ann Chir Plast Esthét 1994 ; 39 : 277-86.

17 Foucher G, Smith D, Pempinello C, Braun FM, Citron N. Homodigital neurovascular island flaps for digital pulp loss. J Hand Surg Br 1989 ; 14 : 204-8.

18 Harguindeguy ED, Dumontier C, Lenoble E. Reconstruccion de la punta del dedo con un colgajo homodigital directo, en isla. Cirugia Plastica Ibero-Latinoamericana 1997 ; 23 : 323-7.

19 Massart P, Saucier T, Bezes H. Restoration of the pulp with a homodigital neurovascular flap. Annales de Chirurgie de la Main 1985 ; 4 : 219-25.

20 Massart P, Foucher G. Résultats des lambeaux en îlot homodactyles unipédiculés. Ann Chir Main 1988 ; 7 : 158-62.

21 Tsai TM, Yuen JC. A neurovascular island flap for volar-oblique fingertip amputations. Analysis of long-term results. J Hand Surg Br 1996 ; 21 : 94-8.

22 Schuind F, Van Genechten F, Denuit P, Merle M, Foucher G. Homodigital neurovascular island flaps in hand surgery. A study of sixty cases. Annales de Chirurgie de la Main 1985 ; 4 : 306-15.

23 Cook FW, Jakab E, Pollock MA. Local neurovascular island flap. J Hand Surg Am 1990 ; 15 : 798-802.

24 Moiemen NS. Elliot D. A modification of the Zancolli reverse digital artery flap. J Hand Surg Br 1994 ; 19 : 142-6.

25 Oberlin C, Sarcy JJ, Alnot JY. Apport artériel cutané de la main. Application à la réalisation des lambeaux en îlot. Ann Chir Main 1988 ; 7 : 122-5.

26 Lai CS, Lin SD, Tsai ML, Tsai CW. Reverse digital artery neurovascular cross-finger flap. J Hand Surg Am 1995 ; 20 : 397-402.

27 Han S-K, Lee B-I, Kim W-K. The reverse digital artery island flap: clinical experience in 120 fingers. Plast Reconstr Surg 1998 ; 101 : 1006-11.

28 Niranjan NS, Armstrong JR. A homodigital reverse pedicle island flap in soft tissue reconstruction of the finger and the thumb. J Hand Surg Br 1994 ; 19 : 135-41.

29 Sapp JW, Allen RJ, Dupin C. A reversed digital artery island flap for the treatment of fingertip injuries. J Hand Surg Am 1993 ; 18 : 528-34.

30 Adani R, Marcuzzi A, Busa R, Pancaldi G, Bathia A, Caroli A. A propos du lambeau en îlot homodigital à contrecourant. Révision de 15 cas et de la littérature. Annales de Chirurgie de la Main et du Membre Superieur 1995 ; 14 : 169-81.

31 Beasley RW. Reconstruction of amputated fingertips. Plast Reconstr Surg 1969 ; 44 : 349-52.

32 Melone CP Jr, Beasley RW, Carstens JHJ. The thenar flap-An analysis of its use in 150 cases. J Hand Surg Am 1982 ; 7 : 291-7.

33 Smith RJ, Albin R. Thenar "H-flap" for fingertip injuries. J Trauma 1976 ; 16 : 778-81.

34 Dellon AL. The proximal insert thenar flap for fingertip reconstruction. Plast Reconstr Surg 1983 ; 72 : 698-702.

35 Schoofs M, Houzés EL, Fouly P, Leps P. Le lambeau fasciocutané thénarien libre ou en îlot. La Main 1998 ; 3 : 253-60.

36 Kamei K, Ide Y, Kimura T. A new free thenar flap. Plast Reconstr Surg 1993 ; 92 : 1380-4.

37 Pilz SM, Valenti PP, Harguindeguy ED. Free sensory or retrograde pedicled fasciocutaneous thenar flap: anatomic study and clinical application. Handchir Mikrochir Plast Chir 1997 ; 29 : 243-6.

38 Foucher G, Thomas M, Braun FM, Debry R, Merle M, Van Genechten F. Le traitement des pertes de substance en sifflet des doigts. Ann Chir Plast Esthét 1984 ; 29 : 64-8.

39 Allieu Y. Lambeaux thénariens et hypothénariens. Ann Chir Plast Esthét 1986 ; 31 : 214-8.

40 Huguier M, Flahault A. Biostatistiques au quotidien. Amsterdam : Elsevier ; 2000.

41 Ethics Manual: 4th Ed. Ann Intern Med 1998 ; 128 : 576-94.

42 Canale ST. Falling in love again. J Bone Joint Surg Am 2000 ; 82-A : 739-42.

43 Birenbaum R. Notion of "virtual library" developing as medical schools cope with rising journal costs. CMAJ 1996 ; 154 : 1261-3.

44 Levinas E. Ethique comme philosophie première. Paris : Rivages Poches ; 1998.

45 Assal J-P, Lacroix A. La relation médecin-patient. In : Mantz J-M, Grandmottet P, Queneau P, editors. Ethique et thérapeutique. Strasbourg : Presses Universitaires de Strasbourg ; 1999, p. 241-8.

46 Lister GD. Ethics in surgical practice. Plast Reconstr Surg 1996 ; 97 : 185-93.

47 Wilcox DT, Wilcock F, Spitz L, Pierro A. Informed consent: patients have view on how it should be obtained. BMJ 1998 ; 317 : 949.

48 Doyal L. Informed consent in medical research: Journals should not publish research to which patients have not given fully informed consent-with three exceptions. BMJ 1997 ; 314 : 1107-11.

49 Kerrigan DD, Thevasagayam RS, Woods TO, Mcwelch I, Thomas WEG, Shorthouse AJ, Dennison AR. Who's afraid of informed consent? BMJ 1993 ; 306 : 298-300.

50 Luck A, Pearson S, Maddern G, Hewett P. Effects of video information on precolonoscopy anxiety and knowledge: a randomised trial. Lancet 1999 ; 354 : 2032-5.

51 Wager E, Tooley PJH, Emanuel MB, Wood SF. How to do it: get patients's consent to enter clinical trials. BMJ 1995 ; 311 : 734-7.

52 Thornton JG, Hewison J, Lilford RJ, Vail A. A randomised trial of three methods of giving information about prenatal testing. BMJ 1995 ; 311 : 1127-30.

53 Freda MC, Andersen HF, Damus K, Merkatz IR. Are there differences in information given to private and public prenatal patients? Am J Obst Gynecol 1993 ; 169 : 155-60.

54 Kestin IG. Informed consent: "technical" consent is inevitable in some circumstances. BMJ 1998 ; 317 : 947-8.

55 Wenger NS, Honghu L, Lieberman JR. Teaching medical ethics to orthopaedic surgery residents. J Bone Joint Surg Am 1988 ; 80-A : 1125-31.

56 Systchenko R. L'information médicale et le consentement éclairé en endoscopie digestive. Rev Fr Gastroenterol 1999 ; 35 : 18-22.

57 Bosi Ferraz M, Berlin J, Paiva JGA, Atra E. Do arthritis patients understand their prescriptions? Lancet 1993 ; 341 : 833-4.

58 Lloyd AJ, Hayes PD, London NJM, Bell PRF, Naylor AR. Patients'ability to recall risk associated with treatment options. Lancet 1999 ; 353 : 645.

59 Alfonsi P. Informed consent: what did the doctor say? Lancet 1999 ; 354 : 518.

60 Gattellari M, Butow PN, Tattersall MHN. Informed consent: what did the doctor say? Lancet 1999 ; 353 : 1713.

61 Braddock CH3. Advancing the cause of informed consent: moving from disclosure to understanding. Am J Med 1998 ; 105 : 354-5.

62 Smith R. Informed consent: edging forwards (and backwards): informed consent is an unavoidably complicated issue. BMJ 1998 ; 316 : 949-51.

63 Balint JA. Brief encounters: speaking with patients. Ann Intern Med 1999 ; 131 : 213-34.

64 Ricoeur P. Soi-même comme un autre. Paris : Seuil ; 1990.

65 ANAES. Information des patients – recommandations destinées aux médecins. Paris ; 2000.

66 Cardin JL. L'information au patient. Menace pour le chirurgien ou opportunité de rebond? J Chir (Paris) 1998 ; 135 : 146-7.

67 Grandmottet P, Queneau P. In : Mantz J-M, Grandmottet P, Quencau P, editors. Les limites éthiques des possibilités thérapeutiques in Ethique et thérapeutique. Strasbourg : Presses Universitaires de Strasbourg ; 1999. p. 29-44.

Available online at www.sciencedirect.com

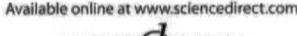

SCIENCE @ DIRECT*

Chirurgie de la main 23 (2004) 57–71

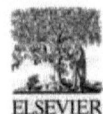

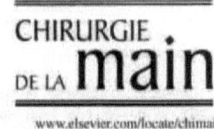

www.elsevier.com/locate/chimai

Mise au point

Chirurgie factuelle ou la chirurgie fondée sur les faits

Evidence-based surgery

C. Dumontier [a,b,c,*]

*a Laboratoire d'éthique médicale, faculté de médecine Necker, Paris, France
b Institut de la main, 6, square Jouvenet, 75016 Paris, France
c Hôpital Saint-Antoine, Paris, France*

Reçu le 20 février 2004

Résumé

Dans les années 1990, l'équipe pédagogique de l'université de McMaster au Canada a décidé d'exporter dans la pratique clinique un concept pédagogique nouveau reposant notamment sur une analyse critique de la littérature. L'« Evidence-Based Medecine » (EBM) a depuis été adoptée par de nombreuses spécialités ou praticiens comme une référence pratique incontournable. L'*Evidence-Based Medicine* repose, dans sa définition même, sur trois piliers. L'analyse critique de la littérature est le pilier le plus connu. Cette analyse repose sur des principes méthodologiques développés par les épidémiologistes et les statisticiens, principes que les chirurgiens ont parfois du mal à appréhender. Les deux autres piliers sont moins connus mais tout aussi importants. Le patient reste au cœur de l'*Evidence-Based Medicine*. C'est pour lui, en fonction de ses desiderata, qu'il faut trouver une réponse qui n'est pas forcément disponible dans la littérature. Il faut donc que le chirurgien, le troisième pilier, s'implique ; il doit entendre et comprendre le patient et chercher, pour lui, les meilleures réponses aux questions qu'il se pose. C'est de la responsabilité du chirurgien de faire l'interface entre la science et l'individu et l'*Evidence-Based Medicine* est un modèle nouveau d'exercice de la chirurgie.
© 2004 Publié par Elsevier SAS.

Abstract

In the late 90s, teachers at McMaster's university (Canada) decided to export in clinical practice a teaching concept they had developed which included, among other concepts, a critical analysis of the medical literature. "*Evidence-Based Medicine*" (EBM) has since been adopted by many medical specialities or physicians as a reference in their practice of medicine. However, evidence-based medicine in its definition had three legs. Critical analysis of medical literature is the most known. The analysis is based on methodological principles that have been developed by statisticians and epidemiologists, principles which are not very familiar to surgeons. The other two legs are less known, but are important. The patient is still in the very middle of the EBM's principles. It is for him, the patient with his demands, that the physician must find a solution that may be not available in the literature. The surgeon, the third leg of the system, must be involved; he must listen to the patient, understand his particular demands, and find, for him the best answers to the question asked by the patient. It is the surgeon's responsibility to be the interface between science and one individual patient. Evidence-based medicine is a new model of the relationship between patients and physicians.
© 2004 Publié par Elsevier SAS.

Mots clés : Evidence-based Medicine ; Médecine fondée sur les preuves ; Chirurgie ; Relation médecin–malade

Keywords: Evidence-Based Medicine; Surgery; Patient-physician relationship; Ethics

---

* Auteur correspondant.
  Adresse e-mail : christian.dumontier@sat.ap-hop-paris.fr (C. Dumontier).

© 2004 Publié par Elsevier SAS.
doi:10.1016/j.main.2004.02.003

1. Introduction

Le terme de chirurgie factuelle, choisi pour cette conférence, se voulait plus large que celui d'« Evidence-Based Surgery », version chirurgicale de l' « Evidence-Based Medicine » dont la traduction littérale semble assez réductrice. En fait, la traduction française proposée pour « Evidence-Based Medicine » est « la médecine fondée sur les niveaux de preuve », terme qui a été préféré à ceux de « médecine fondée sur les preuves » ou « médecine factuelle » qui ont une connotation trop positiviste laissant croire à un « principe de certitude » alors que l'*Evidence-Based Medecine* se veut un « principe d'incertitude scientifique ».

Le terme même d'« *Evidence-Based Medicine* » est apparu dans les années 1980 à l'université de médecine Mc-Master de Hamilton, ville de l'Ontario (Canada). Pour les enseignants universitaires à la base du projet, il s'agissait de désigner un concept fondamental de la réforme pédagogique qu'ils étaient en train de mettre en œuvre [1]. C'est plus tardivement, dans l'article princeps de 1992, que l'*Evidence-Based Medicine* a été proposée pour s'appliquer tant à l'apprentissage qu'à la pratique de la médecine [2].

Le terme d'« Evidence-Based Medicine » doit, involontairement, son succès au caractère agressif qu'a présenté pour le corps médical cette notion de « médecine fondée sur les niveaux de preuve ». Puisque ce concept a été présenté comme une nouveauté, cela suggérait, de facto, que la médecine « d'avant » n'était tout au plus « qu'une forme frivole et irresponsable d'expérimentation humaine, procédant par essais et erreurs, avec des résultats à l'avenant » (Lewis Thomas cité par Trisha Greenhalgh [3]), cette médecine pseudoscientifique dont le pastiche de Georges Perec en est la version la plus aboutie [4]. Ce terme d'*Evidence-Based Medicine* a, en revanche, été rapidement accepté par les hommes politiques et les administrateurs, intimement persuadés, d'une part que les médecins étaient totalement dépourvus d'esprit critique, d'autre part qu'efficience rimait avec économies [3].

En fait les réactions, positives ou négatives mais souvent excessives, traduisent surtout le manque de connaissance de ce qu'est (et de ce que n'est pas) la médecine (la chirurgie) fondée sur les niveaux de preuve. Une des définitions actuelles de la médecine fondée sur les niveaux de preuve est « *l'utilisation consciencieuse, explicite et judicieuse des meilleures preuves (données scientifiques) actuelles, dans la prise en charge personnalisée des patients* » [5]. Il y a, dans cette définition, et à égale valeur, les trois « intervenants » de la chirurgie fondée sur les niveaux de preuve que sont :

- la connaissance médicale, en ne retenant que celle qui puisse être scientifiquement validée ;
- le patient : ce qui est bon pour un patient ne l'est pas pour un autre (la transfusion de sang du Témoin de Jéhovah, le porc des pratiquants sémites,... ou un acte chirurgical nécessitant ensuite la rééducation chez un patient désocialisé) ;
- et le praticien qui doit adapter sans cesse ses connaissances à l'évolution de la science médicale et à la demande particulière du patient qui est en face de lui.

J'ai choisi dans cet article d'expliquer les principes qui sous-tendent le développement de la « chirurgie fondée sur les niveaux de preuve » et les moyens de sa mise en application dans notre pratique sans rentrer trop dans les détails et les problèmes techniques (Rien que sur *Medline* la recherche par « Evidence-Based Medicine » retrouve plus de 1700 articles). Je me suis beaucoup appuyé sur l'ouvrage de référence de Trisha Greenhalgh auquel seront faits de nombreux emprunts [3]. Beaucoup d'exemples concernent la chirurgie générale ou la médecine, la chirurgie de la main n'étant, à ce jour, pratiquement pas représentée dans les revues de médecine fondée sur les niveaux de preuve.

2. Naissance de la médecine fondée sur les niveaux de preuve

Le concept de médecine fondée sur les preuves n'est pas une idée nouvelle. On raconte que Frédéric II (1192–1250), empereur romain, roi de Sicile et de Jérusalem, s'intéressant aux effets de l'exercice physique sur la digestion, fit ingurgiter à deux chevaliers un repas identique. L'un fut envoyé à la chasse et l'autre confiné au lit. Après quelques heures, il les fit tuer tous les deux pour examiner le contenu de leurs entrailles : la digestion se révéla plus avancée chez le chevalier maintenu au repos [3]. Au XVIIe siècle, Jean-Baptiste Van Helmont, doutant de l'efficacité de la saignée, proposa ce qui peut être considéré comme le premier essai clinique doté d'un effectif suffisant. Il avait été envisagé de recruter 200 à 300 pauvres pour les diviser en deux groupes par tirage au sort, l'un étant interdit de saignée, l'autre pouvant en subir autant que nécessaire. Le nombre d'enterrements observés dans chaque groupe aurait permis d'évaluer l'efficacité de la saignée. Cette expérimentation ne fut cependant pas réalisée [3].

Pierre Charles Alexandre Louis, au milieu du XIXe siècle, introduisit l'analyse statistique dans l'évaluation des thérapeutiques médicales et démontra, à cette occasion, l'inefficacité de la saignée utilisée depuis plusieurs siècles par les plus grands savants de leur époque, de ceux que l'on ne peut contredire ... ce qui d'ailleurs ne changea rien à l'utilisation de la saignée pendant encore plusieurs dizaines d'années.

Cette recherche clinique, mal comprise, souvent mal construite sur le plan méthodologique longtemps eu une image ambiguë, l'expérience du maître ayant au contraire une image positive. Jusqu'au XIXe siècle, la médecine a procédé de l'observation clinique, de la déduction et surtout par un empirisme qui se transformant rapidement en dogmatisme. L'introduction d'une certaine rationalité par la recherche du lien entre un organe, une lésion et un symptôme a considérablement fait progresser les connaissances au XIXe siècle. Dans le même temps s'est développée la recherche fondamentale (Claude Bernard, Koch, Pasteur, Virchow,...) qui a mis à disposition des praticiens des moyens considérables (asepsie, anesthésie, antalgiques ... si utiles aux chirurgiens, sont nés à la fin du XIXe siècle). Cependant, les progrès scientifiques n'empêchaient pas le savoir d'être transmis de façon verticale, les plus titrés expliquant aux plus jeunes ce qu'ils devaient savoir. Si l'enseignant n'avait pas lui-même progressé au cours de sa vie professionnelle, il se contentait de répéter ce qu'il avait appris quelques dizaines d'années plus tôt. La recherche expérimentale clinique a été un des éléments qui ont permis, à l'aube du XXᵉ siècle, à la médecine de progresser. Mais, à côté de très belles études, de nombreux savants, par défaut d'éthique personnelle, ont jeté l'opprobre sur la recherche expérimentale clinique [6,7]. C'est à Nuremberg que des avocats américains (et non des médecins), effrayés par la conduite « scientifique » des médecins nazis, ont posé les bases du code d'éthique pour la recherche clinique (*THE NUREMBERG CODE [from Trials of War Criminals before the Nuremberg Military Tribunals under Control Council Law N° 10. Nuremberg, October 1946 – April 1949. Washington D.C.: U.S. G.P.O, 1949–1953]*). Cette déclaration initiale a ensuite été complétée, au gré de divers scandales par les déclarations d'Helsinki (1964) sur les recherches biomédicales, de Tokyo (1975), de Venise (1983), de Hong-Kong (1989) et de Somerset West (1996). L'utilisation des données « scientifiquement et éthiquement valides » issues de la recherche clinique dans la pratique médicale a commencé après la seconde guerre mondiale, sous l'impulsion de Sir Austin Bradford Hill et de ses élèves épidémiologistes Richard Doll et Archie Cochrane [3,8]. Plus récemment l'école de David Sackett a eu un rôle majeur dans le développement de « la médecine fondée sur les niveaux de preuve ».

3. La chirurgie a toujours été fondée sur les faits, rien que les faits

Dès avant Hippocrate, les médecins et chirurgiens se sont fondés sur des « faits avérés » pour soigner. Il est habituel de dire que les faits sont têtus. Si les faits observés ne peuvent être niés, c'est notre interprétation des faits qui est souvent en faute. C'est le paradigme dans lequel évolue notre société qui limite nos capacités d'interprétation « correcte » des faits.

Cette limite « conceptuelle », qui rend l'homme incapable de s'affranchir du milieu social et scientifique dans lequel il évolue, s'est maintes et maintes fois répétée. Ce sont les membres de l'académie de médecine expliquant scientifiquement pourquoi les passagers d'un train roulant à 30 km/heures périront asphyxiés s'ils passent sous un tunnel. C'est Broca cherchant consciencieusement dans la craniologie les caractéristiques physiques qui permettraient, d'une part de confirmer la suprématie qui paraissait évidente à l'époque de la race blanche, d'autre part de choisir et d'orienter rapidement les êtres humains vers la profession pour laquelle ils seraient les plus performants [9]. C'est la découverte dans le Caucase d'un crâne dont les caractéristiques étaient les plus proches du type « idéal » qui fait que les blancs occidentaux sont dits de race caucasienne [9]. Et pourtant, les fameux aryens blonds au physique idéal, tou-

jours selon Broca, sont physiquement assez loin du « caucasien type », que les russes assimilent plutôt au « bandit Tchétchène ». Si les mesures de Broca étaient scientifiquement justes, c'est son interprétation des données, dans le contexte de son époque, qui était faussée. Par une facétie de l'histoire, les études linguistiques récentes, rejoignant en cela les études de génétique des populations, situent dans le Caucase (chez les Kourganes du sud de la Russie, ou chez des agriculteurs d'Anatolie, sept siècles avant notre ère) le proto-indo-européen dont dériveraient les langues indo-européennes et leurs locuteurs occidentaux.

Semmelweis, gynécologue, était frappé par l'importante mortalité par infection des parturientes d'un des pavillons de gynécologie de son hôpital. Ayant observé que c'était le pavillon où se rendaient les étudiants en médecine après leurs séances de dissection, il avait émis l'hypothèse, que si les étudiants se lavaient les mains, on pourrait diminuer le risque infectieux. La méconnaissance de l'existence des agents infectieux et le contexte politique de l'époque, ont conduit au renvoi de la faculté de Semmelweis, qui était hongrois, alors que les étudiants étaient surtout issus de bonnes familles autrichiennes ! Si les faits étaient avérés, les conséquences thérapeutiques retenues n'en ont pas, pour autant, été efficaces.

Christian Eijkman, médecin hollandais, avait fait à Java toute l'expérimentation nécessaire pour découvrir le rôle du déficit en vitamine B1 dans l'apparition du béribéri [10]. Ayant fait ses études avec Koch et dans le contexte de la découverte de la microbiologie de la fin du XIXᵉ siècle, il sera incapable de penser autre chose qu'un « microbe », et cherchera longtemps une bactérie qu'il ne trouvera pas. L'institut Pasteur cherchait encore en 1930 une bactérie pour expliquer le béribéri alors que la vitamine B1 et son rôle avaient été mis en évidence dès 1911 par Casimir Foulque, biochimiste polonais, qui sera « nobélisé » avec Eijkman.

Ils ne sont pas tous séniles, j'en fais partie, ceux d'entre nous qui ont appris, jusque dans les années 1980–1990 à ligaturer les rameaux nerveux du pneumogastrique, à faire des vagotomies de plus en plus sélectives... Et pourtant des microorganismes avaient été mis en évidence dans l'estomac dès le début du siècle, même si *Helicobacter pylori* n'a été bien décrit qu'en 1982 (sous le nom de *campylobacter*). De maladie fonctionnelle qui durait toute la vie, l'ulcère gastro-duodénal est devenu une maladie infectieuse qu'on traite avec des antibiotiques pendant huit jours. Des carrières universitaires entières ont été construites sur une physiopathologie de l'ulcère erronée...

En orthopédie, les « évidences », les dogmes, bien que plus récents, tombent également les uns après les autres. Le rasage, systématique il y a dix ans, doit être « proscrit » selon les recommandations officielles de l'ANAES et des CLIN. Le drainage par drain de Redon®, si fréquemment utilisé, est toujours inutile voire nocif chaque fois qu'une étude prospective randomisée est réalisée pour vérifier son utilité [11]. Dans notre spécialité, plus jeune, on retrouve les mêmes tendances à interpréter, selon les critères scientifiques imposés par l'époque, les données « objectives » observées par les chirurgiens de la main. Bunnell, en interdisant la suture des tendons fléchisseurs en zone II, le fameux « no man's land », souvenir de son séjour en France pendant la première guerre mondiale, avait établi des principes chirurgicaux fondés sur des faits précis et son expérience [12]. Les publications ultérieures des résultats des greffes [13] semblaient, à l'évidence, lui donner raison. Il manquait cependant à Bunnell (et à ses successeurs) des données scientifiques sur la cicatrisation tendineuse qui n'apparaîtront que plus tard [14]. La première publication de Kleinert sur la mobilisation précoce des sutures tendineuses a tellement bouleversé les certitudes de l'époque que la Société américaine de chirurgie de la main avait envoyé un groupe de chirurgiens vérifier s'il disait bien la vérité ! Il y a 30 ans le « Kleinert » était scientifiquement inconcevable.

La prise en charge des fractures du scaphoïde a également suivi des chemins curieux, des dogmes imposés étant contredits par d'autres études, cliniques ou expérimentales, bien résumées dans l'article de Barton [15]. Böhler, après avoir proposé une manchette plâtré comme traitement des fractures du scaphoïde, impose en 1942 l'immobilisation du pouce, sans autre justification scientifique que son autorité professorale [16]. Les résultats de sa série, publiés en 1954, montrent d'ailleurs que l'immobilisation du pouce augmente le délai nécessaire à la consolidation [16]. Sotto-Hall en 1945 va plus loin en prenant la colonne du pouce, interphalangienne comprise. London en utilisant le plâtre initial de Böhler avec le pouce libre avait montré d'excellents résultats, en 1960, dans près de 600 cas [15]. Fort de cette expérience, des conclusions des travaux expérimentaux publiés [17] et des travaux cliniques [18,19], j'avais choisi de ne plus prendre le pouce dans le traitement de ces fractures. Les nombreux coups de téléphone condescendants de mes collègues pour me signaler mon erreur (!) ou mon oubli (!) m'ont convaincu, pour ma tranquillité, de continuer à immobiliser le pouce quand je faisais un traitement orthopédique... On peut avoir « scientifiquement » raison et « socialement » tort !

L'analyse des données scientifiques est ainsi conditionnée par les dogmes chirurgicaux de l'époque de l'observateur. Hall et Plattell ont cherché à savoir si les dogmes chirurgicaux avaient la vie dure [20]. Étudiant les *abstracts* de chirurgie générale publiés tous les cinq ans dans *Surgery, Gynecology and Obstetrics* depuis 1935, ils ont demandé à sept chirurgiens généralistes de dire si l'idée forte de chaque *abstract* était encore vraie ou fausse. Ils ont ainsi calculé que la « perte de vérité » était de 0,75 % par an et que la demi-vie d'une idée en chirurgie était de 45 ans ! Il y a 45 ans, la découverte d'un ulcère gastrique était une indication formelle à la chirurgie... L'extrapolation de la droite de régression calculée montre que la période des dogmes chirurgicaux actuels va de 1904 (date de l'introduction des gants et des masques en chirurgie) à 2038 (fin possible de la tendance actuelle forte au développement de la chirurgie mini-invasive). Il nous paraît inconcevable que les principes qui dirigent l'automobile, l'aviation, l'informatique ou l'écono-

mie puissent s'étaler sur une période de plus de 130 ans ; pas en chirurgie. Nous n'avons pas à rougir ; la demi-vie des données en hépatogastroentérologie est également de 45 ans [21].

Tous ces exemples permettent de montrer, en dehors de leur caractère savoureux a posteriori, que les faits tels que nous les notons témoignent surtout des limites « humaines » de l'observateur, qu'ils traduisent une pensée sociale, une acceptation temporelle qui ne peut être remise en question que de deux façons :

- soit en brisant le paradigme scientifique dans lequel nous vivons, ce qui suppose souvent un événement fort, brutal et par définition imprévisible et peu fréquent dans sa survenue (la découverte de l'anesthésie, des antibiotiques ou le sida en sont des exemples) ;
- soit en posant chaque problème d'une façon méthodique et en cherchant, dans les connaissances scientifiques qui existent déjà, si il est possible de répondre de façon rationnelle à la question posée. C'est ce que se propose de faire « la médecine fondée sur les niveaux de preuve ».

4. La médecine fondée sur les niveaux de preuves

Pour l'équipe de Sackett, les étapes essentielles de la démarche dans la médecine fondée sur les niveaux de preuve sont :

- d'abord de traduire nos besoins d'information en questions auxquelles il est possible d'apporter une réponse. Il faut donc savoir formuler correctement un problème, poser la ou les bonnes questions qui lui permettront de répondre aux besoins de son patient. Ces questions ont été résumées en trois : Qui, quoi et pourquoi [3,8] :
  - ○ Qui : qui est concerné par la question, c'est-à-dire : comment vais-je décrire le groupe de patients analogue à celui qui est en face de moi ?
  - ○ Quoi : quelle action j'envisage pour ce patient : intervention chirurgicale ou non, et si oui quelle pourrait être l'intervention (médicamenteuse, médicale ou chirurgicale) témoin ;
  - ○ Pourquoi : quel est le critère de jugement retenu pour mesurer le bénéfice escompté ou le risque à éviter ? Ces questions se posent aussi bien face à des symptômes (devant la présence de paresthésies diffuses de la main et de l'avant-bras chez une femme de 50 ans opérée d'un syndrome du canal carpien, quelle est la probabilité qu'il s'agisse réellement d'une récidive de syndrome du canal carpien et que peut m'apporter l'examen électromyographique ?), au résultat d'un examen (la présence d'un signe d'Adson chez un patient porteur de paresthésies ulnaires a-t-elle une signification pathologique ?), ou à des notions de coût (l'augmentation du nombre de chirurgiens de la main qualifiés sur le territoire peut-il réduire le coût pour la société des accidents de travail touchant la main ?). Il

existe maintenant des techniques pour définir au mieux la structure de la question afin d'optimiser la recherche [22].

• Rechercher, de manière aussi efficace que possible, les meilleures preuves qui permettent de répondre à ces questions, qu'elles soient fournies par l'examen clinique, les examens complémentaires ou par la littérature publiée.

• Soumettre les preuves à une évaluation critique (apprécier leur force), afin de juger de leur validité (degré d'exactitude) et de leur utilité (faisabilité pratique).

• Mettre en pratique les résultats de cette évaluation.

• Et évaluer notre performance ultérieure.

Cette pratique de la chirurgie « fondée sur les niveaux de preuve » repose sur trois piliers d'égale valeur :

• la connaissance scientifique validée ;

• le patient ;

• le chirurgien, qui seront développés successivement.

4.1. La connaissance scientifique validée

La chirurgie « fondée sur les niveaux de preuves » propose de changer nos pratiques et nous interpelle en faisant remarquer que nous ne savons rien ou pas grand-chose ce qui est assez difficile à admettre. La plupart des études ont montré que nous sous-estimons nos lacunes [23]. On dit qu'un médecin de famille se pose 3,2 questions en moyenne pour dix patients et que chaque hospitalo-universitaire est confronté à trois incertitudes scientifiques chaque fois qu'il voit deux patients [24,25]. Que dire alors du « vulgum chirurgicus » que nous sommes ! Pour Covell, les cliniciens ont besoin de repères fiables pour les 2/3 des patients soignés, ou pour huit décisions cliniques importantes par jour [24]. L'*Evidence-Based Medicine* se propose, entre autres, de nous aider à analyser la valeur méthodologique des articles pour ne retenir que les plus pertinents. « Le raisonnement médical est arrivé à un stade où les concepts biologiques qui forment le corpus des connaissances médicales ne peuvent que se conformer de plus en plus aux lois générales des sciences de la nature » ont écrit Paolaggi et Coste dans un ouvrage récent (le raisonnement médical, de la science à la pratique clinique).

Mais en cela, l'*Evidence-Based Medicine* nous remet en question et c'est probablement la principale cause de rejet de cette technique d'appropriation des connaissances. La remise en cause du savoir et donc du pouvoir que nous détenons sur les autres (infirmières, internes, patients).

4.1.1. Connaissance scientifique ne rime pas toujours avec qualité

Parmi les principales critiques faites à l'*Evidence-Based Medicine*, plusieurs stigmatisent une vision « nouvelle », révolutionnaire, visant à faire passer les pratiques actuelles comme inadaptées. Si chacun d'entre nous pense bien faire et se servir des « meilleures preuves » pour traiter les patients, plusieurs enquêtes ont malheureusement montré que les dé-

cisions cliniques n'étaient que rarement prises sur la base des meilleures preuves disponibles [26,27]. Dans les années 1980, on estimait que 10 à 20 % des interventions médicales étaient réalisées sur la base de données scientifiques solides [3]. Pour être moins critique, sur des séries de patients non sélectionnés, on considère qu'environ 60 % des interventions médicales sont fondées sur des niveaux de preuve explicites [3]. Il y a donc, dans nos connaissances médicales, une part non négligeable de croyances et non de certitudes scientifiques. C'est l'*Evidence-Based Medicine* qui a permis de montrer que le fait de coucher les enfants sur le ventre augmentait le risque de mort subite alors que cette attitude était « justifiée » scientifiquement.

Un des principaux apports de l'*Evidence-Based Medicine* concerne l'analyse critique des publications scientifiques et la façon de nous approprier des nouveaux savoirs pour notre pratique. Nous modifions nos habitudes et notre pratique, pour diverses raisons :

• le plus souvent, parce que « le patron » a dit qu'il fallait faire comme cela ! Nous avons appris ainsi notre métier (la fameuse collégialité de la chirurgie), et il est tentant de demander à un senior réputé ce qu'il ferait dans telle ou telle situation. Sans être totalement déraisonnable, cette méthode est fondée sur l'expérience d'un seul, aussi brillant soit-il, expérience malheureusement anecdotique si on la compare au nombre de patients que ce senior n'a pas vu, et à l'expérience de milliers de médecins rapportée dans la littérature mondiale. Notre expérience personnelle reste finalement limitée même après une vie intense de chirurgie ;

• parce que nous venons de lire un article, publié dans une revue à fort « impact factor », écrit par un ténor qui nous propose de changer nos pratiques à la suite des résultats de sa série. L'information en médecine passe, pour plus de 80 %, ce qui est considérable, par les journaux [8]. Plus de deux millions d'articles sont publiés chaque année dans la littérature biomédicale dans plus de 20 000 journaux [28] dont seule une partie est référencée [29]. On peut apprécier cette information de deux façons : par une analyse quantitative ce qui passe par le calcul de la fréquence des citations ou par « l'impact factor ». L'idée est qu'un article souvent cité est un article de référence. Ces critères sont en fait inadaptés pour apprécier la qualité intrinsèque d'un article [8,29]. Ou, par l'analyse qualitative des publications ce qui est difficile ; soit que nous soyons incapables de critiquer, de façon satisfaisante, le travail statistique, soit que nous ne fassions pas, individuellement en tant que groupe, l'effort méthodologique suffisant [30]. Pourtant depuis plusieurs années, de nombreux travaux écrits par des statisticiens ont montré la faiblesse méthodologique de nos publications ; seules 2,9 % des publications du JBJS entre 1988 et 2000 concernaient des études randomisées et plus de la moitié d'entre elles ont été publiées après 1994 ! Dans une étude critique de ces publications, les auteurs notaient que les études chirurgicales étaient moins bien conçues statistiquement que les études pharmacologiques [31]. Une revue extensive de la littérature orthopédique a retrouvé 1,85 % d'études randomisées et 0,03 % de méta-analyses, la plupart dans seulement quatre journaux. Pratiquement toutes les études concernaient les prothèses de hanche et de genou [32]. Ne tombons cependant pas dans l'autoflagellation ; les chirurgiens sont moins stricts dans leurs études statistiques que les autres cliniciens, mais on estime que seules 10 % des publications des meilleures revues de médecine interne fournissent des preuves solides et applicables en pratique clinique [33], chiffre assez proche du nombre d'études randomisées dans les revues de médecine du sport [34]. Par ailleurs, les données issues des études les mieux réalisées sur le plan méthodologique, en hépato-gastroentérologie, étaient moins pertinentes 20 ans après que les données issues d'observations cliniques [21]. Une bonne idée, même méthodologiquement mal démontrée, vaut toujours mieux qu'une mauvaise idée et c'est rassurant.

• Parce qu'un article de synthèse, écrit par un expert, nous a convaincu. Ces articles de synthèse sont en fait moins pertinents qu'on pourrait le penser. Une revue de synthèse faite par un expert a même moins de chance de produire une synthèse objective par rapport à une revue faite par un non-expert [28].

En pratique il ne faudrait modifier notre pratique que si des conclusions formelles peuvent être retirées d'une méta-analyse de qualité. Le rôle d'une méta-analyse est de diminuer le risque d'erreur ß (erreur de deuxième espèce liée à des effectifs insuffisants). Ce sont des méta-analyses qui ont permis de montrer que les circuits de surveillance télévisés étaient utiles dans les parkings et inutiles dans les bus ou en centre-ville, ou que l'éclairage des rues diminuait la criminalité de 20 % [35]. En médecine, le nombre de méta-analyses a été multiplié par 500 ces dix dernières années [31]. Les méta-analyses sont devenues tellement « indispensables » en médecine qu'elles ont motivé la création d'un groupe international réunissant méthodologistes, cliniciens et consommateurs qui a pris le nom de Cochrane Collaboration. Une revue de l'efficacité de la streptokinase dans le traitement de l'infarctus a ainsi retrouvé 33 études dont 25 étaient en faveur du traitement mais dont seules six étaient statistiquement évocatrices. En cumulant, a posteriori, les cas publiés depuis le début de ces études, on arrivait à la conclusion que le traitement était utile à $p < 0,05$ en 1971, à $p < 0,01$ en 1973 et à $p < 0,001$ en 1977 soit près de 20 ans avant l'acceptation par la FDA de ce traitement ! [28]. Cependant, une des critiques faite aux méta-analyses est que meilleures sont les qualités méthodologiques, moins il est possible d'obtenir des conclusions utiles en pratique ! [35]. Le rigorisme excessif finit par être contre-productif. L'absence de conclusions d'une méta-analyse n'est cependant pas un drame. S'il n'y a pas de certitude médicale, alors il reste une place pour le chirurgien, pour son jugement, pour son interprétation des faits. Il nous reste un espace de liberté pour exercer notre responsabilité.

« Quand vous savez quelque chose, vous connaissez cette chose ; quand vous ne savez pas quelque chose, savoir que vous ne le savez pas, c'est de la connaissance » disait (approximativement, car je ne parle pas le Chinois) Confucius dont les pensées sont en partie disponibles sur le net [36].

4.1.2. Déroulement pratique de l'obtention des meilleures preuves disponibles

C'est probablement le point le mieux connu des chirurgiens, celui qui s'apprend le plus facilement, et donc celui sur lequel je m'étendrais le moins. De nombreux articles existent pour expliquer comment analyser un article et « en tirer la substantifique moelle ». Je ne peux que conseiller la traduction française du livre de Trisha Greenhalgh « Savoir lire un article médical pour décider », édité chez Rand (info@editions-rand.com) et qui est un best-seller de l'Evidence-Based Medicine, la série d'articles publiés par Sackett et al. dans le JAMA entre 1993 et 1995 ou plus récemment une série d'article dans le BMJ [37].

Tout commence par une recherche bibliographique qui doit être ciblée sur la question posée. Si la bibliothèque Medline est disponible en ligne gratuitement sur www.ncbi.nlm.nih.gov/pubmed/ ou par le biais d'autres banques de données, il existe de nombreuses banques de données accessibles plus ou moins gratuitement. Il faut apprendre à se servir des opérateurs Booléens (AND, OR, NOT) et des subdivisions (auteur, année, sexe, langue,...) pour affiner sa recherche. Se faire aider par des bibliothécaires formés permet d'optimiser la qualité de la recherche [37]. L'article de Booth [38] répertorie la plupart des moteurs de recherche spécialisés et les filtres utilisables. Par exemple, les termes à utiliser pour sélectionner des études de haute qualité et transposables à la pratique sont : « CLINICAL TRIAL » dans le domaine thérapeutique, « SENSITIVITY » dans le domaine du diagnostic, « RISK » pour l'étiologie, « EXPLODE COHORT STUDIES » pour le pronostic et « META-ANALYSIS OR REVIEW » pour les revues systématiques de la littérature [33].

Il faut ensuite sélectionner dans les articles retrouvés ceux qui méritent d'être lus [38]. Trois questions simples permettent de faire un premier tri :

• Pourquoi l'étude a-t-elle été entreprise et quelle(s) hypothèse(s) les auteurs cherchent-ils à vérifier ?
• Quel est le type de l'étude ?
• Le protocole utilisé était-il approprié au domaine général de recherche concerné ?

La chirurgie fondée sur les niveaux de preuve ne se résume donc pas, comme on le croit trop souvent, à l'analyse critique de tous les articles. Elle suppose de savoir formuler correctement une question pour aller chercher les bonnes publications pour pouvoir adapter et modifier notre comportement. La pratique de la chirurgie fondée sur les niveaux de preuve impose, en plus, un minimum de connaissances en statistiques (et donc une formation de plus...). Il faut d'abord savoir quelles sont les types d'études qui permettent de répondre aux questions posées. Les essais comparatifs randomisés permettent de mesurer l'efficacité d'une intervention ; il faut des enquêtes transversales pour apprécier l'efficacité diagnostique d'un nouveau test ou d'un signe clinique ; c'est par des études de cohorte qu'on pourra connaître le pronostic d'une maladie ; quand à la cause de la maladie, il faudra des études de cohorte ou des études cas-témoin selon la fréquence de celle-ci.

Ensuite, après avoir colligé les différentes études, il faudra hiérarchiser la force des preuves. La hiérarchisation retenue par les chercheurs en *Evidence-Based Medicine* (et l'Anaes) est la suivante en partant des forces de preuve les plus élevées [30,39] :

- synthèses méthodiques et méta-analyses ;
- essais comparatifs randomisés ayant des résultats indiscutables ;
- essais comparatifs randomisés ayant des résultats discutables (qui suggèrent un effet clinique significatif mais dont les intervalles de confiance recouvrent le seuil de cet effet) ;
- étude de cohortes ;
- études cas-témoins ;
- enquêtes transversales ;
- études de cas.

Pour être critique, plusieurs études ont montré que les données issues d'études randomisées n'ont pas toujours plus de valeurs que d'autres travaux, non randomisés [40,41]. Cela étant, les résultats les plus pertinents s'observent dans les études prospectives, et randomisées mais la différence n'est pas statistiquement significative. Par ailleurs, les études randomisées avec beaucoup de patients restent plus pertinentes que les études à faible effectifs, à condition qu'elles soient bien faites [42].

Une fois plongé dans la lecture des articles, il faut s'intéresser aux calculs statistiques. Tous les chirurgiens sont familiers avec « *p* ». Il faut, de façon arbitraire mais universellement acceptée, que *p* < 0,05 pour que la différence soit statistiquement significative. Il s'agit du risque de première espèce (puissance de la preuve vis-à-vis de l'hypothèse nulle) qui veut dire qu'une différence entre les deux groupes observés (sous réserves qu'ils soient comparables) ne peut être due au hasard que dans moins de 5 % des cas. Cependant, il manque le plus souvent dans les publications qui concluent à l'absence de différence le risque de deuxième espèce, qui est lié à la puissance de l'étude. Fixé de façon conventionnelle entre 80 et 90 %, il s'agit de la probabilité de dépister une différence entre les deux groupes quand elle existe. Elle dépend avant tout du nombre de sujets qui devrait être calculé avant de commencer l'étude. Actuellement, et depuis les années 1990, les grandes revues exigent qu'apparaissent les intervalles de confiance [43]. L'approche des intervalles de confiance met l'accent sur la quantification, contrairement aux valeurs de *p* qui procèdent de l'évaluation de la significativité. Même si les deux valeurs sont apparentées sur le plan mathématique, l'intervalle de confiance exprime plus l'incertitude que souhaitent mettre en exergue les promoteurs de la « médecine fondée sur les niveaux de preuve ».

Même si on est soi-même incapable de faire les calculs, il est sûrement nécessaire d'avoir quelques notions de statistiques. L'ouvrage Français de Huguier et al. est une bonne introduction à ce que tout chirurgien devrait savoir [44]. Il faut ainsi connaître quelques définitions :

- une variable peut être qualitative, quantitative ou censurée :
  ○ les variables qualitatives peuvent être à deux classes (Oui/non ; présent/absent) ou à plusieurs classes et elle sont alors soit ordonnées (gain de 30 à 50°/gain de 50 à 75°/...), soit non ordonnées (localisation antérieure/postérieure/médiale/...). Elles s'expriment habituellement sous forme d'un pourcentage (avec son intervalle de confiance) ;
  ○ les variables quantitatives lorsqu'elles prennent des valeurs réelles (nombre avec décimales) sont appelées continues (exemple le poids en kg). Ces variables suivent habituellement la loi normale. Les variables quantitatives sont appelées discontinues ou discrètes lorsqu'il s'agit de nombre entier (année, nombre de journées d'hospitalisation,...). Elles suivent alors des lois pour variables discrètes telles que la loi binomiale ou la loi de Poisson ;
  ○ les variables censurées (ou tronquées) sont des variables qui évoluent dans le temps (récidives ou décès par exemple). Elles sont le plus souvent représentées par des courbes de survie (ou courbes de récidives).

Le choix d'un test statistique dépend d'abord de la nature des variables que l'on veut comparer : qualitative, quantitative ou censurée ; ensuite de leur distribution : normale ou pas ; puis du nombre d'échantillons que l'on compare : deux ou plus ; enfin du caractère apparié ou indépendant des échantillons. Un test paramétrique peut être utilisé si les variables étudiées suivent une distribution que l'on peut décrire à partir de paramètres, par exemple pour une variable suivant la Loi normale, la moyenne et la variance. A contrario, dans les comparaisons de variables continues ou discrètes, plus les effectifs sont faibles, moins l'hypothèse que la distribution soit normale est probable. On préférera alors les tests non paramétriques qui permettent de s'affranchir d'hypothèse sur les distributions des variables mais ce sont des tests généralement moins puissants.

Actuellement, la tendance est de présenter les résultats des méta-analyses en termes de réduction relative du risque (RRR), chiffre calculé en divisant la différence absolue du taux d'évènements survenus dans le groupe de sujets témoins (TET) et dans le groupe expérimental (TEE) par le taux d'événements chez les sujets témoins (TEE) ; RRR = (TEE-TET)/TEE. À partir de ces valeurs on calcule également le nombre de sujets à traiter (NST) pour prévenir un événement supplémentaire : NST = 1/(TET-TEE).

Ce « bref » rappel de ce qu'il faudrait faire pour obtenir le meilleur de chaque article original explique, entre autres, le succès de la littérature scientifique dite « de seconde main » qui produit des revues de synthèse scientifiquement et statistiquement valides à partir des données publiées (Cochrane, *Clinical evidence, Best evidence* ou *UpToDate*).

Tableau 1
(d'après Isaacs [46])
Les fondements de la pratique clinique

Facteurs de décision dans la pratique clinique	Marqueur	Outil de mesure	Unité de mesure
Niveaux de preuve	Essai comparatif randomisé	Méta-analyses	Rapport des cotes (Odds ratio)
Prééminence	État de la crinière argentée	Photomètre	Densité optique
Véhémence	Niveau acoustique	Sonomètre	Décibels
Éloquence (ou élégance)	Charme du discours et drapé du costume	Téflomètre	Score d'adhésion collante
Providence	Intensité de la ferveur religieuse	Sextant pour mesurer l'angle de génuflexion	Unité internationale de piété
Indécision	Niveau de morosité	Nihilomètre	Soupirs
Frousse	Degré de phobie juridique	Tout est imaginable	Solde bancaire
Confiance en soi ᵃ	Bravade	Test à la sueur	Anhidrose

ᵃ ne concerne que les chirurgiens.

4.1.3. La chirurgie comporte-t-elle des preuves indiscutables ?

Dans la recherche clinique et expérimentale, il est classique de dire que les chirurgiens partent de plus loin que les autres cliniciens, leur image de savant étant depuis longtemps déjà dégradée [45]. On a ainsi pu écrire que si les personnalités transcendent les disciplines médicales, la chirurgie fait exception, qui transcende la personnalité [46]. Le Tableau 1 est une présentation humoristique récente de la pratique clinique en médecine qui met les chirurgiens à l'honneur.

Si on fait l'effort de se replonger dans les statistiques, et c'est un effort important pour les chirurgiens qui n'ont pas été enseignés « sérieusement » dans cette matière (c'est-à-dire un enseignement fondé sur la pratique et non pas comme trop souvent une matière de plus pour sélectionner les candidats au concours d'entrée en première année), il faut pouvoir s'en servir.

Malheureusement, comme nous l'avons déjà vu plus haut, la chirurgie reste pauvre en articles dits de référence. Le nombre de revues systématiques disponibles sur la *Cochrane Database of Abstracts* pour l'orthopédie (en dehors de la prévention des thromboses veineuses et des embolies) est faible sinon misérable. Ainsi la « Cochrane database of Abstracts » ne présente aucune revue sur la maladie de Dupuytren, le nerf ulnaire, les kystes ... bref sur les pathologies que nous rencontrons. Elle rapporte que sur les 16 études randomisées publiées dans la chirurgie du canal carpien, la qualité méthodologique va de moyenne à bonne mais que la variation des critères étudiés et leur dispersion est telle qu'il est impossible de conclure à une quelconque supériorité de l'endoscopie par rapport à la chirurgie convention-

nelle ! Et pourtant j'ai participé à une de ces études en me faisant aider d'un statisticien [47], je suis sincèrement persuadé que l'endoscopie apporte un plus à mes patients et je ne voudrais pas être traité autrement !

La chirurgie manque de bases scientifiques valides. La connaissance clinique n'est pas la science [48]. De nombreuses données, des attitudes thérapeutiques paraissent acquises, alors même qu'elles n'ont pas été validées. Leur enseignement se pérennise et il est en pratique impossible de mettre en route des essais thérapeutiques randomisés pour mettre en évidence leur efficacité ou inefficacité [49]. En mars 2000, l'Anaes (www.anaes.fr) a été contrainte de reconnaître qu'elle ne pouvait pas donner de recommandations scientifiquement validées pour des interventions telles que l'adénoïdectomie, l'ablation des dents de sagesse, le bilan préthérapeutique dans le syndrome du canal carpien ... alors qu'il s'agit pourtant d'interventions parmi les plus pratiquées en France... D'autres données disponibles ne sont pas, ou mal, reproductibles ; ainsi il a fallu les premiers morts en Europe pour s'apercevoir que l'œsophagectomie sans thoracotomie, proposée par des auteurs Japonais, n'était réalisable sans risque que sur des morphotypes particuliers, fréquents au Japon. Le lambeau radial d'avant-bras, dit lambeau chinois, pose un problème de pilosité inconnu chez les chinois qui en ont limité l'indication. La mondialisation du savoir n'implique pas l'uniformité ; le contexte physique (taille, poids, coloration de la peau et risques cicatriciels) ou culturel du patient doit être évalué et la diversité humaine doit être présente à l'esprit de celui qui acquière des connaissances théoriques.

La faiblesse, en chirurgie, de travaux dont la méthodologie est irréprochable peut, en partie s'expliquer [50,51]. La chirurgie est une spécialité artisanale qui nécessite beaucoup de temps et d'efforts pour acquérir un savoir-faire. Comparer une technique nouvelle qu'on ne maîtrise pas à une technique avec laquelle on est en confiance est souvent difficile. Par ailleurs, les critères de validité d'une nouvelle technique n'existent pas tant qu'elle n'a pas été utilisée sur un nombre minimum de patients. Lorsqu'elle a été utilisée fréquemment, elle devient partie intégrante de l'arsenal thérapeutique, sans que sa validation n'ait été faite [52].

De plus, la technique évolue, le matériel aussi, et très souvent les résultats risquent d'être obsolètes sitôt que publiés. Il n'y a pas de possibilité d'arrêter une intervention chirurgicale alors qu'il est facile (relativement) de cesser de prendre des médicaments. Inclure un patient dans une étude en chirurgie risque de modifier durablement la relation médecin–patient car il y a une implication physique du chirurgien envers son patient. Enfin, en France où le système libéral représente les 2/3 des interventions, il s'agit d'une difficulté supplémentaire, car la Loi Huriet-Seresclat impose une assurance spécifique pour chaque patient inclus dans une étude (au prix où sont déjà les nôtres !).

Cependant, de tels essais randomisés de qualité sont possibles même si leur nombre est limité et ils sont indispensables. Rien que sur les dix dernières années il a fallu, en orthopédie, retirer à grand bruit du commerce deux prothèses totales de hanche et un ciment chirurgical. Une enquête a montré que sur 841 articles portant sur la cholecystectomie laparoscopique, seuls 9 % d'entre eux étaient des études faites avec des protocoles stricts [53]. En France apparaît actuellement une nouvelle technique de suture des fléchisseurs avec un matériel dont le coût s'élève à près de 1000 € (HT). Les premiers essais cliniques, non disponibles actuellement dans une revue scientifique, montrent une différence sur le taux de rupture, mais il n'y a pas de différence sur la mobilité observée à six mois. Le produit est proposé pour une mobilisation postopératoire immédiate alors que l'étude expérimentale initiale comportait une immobilisation de trois semaines ! Il n'y a pas d'études de coût, alors que c'est évidemment la première question que vont poser les pharmaciens responsables de l'achat du produit !

4.2. Le patient

Longtemps, le chirurgien a été seul responsable de l'indication thérapeutique et de l'appréciation des résultats ; le patient n'intervenait pas dans sa maladie sauf de façon négative (« il est mort par manque de savoir-vivre » disait Bernard Shaw). Avec Claude Bernard est apparue la recherche médicale et son « objectivité scientifique ». Si l'évaluation des résultats s'est voulue objective et reproductible, la participation du patient aux décisions thérapeutiques n'était toujours pas à l'ordre du jour. C'est dans la deuxième moitié du XXe siècle que les choses se sont radicalement modifiées : le patient de « malade » est devenu « consommateur de soins », le chirurgien devenant prestataire d'un service qui devait être de qualité.

- Juridiquement, tout commence réellement avec l'arrêt Mercier (Chambre Civile, Cour de Cassation du 20 mai 1936) qui a contractualisé les rapports médecins–patients avec ses avatars évolutifs, un des derniers en date étant l'arrêt Hédreul (1re chambre civile, Cour de Cassation du 25 février 1997) sur le renversement de la charge de la preuve qui a modifié considérablement nos pratiques professionnelles. La signature d'un document, seulement obligatoire pour quelques actes légalement définis (don d'organe, avortement,...) est maintenant une pratique courante. Plus récemment c'est dans la Loi Kouchner (puis About) qu'ont été définis une partie des rapports médecins–patients.
- L'évaluation a suivi cette tendance. Les appréciations « objectives » utilisées dans la deuxième moitié du XXe siècle ont montré leurs limites [54,55]. Des limites techniques d'abord, le caractère objectif de la mesure (force, mobilité) étant contre-balancé par une reproductibilité souvent insuffisante [56,57] ; des limites fonctionnelles ensuite, l'appréciation objective d'une mobilité ou d'un mouvement n'étant pas corrélé avec l'utilisation du membre dans la vie quotidienne et professionnelle. Il existe des discordances parfois majeures entre une mesure qui « objective » un bon résultat (la mobilité par

exemple) et un patient déçu qui a perdu son travail ou n'a pas pu reprendre le sport au niveau souhaité (par manque de force ou de rapidité). Cette discordance entre l'évaluation du résultat par le praticien et celle par le patient est non seulement habituelle, mais surtout elle augmente quand le résultat est moins bon ! [58]. L'appréciation « subjective » par le patient du résultat est maintenant un critère fondamental [59]. C'est parfois le seul résultat étant reproductible [60,61]. Le DASH (*Disability of Arm, shoulder and Hand*) est en passe de devenir un élément international d'évaluation, par le patient, de son membre supérieur, opéré ou non [62]. Après un siècle de recherche médicale, on revient donc à une évaluation subjective du résultat, mais par le patient cette fois et non plus par le thérapeute.

Cette évolution sociale (et scientifique) se retrouve également dans « la chirurgie fondée sur les niveaux de preuve ». Le patient, en tant qu'individu autonome (au sens éthique donné par Beauchamp à la suite du rapport Belmont [*National commission for the protection of human subjects of biomedical and behavioral research. Belmont report: ethical principles and guidelines for the protection of human subjects of research. Washington D.C., Government printing office*]), est la personne pour qui et à qui s'adresse l'*Evidence-Based Medicine*. Mais la participation active du patient suppose deux prémices, actuellement plus hypothétiques que réels :

- la volonté du patient de participer, de choisir, de réfléchir, de se renseigner, bref de s'impliquer pleinement dans sa pathologie est rarement rencontrée [63]. La « confiance du patient envers la conscience du praticien », phrase célèbre de Louis Portes, président du conseil de l'ordre des médecins dans les années 1960, reste encore très répandue et quoi qu'on en dise, il ne serait pas éthique de ne pas aider (conseiller) un patient qui demande son avis au médecin ! Gosset a pu écrire, il y a certes 30 ans, que plus de 50 % des patients ne voulaient pas savoir et qu'ils venaient à la rencontre d'un sorcier. Certes, ces sentences sentent un peu la naphtaline et la vision paternaliste de l'époque mais elles traduisent aussi une expérience que nous partageons régulièrement. Sans la confiance des patients, pas de chirurgie possible ! Il n'y a rien de rationnel à découper son prochain ! Le législateur l'a bien compris ; le médecin n'est pas autorisé à agir sur un patient au prétexte qu'il est médecin ; il n'est autorisé à agir que dans un but thérapeutique et avec l'accord du patient (article 16-3 du code civil). Actuellement, la pratique quotidienne montre que les patients les plus « impliqués » dans leur pathologie, ceux qui lisent, surfent sur Internet ... sont surtout des angoissés, souvent à la limite du pathologique, dont les chirurgiens se passeraient bien comme patientèle. L'implication du patient reste cependant un but à atteindre, un patient motivé guérissant mieux et plus vite [63,64]. Récemment (le 14 juin 2003), le « British Medical Journal » a consacré un numéro entier aux patients dont une des conclusions est que médecins et patients doivent collaborer : « un bon malade doit apprendre tout ce qu'il peut sur sa maladie ou son handicap et doit avoir la volonté de se fier aux recommandations ou de relever les défis proposés par les médecins ou les autres patients » a ainsi pu dire Christopher Reeves (acteur tétraplégique) qui était interviewé.

• L'existence d'un système d'information du patient efficace afin de l'aider à choisir. La transmission du savoir lors des consultations est limitée par de multiples contraintes. Contraintes médicales, les connaissances étant souvent fragmentaires [65] ; contraintes humaines, les patients ne retenant pas l'information ou idéalisant celle-ci [66]. Contraintes techniques enfin, les informations orales ou écrites données étant souvent d'un niveau de compréhension inadaptée pour les patients : L'étude de 50 fiches d'information données aux patients a montré que 48 étaient considérées comme plus difficiles à lire que l'éditorial d'un hebdomadaire grand public, six étant du niveau d'un article scientifique ! [67]. Des protocoles d'information selon les critères de l'*Evidence-Based Medicine* sont actuellement testés dans les pays anglo-saxons. Les patients ont également accès aux « recommandations de bonne pratique » proposée aux médecins par la « Cochrane database » ou d'autres organismes [68], voire à des conseillers sanitaires. Une fondation à but non lucratif américaine a même distribué gratuitement aux médecins 400 000 exemplaires du livre « Clinical evidence » qui est une compilation des meilleures preuves médicales (www.clinicalevidence.org). Il y a là une pression forte des patients (et de leurs associations) pour que les médecins accèdent au savoir ! Cependant, si les aides à la décision ont amélioré la fréquence de prise de décision par les patients, leur impact réel pour le patient est mal connu [69].

La montée du consumérisme, la demande croissante d'information du patient, l'émergence des associations de patients montre que l'opinion du patient est incontournable et doit être prise en compte. Les patients sont les mieux placés pour émettre des jugements de valeur personnels. Szasz et Hollender ont proposé un modèle éthique « partenarial » qui mélange l'autonomie et la bienfaisance en faisant évoluer la relation médecin–patient de l'ancienne forme « passif–actif » à une participation mutuelle passant par un « guidage–coopération » [51,70]. Pour ces auteurs, plus le nombre de consultations augmente entre un médecin et son patient, plus la relation progresse d'un certain paternalisme vers un respect mutuel et une coopération, à condition que les deux participants fassent l'effort de se rencontrer [70]. Ce système, facilement acceptable dans les pays anglo-saxons, va peu à peu s'imposer dans notre pays. À nous, chirurgiens, de savoir accueillir ce « nouveau patient » qui nous demande des preuves avant de s'engager dans un programme thérapeutique.

4.3. Le chirurgien

La chirurgie représente la moitié des indicateurs proposés pour évaluer la performance des hôpitaux [71]. Nous devrions en être fiers car c'est, au moins de façon indirecte, la reconnaissance de notre importance. Les chirurgiens sont maintenant confrontés à de nouveau défis :

• Premièrement, un besoin urgent d'essais pragmatiques pour comparer l'acceptabilité et l'efficacité des nouvelles interventions par rapport aux techniques déjà établies ;

• deuxièmement, l'amélioration de la qualité des publications chirurgicales ;

• troisièmement, la maîtrise des techniques d'évaluation critique de la littérature qui doit faire partie de la formation.

La pratique chirurgicale est très variable dans ses indications, ses résultats et sa qualité et il s'agit d'un fait embarrassant. Le défi majeur consistera à mettre en application les preuves de qualité dans la pratique clinique quotidienne [71].

Les rappels statistiques précédents qui ne sont qu'un survol des connaissances statistiques nécessaires pourraient effrayer le chirurgien que nous sommes et nous faire croire, à tort, que nous allons être écrasé par cette « science ». Mais Claude Bernard, le fondateur de la recherche scientifique, disait déjà il y a 150 ans : « Il faut prendre garde à ce que les connaissances, qui doivent servir à armer l'intelligence, ne l'accablent par leur poids » ce que Greenhalgh traduit en l'an 2000 par « Où sont passées la sagesse perdue avec le savoir et le savoir perdu avec l'information ? » [3].

Le travail de recherche bibliographique n'est qu'un des trois piliers de la chirurgie fondée sur les niveaux de preuve. Le chirurgien est un autre pilier de l'*Evidence-Based Medicine* parce que c'est lui :

• qui seul, recueille les informations cliniques pertinentes qui permettent d'évoquer un diagnostic, ou de proposer un traitement. Son sens clinique, la qualité des informations qu'il va recueillir sont les clés qui ouvrent l'accès à la mise en route de l'*Evidence-Based Medicine*. Sans lui, pas de données ou bases pour travailler. Un travail récent a remis en valeur l'examen clinique, qui a permis dans 26 % des cas de modifier les prescriptions thérapeutiques faites aux urgences [72]. Pour l'auteur, ce travail s'inscrit dans la pratique de la médecine fondée sur les niveaux de preuve ; la compétence clinique du praticien va lui permettre d'intégrer pour la prise de décision les résultats des examens complémentaires, les observations cliniques et les souhaits du patient [72] ;

• ensuite, c'est le chirurgien qui décide, ou non, de rechercher le haut niveau de preuve si celui-ci est nécessaire à la qualité des soins ;

• enfin, c'est le chirurgien, là encore seul, qui devra transmettre ce savoir validé au patient particulier qui est en face de lui.

La mise en pratique, lors de la consultation, de la médecine fondée sur les niveaux de preuve, peut être appréhendé par quatre questions qui permettent de restreindre les voies de recherche [73].

• Mon patient est-il si différent des participants de l'étude (de référence) que les résultats ne peuvent pas lui être appliqués ?

• Le traitement proposé est-il envisageable dans mon cadre de travail ?

• Quels sont les bénéfices et les dangers probables du traitement ?

• Comment les valeurs de mon patient vont-elles influencer la décision ?

On voit ainsi qu'il est possible, en pratique, de raisonner dans le cadre de l'*Evidence-Based Medicine* même si la mise en œuvre est plus compliquée. Mais pour accepter de modifier sa pratique, le chirurgien doit, pour commencer, être convaincu sincèrement du bien-fondé de cette nouvelle méthode qui le (nous) remet en question. Il faut savoir reconnaître qu'il existe une corrélation statistiquement négative entre notre connaissance des méthodes de soins les plus performantes et le nombre d'années écoulées depuis l'obtention de notre diplôme [74]. On estime que la moitié de nos connaissances seront périmées après dix ans.

Alors certes les chirurgiens font le plus souvent partie des 15 % des médecins français qui suivent une formation continue mais sommes-nous sûrs que cela suffise ? On sait qu'il faudrait qu'un généraliste lise 17 articles tous les jours pour rester informé de la littérature médicale qui le concerne [75]. Or, si le temps de lecture estimé par un hospitalo-universitaire américain est de 8,7 heures/semaine, le temps de lecture réel mesuré est seulement du tiers... [76]. Dans d'autres études, le temps consacré à l'étude de la littérature variait de 0 à 45 minutes par semaine [76,77]. Ajoutons à cela qu'on estime la mémorisation de ce qu'on lit à moins de 10 % ce qui explique la frustration fréquente que nous vaut régulièrement la lecture de la nouvelle rubrique du *British and European Journal of Hand Surgery* : « So you think you have read this journal... ». Il n'existe pas de recertification des compétences en France et très rares sont ceux qui s'obligent à passer l'auto-examen de la Société américaine de chirurgie de la main.

La plupart d'entre nous assistent régulièrement à des EPU, à des congrès, à des conférences d'enseignement. Mais on ne retient que 20 % de ce qu'on écoute et il faut avoir réfléchi, dit et fait pour arriver à près de 90 % de mémorisation. Finalement, seul le conférencier retient quelque chose de la conférence ! La plupart des études ont ainsi montré que les sessions de FMC traditionnelles ne modifiaient pas nos pratiques [78]. Elles ne peuvent servir à remplacer l'*Evidence-Based Medicine*.

Une fois acceptée l'idée qu'il faut se remettre régulièrement en question, et que nos connaissances sont fragiles, l'analyse de la littérature peut être un moyen de combler le fossé entre les « croyances » du moment et les « vérités » actuelles. Nous avons vu qu'il fallait garder un œil très critique sur la littérature et que l'*Evidence-Based Medecine* se proposait d'augmenter notre regard critique sur les don-

nées publiées dans la littérature. D'où l'apparition récente (1995) de journaux consacrés aux données par niveaux de preuve ; *ACP journal Club* aux États-Unis, *Evidence-based Medicine* en Angleterre et depuis 1996 une version française du journal anglais (les éditoriaux sont disponibles gratuitement en ligne sur www.ebm-journal.presse.fr). On a calculé que ces revues permettent de réduire de 98 % le nombre total d'informations contenues dans les journaux sources, ou de transformer les 6000 articles des *Annals of Internal Medecine* en 300 abstracts structurés d'une page, dont les données restent valides à plus de 90 % à cinq ans de recul [77]. Ces journaux dits de seconde main sont par ailleurs reconnus comme méthodologiquement satisfaisants, sont remis à jour et ne sont pas limités à certaines langues [79].

Bien que récente, l'*Evidence-Based Medicine* a déjà montré son intérêt pratique. Les médecins qui se forment aux techniques de recherche bibliographique de l'*Evidence-Based Medicine* sont plus performants, coûtent moins chers, et soignent mieux [37], ou que les médecins formés à l'*Evidence-Based Medicine* ont une meilleure connaissance des normes et une meilleure capacité à expliquer à leur patient [80]. Ceci explique la pression, dans les pays anglo-saxons et scandinaves, en faveur de pratiques professionnelles validées. Les « conseils de bonne pratique » (*guidelines*) issues des données scientifiques augmentent ainsi régulièrement, mais cette augmentation devient elle-même contre-productive. Une étude anglaise a retrouvé 855 *guidelines* mises à disposition chez les généralistes, soit une pile de papier de 68 cm de haut, pesant 28 kg ! [81]. À l'heure actuelle, l'élaboration et l'application des recommandations cliniques manquent tout à la fois de rigueur et de souplesse ont pu écrire les promoteurs anglais de la méthode [82].

Il est probablement irréaliste d'essayer de former la totalité des futurs médecins à une pratique pure de l'*Evidence-Based Medicine* qu'enseignent les enseignants de la McMaster university [83]. D'abord parce qu'une majorité (72 à 84 %) ne souhaite pas aller à la source dans la littérature originale et préfère la presse de synthèse ; ensuite parce que la pratique pure de l'*Evidence-Based Medicine* prend beaucoup de temps et se révèle incompatible avec les conditions habituelles de l'exercice clinique. Le manque de temps est un facteur crucial dans la relation médecin–patient et l'*Evidence-Based Medicine*, avec sa lourdeur méthodologique, risque de le majorer [63] même si des systèmes de délivrance rapides et portables de l'information se mettent en place, utilisables lors de visites hospitalières sous forme de cédérom, d'ordinateurs portables avec accès à l'Internet médical,... [37,77]. Les cliniciens interrogés veulent trouver l'information en 30 secondes à 2 minutes maximum, alors qu'une recherche *Medline* dure en moyenne 30 minutes [25].

Le rôle fondamental du chirurgien, c'est de passer du théorique au concret, de l'essai clinique au patient, pour lequel une décision est à prendre. Il y aura toujours un hiatus entre la situation clinique d'un patient et ce dont il est question dans toute recherche scientifique. Le rêve de la science ne peut que chercher à réduire à néant la dimension singulière du patient afin, justement, de pouvoir dégager une donnée applicable à tous et qui soit, partant, systématisable. Voilà pourquoi la médecine ne peut être réduite à une simple application des sciences dont elle a pourtant à se réclamer. Le mot art (Techné en grec) doit attirer l'attention sur la singularité du cas que le médecin est amené à soigner alors que la science, en toute maladie, cherche à repérer un standard à usage universel. C'est là que s'exerce l'art du chirurgien qui consiste à donner au patient des chances beaucoup plus élevées que celles qui résulteraient d'une prescription systématique ou de l'application généralisée d'un résultat statistiquement significatif. Le rôle du chirurgien, c'est de combler le fossé entre les études de la littérature, notre amour ou notre admiration des chiffres ne devant pas occulter l'objectif, qui est de transférer des données moyennes à un individu. Les preuves sont des guides, que le médecin doit connaître, mais tout son art réside dans le discernement avec lequel il les utilise.

Il y a là une place majeure pour notre responsabilité de chirurgien et l'*Evidence-Based Medicine*, loin de réduire le praticien à un exécutant servile de données statistiques, nous laisse un espace de liberté qu'il faut nous approprier. Pour paraphraser Vaclav Havel, l'identité du chirurgien est déterminée par l'exercice de sa liberté et réside dans sa responsabilité [84]. Ce qui fait du chirurgien un autre qui n'est pas comme tous les autres c'est ce qu'il apporte sa compétence : un savoir général (connaissance objective du corps), un savoir-faire (la médecine), un jugement en situation (diagnostic et pronostic).

5. Peut-on critiquer l'*Evidence-Based Medicine* ?

Il serait surprenant que les promoteurs d'une méthode d'analyse critiques des données disponibles n'acceptent pas les critiques ! La plupart ont été signalées au cours de cet article. Dans son principe l'*Evidence-Based Medicine* n'est pas tellement critiquable : utiliser les meilleures preuves pour soigner un patient dont on respecte les choix, en s'appuyant sur notre expérience clinique est un concept séduisant et difficile à refuser. On peut « toujours » faire ce qu'on veut sur un patient traité comme du bétail mais il paraît difficile d'en faire une ligne officielle de prise en charge des patients ! Ce n'est donc pas le concept qui est refusé mais sa mise en œuvre. La plupart des articles critiques sont écrits par des latins (français, suisse et belges francophones,...) [85]. Faut-il voir là une nouvelle exception culturelle ? ou plutôt une conception paternaliste de la médecine que nous aurions du mal à voir bousculée ? Les anglo-saxons sont considérés comme ayant une approche plus rationnelle que les latins, et cette vision « scientiste », efficace, un peu mécaniste de la médecine, est probablement plus facile à accepter dans leur culture. En revanche, en limitant (apparemment) le pouvoir décisionnel de l'individu médecin, elle heurtera plus facilement les latins qui ont construit un pouvoir médical reposant sur la connaissance, non partagée en dehors du groupe social,

d'un individu. Les réticences majeures exprimées actuellement par les médecins à la proposition qui est faite, pour limiter leur baisse démographique, de déléguer une partie de leurs actes à des non-médecins me paraît un exemple de notre vision « égoïste » de la connaissance médicale.

Il n'empêche que l'*Evidence-Based Medicine* est difficile à mettre en œuvre ; elle prend beaucoup de temps, elle est rarement adaptée au cas précis du patient en face de vous qui dans la pratique ressemble rarement au sujet protocolisé de l'étude de référence [86]. Si on arrivait à prouver que l'endoscopie apporte un plus dans le traitement du canal carpien, il resterait à prouver que cette notion reste vraie chez les diabétiques, chez le travailleur manuel, chez le patient qui a également un doigt à ressaut, qui est fonctionnaire, en maladie professionnelle, etc.

La plupart des travaux servant de bases aux méta-analyses supposent que le diagnostic de la pathologie soit fiable, et que les critères d'évaluation du traitement (mortalité ou morbidité) soient bien définis [87] ; ce n'est pas toujours le cas dans notre spécialité. Ou que les conclusions d'une méta-analyses soient applicables dans tous les pays, chez tous les patients [88]. Toutes ces limites peuvent, à mon avis, être contournées. Deux critiques me paraissent, en revanche, très importantes. L'*Evidence-Based Medicine* n'utilise que des données publiées, « validées ». Mais, ces données n'ont été rendues disponibles que parce qu'un jour un médecin a eu une idée, nouvelle, apparemment invraisemblable parfois, mais qui s'est révélée géniale a posteriori. Ce n'est pas l'*Evidence-Based Medecine* qui a inventé le lambeau de McGregor, la greffe nerveuse ou l'arthroscopie. Il faut un inventeur, un génie pour faire naître une idée et le risque de l'*Evidence-Based Medicine* c'est de stériliser ces créateurs. Matillon, directeur de l'Anaes, a pu dire « même avec une analyse scientifique rigoureuse, un acte médical ne vaudra rien s'il ne s'appuie pas sur un minimum d'expérience clinique ».

La deuxième critique est plus « philosophique ». Depuis deux siècles, le monde a une foi quasi-religieuse dans la science. L'*Evidence-Based Medicine* pourrait être un nouvel avatar de ce scientisme qui prétend guider le monde et définir ce qui est bon pour le groupe en niant l'individu. Ce n'est pas tant l'*Evidence-Based Medicine* qui est à craindre puisque, dans ses principes, il s'appuie sur la responsabilité du chirurgien ; c'est le chirurgien qu'on doit craindre ! Il pourrait facilement, par fainéantise ou faiblesse, se reposer sur des « données acquises » et ne pas exercer sa responsabilité. L'application en médecine du principe de précaution cache souvent une démission ; le médecin doit prendre des risques pour son patient et il doit choisir parmi plusieurs risques [89].

Enfin, si l'on veut développer l'*Evidence-Based Medicine* cela suppose des moyens financiers considérables et une volonté politique commune (médecins et bailleurs de fonds) [90]. Nous en sommes loin et l'*Evidence-Based Medicine* risque de rester un gadget pour certains praticiens.

6. La chirurgie factuelle : mode éphémère ou nouveau concept ?

Parce que les coûts de la santé ont augmenté d'une façon telles qu'ils sont considérés comme un obstacle au bon fonctionnement de notre société, les chirurgiens sont soumis aux pressions des politiciens et des patients qui leur demandent de justifier leurs pratiques. Les termes de « médecine », « personnel médical et paramédical » et « patient » sont maintenant remplacés par « Prise en charge de soins », « Administrateurs ou allocataires de soins ou de ressources » et « Client ou utilisateur » [8]. Certains ont dit que l'apparition du concept de l'*Evidence-Based Medicine* était une révolution aussi importante que la révolution copernicienne... Pour être excessif, il est néanmoins évident que ce concept, qui n'est pas une mode mais un mode de raisonnement, nous interpelle car il remet en question une grande partie de notre culture :
*   sur le plan de la formation : l'étudiant compétent du XXIᵉ siècle (et le chirurgien qu'il sera) est celui qui sait tirer profit d'un immense corpus de connaissances en rapide évolution, et non celui qui excelle à se souvenir des connaissances traditionnelles, ou à apprendre par cœur des données éphémères. L'enseignant que nous sommes tous potentiellement doit s'adapter à ce monde changeant. Il ne s'agit pas réellement d'une nouveauté. Au 1ᵉʳ siècle de l'Hégire (vers 700 après Jésus Christ), un des premiers califes, Ali Ibn Abitaleb a pu dire « Apprenez à vos enfants ce que vous n'avez pas appris, car ils vivront à une époque différente de la vôtre » ;
*   sur le plan de la pratique : l'adage « primum non nocere » correspond maintenant à une approche inadéquate de stratégie thérapeutique « approximative ou heuristique ». S'il reste justifié en face d'un traitement dont on ignore l'efficacité, il est inadapté face à un traitement efficace, même présentant des effets indésirables graves mais qui se montre clairement plus bénéfique que nuisible à long terme [82]. Une approche « factuelle » est maintenant indispensable, ne serait-ce que pour pouvoir répondre aux sollicitations des politiciens et des économistes. Mais l'application de ces connaissances scientifiques doit s'adapter à des considérations humaines pour infléchir la mise en pratique de cette science médicale ;
*   cette approche est, par ailleurs, évolutive en permanence. Il n'est pas possible d'envisager, pour des questions de temps et de coût, que des stratégies valides soient disponibles auprès des professionnels de santé. Par ailleurs, ces stratégies pourraient être rapidement dépassées en raison de l'émergence de données nouvelles [82]. Le chirurgien du XXIᵉ siècle doit savoir évoluer constamment, se remettre en question et être remis en question par d'autres, non médecins, patients tout d'abord, politiciens et administratifs ensuite. Le discours de Paul Valery sur les chirurgiens qui nous flattait tant appartient à un passé qui n'est plus.

L'avenir c'est d'abord s'approprier l'*Evidence-Based Medicine*, c'est-à-dire accepter de renoncer à la médecine d'opinion, « renoncer au principe de certitude – d'inspiration quasi-mystique – pour adhérer au principe de l'incertitude expérimentale » [91]. Cependant, l'*Evidence-Based Medicine* a déjà évolué. Il est probable que l'âge d'or des essais randomisés est déjà derrière nous car le problème à venir est celui de la mise en évidence d'effets thérapeutiques modestes, les révolutions technologiques ou conceptuelles étant par définition assez peu fréquentes. Or, les bénéfices modestes sont difficiles à montrer. Il va falloir faire des essais beaucoup plus simples (en termes de critères de jugement...) mais beaucoup plus gros et plus longs (pour les doter de la puissance nécessaire) [91].

Si l'*Evidence-Based Medicine* est une révolution conceptuelle qui nous conduit à repenser notre rapport aux connaissances et aux patients, en replaçant notre pratique dans un contexte sociologique plus large, elle n'est pas un outil brillant qui nous réduirait au rôle de technicien. L'*Evidence-Based Medicine* cherche à faire émerger l'explicite dans la décision médicale, mais elle laisse au chirurgien un espace de liberté dans lequel il doit s'affirmer, montrer ses compétences, accepter le défi de la remise en question. Lors de l'acte opératoire, nous serons toujours seuls, responsables et c'est sur des connaissances validées que nous appuierons nos décisions. La médecine au sens large, la chirurgie bien sûr, doivent rester des pratiques allant chercher dans l'approche scientifique les fondements de leur exercice. Il ne faut pas avoir peur car l'*Evidence-Based Medicine* c'est toujours, en fin de compte, une affaire de bon sens a pu conclure un des responsables de la « Cochrane collaboration » lors d'une réunion publique internationale. Alors même s'il s'agit d'une conception nouvelle, elle ne remet pas fondamentalement en cause le rôle du chirurgien résumé dans une devise proposée en 1731 : « Vérité dans la science, Moralité dans l'art ».

Quelques références Internet

www.cochrane.org (site Cochrane donnant accès aux revues et autres...)

www.journalclub.org (JournalClub sur le net)

www.ebm-journal.presse.fr (édition Française d'*Evidence-Based Medicine*)

Références

[1] Chabot JM. Éditorial. EBM Journal 1996;2:1.

[2] Evidence-based medicine. A new approach to teaching the practice of medicine. Evidence-Based Medicine Working Group. JAMA, 268: 2420-2425.

[3] Greenhalgh T. Savoir lire un article médical pour décider. La médecine fondée sur les niveaux de preuve au quotidien. Paris: RanD; 2000.

[4] Perec G. Cantatrix sopranica L. et autres écrits scientifiques. Paris: Seuil; 1991.

[5]		Sackett DL, Rosenberg WMC, Gray JAM, Haynes RB, Richardson WS. Evidence-based medicine: what is it and what it isn't. BMJ 1996;312:71–2.

[6]		Beecher HK. Ethics and clinical research. N Engl J Med 1966;274: 1354–60.

[7]		Weisstub D. L'éthique de la recherche après Nüremberg : regard historique sur le droit et l'éthique de la recherche médicale et biologique en Amérique du nord. In: Herve (éd) C, editor. Éthique de la recherche et éthique clinique. Paris: L'Harmattan; 1998. p. 91–115.

[8]		Akai M. Evidence-based medicine for orthopedic practice. J Orthop Science 2002;7:731–42.

[9]		Gould SJ. La mal-mesure de l'homme. Paris: Odile Jacob; 1997.

[10]	Eijkman C. Eine beriberi-ähnliche krankheit der hühner [Une maladie des poulets semblable au beriberi, traduction de S Douailler et D Raichvarg]. Virchow's Archiv 1897;148:523–32.

[11]	Parker MJ, Robert C. Closed suction surgical wound drainage after orthopaedic surgery (Cochrane Review). 2001 2003/2/20.

[12]	Tubiana R. Historique du traitement des lésions des tendons de la main. In: Tubiana (éd) R, editor. Traité de chirurgie de la Main. Paris: Masson; 1986. p. 49–51.

[13]	Boyes JH, Stark HH. Flexor-tendon grafts in the fingers and Thumb. A study of factors influencing results in 1000 cases. J Bone Joint Surg Am 1971;53A:1332–42.

[14]	Lundborg G, Rank F. Experimental intrinsic healing of flexor tendons based on synovial fluid nutrition. J Hand Surg [Am] 1978;3:21–31.

[15]	Barton NJ. Twenty questions about scaphoid fractures. J Hand Surg [Br] 1992;17B:289–310.

[16]	Böhler L, Trojan E, Jahna H. The results of treatment of 734 fresh, simple fractures of the scaphoid. J Hand Surg [Br] 2003;28B:319–31.

[17]	Yanni D, Lieppins P, Laurence M. Fractures of the carpal scaphoid. A critical study of the standard splint. J Bone Joint Surg 1991;73B: 600–2.

[18]	Herbert TJ. The fractured scaphoid. Saint-Louis: Quality Medical Publishing; 1990.

[19]	Clay JN, Dias JJ, Costigan PS, Gregg PJ, Barton NJ. Need the thumb be immobilized in scaphoid fractures? A randomized prospective trial. J Bone Joint Surg Br 1991;73B:828–32.

[20]	Hall JC, Plattell C. Half-life of truth in surgical literature. Lancet 1997;350:1752.

[21]	Poynard T, Munteanu M, Ratziu V, Benhamou Y, Martino DIV, Taieb J, et al. Truth survival in clinical research: an evidence-based requiem? Ann Intern Med 2002;136:888–95.

[22]	Richardson WS, Wilson MC, Nishikawa J, Hayward RS. The well-built clinical question: a key to evidence-based decisions. ACP journal club 1995;12:A12–13.

[23]	Waxman HS, Kimball HR. Assessing continuing medical education. Am J Med 1999;107:1–4.

[24]	Covell DG, Uman GC, Manning PR. Information needs in office practice: are they being met? Ann Intern Med 1985;130:596–9.

[25]	Mckibbon KA, Richardson WS, Walker-Dilks C. Trouver les réponses aux questions bien posées. EBM Journal 2000;25:4.

[26]	Roper WL, Winkenwerde W, Hacbarth GM, Krakauer H. Effectiveness in heath care: an initiative to evaluate and improve medical practice. N Engl J Med 1988;319:1197–202.

[27]	Brook RH, Williams KN, Avery SB. Quality assurance today and tomorrow: forecast for the future. Ann Intern Med 1976;85:809–17.

[28]	Mulrow CD. Systematic Reviews: Rationale for systematic reviews. BMJ 1994;309:597–9.

[29]	Dumontier C, Nizard R, Sautet A. Le facteur d'impact ou pour publier faut-il choisir entre la Revue de Chirurgie Orthopédique et « l'impact factor » ? Rev Chir Orthop 2001;87:115–28.

[30]	Malinovsky JM, Pain L, Juvin P, Langeron O, Riou B, Martin C. Aide à la lecture scientifique. Comité des référentiels cliniques de la société française d'anesthésie et de réanimation. Ann Fr Anesth Reanim 2000;19:209–16.

[31]	Bhandari M, Richards RR, Sprague S, Schemitsch EH. The quality of reporting of randomized trials in the Journal of Bone and Joint Surgery from 1988 through 2000. J Bone Joint Surg Am 2002;84A:388–96.

[32]	Kiter E, Karatosun V, Gunal I. Do orthopaedic journals provide high-quality evidence for clinical practice? Arch Orthop Trauma Surg 2003;123:82–5.

[33]	Haynes RB, Sackett DL, Muir Gray JA, Cook DL, Guyatt GH. De la recherche clinique aux pratiques : identifier rapidement l'information pertinente. EBM Journal 1997;8:4–6.

[34]	Bleakley C, Macauley D. The quality of research in sports journals. Br J Sports Med 2002;36:124–5.

[35]	Petticrew M. Why certain systematic reviews reach uncertain conclusions. BMJ 2003;326:756–8.

[36]	Confucius. www.gutenberg.net.

[37]	Glanville J, Haines M, Auston I. Finding information on clinical effectiveness. BMJ 1998;317:200–3.

[38]	Booth A, O'Rourke AJ. À la recherche du niveau de preuve. EBM Journal 2000;24:4 Théorie et pratique (Evidence-based Medicine 1999 ; 4 : 133-136).

[39]	Haynes RB. Essais (Studies), synthèse, synopsis et systèmes d'information : la pyramide des 4S visant à identifier les meilleures preuves actuelles. EBM Journal 2001;29:5.

[40]	Concato J, Shah N, Horwitz RI. Randomized, controlled trials, observational studies, and the hierarchy of research designs. N Engl J Med 2000;342:1887–92.

[41]	Ioannidis JP, Haidich AB, Pappa M, Pantazis N, Kokori SI, Tektonidou MG, et al. Comparison of evidence of treatment effects in randomized and nonrandomized medical studies. JAMA 2001;286:821–30.

[42]	Kjaergard LL, Villumsen J, Gluud C. Reported methodologic quality and discrepancies between large and small randomized trials in meta-analyses. Ann Intern Med 2001;135:982–9.

[43]	Altman DG. Intervalles de confiance : indications du degré de certitude des résultats de recherches. EBM Journal 1996;4:5–6.

[44]	Huguier M, Flahaut A. Biostatistiques au quotidien. Paris: Elsevier; 2000.

[45]	Fox JS, Bell GR, Sweeney PJ. Are orthopaedic surgeons really gorillas? BMJ 1988;301:1425–6.

[46]	Isaacs D, Fitzgerald D. Seven alternatives to Evidence-Based Medicine. BMJ 1999;319:1618.

[47]	Dumontier C, Sokolow C, Leclercq C, Chauvin P. Early results of conventional vs. two-portal endoscopic carpal tunnel release. A prospective study. J Hand Surg [Br] 1995;20B:658–62.

[48]	Brody GS. Preparing for the twenty-first century. Plast Reconstr Surg 1997;100:1054–7.

[49]	Wolkenstein P. Traitements non validés en dermatologie. Med Leg Hospit 1999;2:84–5.

[50]	Lister GD. "Incessantly under fire". Medical ethics in a material world. J Hand Surg [Br] 1996;21:707–12.

[51]	Lister GD. Ethics in surgical practice. Plast Reconstr Surg 1996;97: 185–93.

[52]	Hervé C, Bouquet De La Jolinière J. À propos des biotechnologies, élaboration d'une pédagogie d'éveil aux problèmes d'éthique en médecine. In: Herve (éd) C, editor. Fondements d'une réflexion éthique managériale de santé. Paris: L'Harmattan; 1996. p. 27–100.

[53]	Black N. Surgical research. Lancet 1996;347:1481–2.

[54]	Burstein AH, Cohen J. Measurements in the conduct of research. J Bone Joint Surg Am 1993;75A:319–20.

[55]	Gartland JJ. Orthopaedic clinical research. Deficiencies in experimental design and determinations of outcome. J Bone Joint Surg Am 1988;70A:1357–64.

[56]	Lirette R, Morin F, Kinnard P. The difficulties in assessment of results of anterior acromioplasty. Clin Orthop 1992;278:14–6.

[57]	Koran LM. The reliability of clinical methods, data and judgements. N Engl J Med 1975;293:642–6.

[58] Lieberman JR, Dorey F, Shekelle P, Schumacher L, Thomas BJ, Kilgus DJ, et al. Differences between patients' and physicians' evaluations of outcome after total hip arthroplasty. J Bone Joint Surg Am 1996;78A:835–8.

[59] Dawson J, Fitzpatrick R, Carr A. Questionnaire on the perceptions of patients about shoulder surgery. J Bone Joint Surg Br 1996;78:593–600.

[60] Fitzpatrick R, Fletcher A, Gore S. Quality of life measures in health care. Applications and issues in assessment. BMJ, 305. 1992. p. 1074–7.

[61] Hollinshead RM, Mohtadi NG, Vande Guchte RA, Wadey VM. Two six-year follow-up studies of large and massive rotator cuff tears: comparison of outcome measures. J Shoulder Elbow Surg 2000;9: 373–81.

[62] Dubert T, Voche P, Dumontier C, Dinh A. Le questionnaire DASH. Proposition d'une traduction Française d'un outil international. Chir Main 2001;20:294–302.

[63] Toop L. Primary care: core values Patient centred primary care. BMJ 1998;316:1882–3.

[64] Hope T. Choix du patient fondé sur les niveaux de preuve. EBM Journal 2000;21:7–8.

[65] Dumontier C, Meningaud JP, Hervé C. Connaissance des complications de la chirurgie des lambeaux pulpaires des doigts longs et information des patients — implications éthiques. Chir Main 2001; 20:122–35.

[66] Ghréa M, Dumontier C, Sautet A, Hervé C. L'information délivrée au patient : réalité ou fantasme ? Rev Chir Orthop 2004;89 à paraître.

[67] Arthur VAM. Written patient information: a review of the literature. J Adv Nurs 1995;21:1081–6.

[68] Anderson J, Burrows E, Fenessy P, Shaw S. Utilité d'un « centre d'informations fondées sur les niveaux de preuve » dans un hôpital général. EBM Journal 2000;23:6–8.

[69] O'Connor A. Des aides pour permettre aux patients de prendre des décisions fondées sur les niveaux de preuve. EBM Journal 2002;30:7.

[70] Szasz TS, Hollender MH. A contribution to the philosophy of medicine: the basic model of the doctor-patient relationship. Arch Intern Med 1956;97:582–92.

[71] O'Flynn KJ. De la nécessité d'une chirurgie fondée sur les niveaux de preuve. EBM Journal 2000;20:6–8.

[72] Reilly BM. Physical examination in the care of medical inpatients: an observational study. Lancet 2003;362:1100–5.

[73] Glasziou P, Guyatt GH, Dans AL, Dans LF, Sraus S, Sackett DL. Comment appliquer les résultats des essais et des revues systématiques au cas particulier d'un patient donné ? EBM Journal 1999;19: 5–7 (Evidence-Based Medicine 1998 ;3 :165-166 et ACP journal Club 1998 ;129 : A-17).

[74] Sackett DL, Haynes RB. De la nécessité d'une médecine fondée sur des faits prouvés. EBM Journal 1996;1:5–6.

[75] Davidoff F, Haynes RB, Sackett DL, Smith R. Evidence-Based Medicine. BMJ 1995;310:1085–6.

[76] Sackett DL. Si peu de temps et.... EBM Journal 1998;9:8.

[77] Straus SE. Mettre les preuves à disposition sur le lieu des soins. EBM Journal 2000;22:6–7.

[78] Davis DA, Thompson MA, Oxman AD, Haynes RB. Evidence for effectiveness of CME: a review of 50 randomised controlled trials. JAMA 1992;268:1111–7.

[79] Jadad AR, Cook DJ, Jones A, Klassen TP, Tugwell P, Moher M, et al. Methodology and reports of systematic reviews and meta-analyses: a comparison of Cochrane reviews with articles published in paper-based journals. JAMA 1998;280:278–80.

[80] Shin JH, Haynes RB, Johnston ME. Effect of problem-based, self-directed undergraduate education on life-long learning. Cmaj 1976; 148:969–76.

[81] Hibble A, Kanka D, Pencheon D, Pooles F. Guidelines in general practice: the new Tower of Babel? BMJ 1998;317:862–3.

[82] Muir Gray JA, Haynes RB, Sackett DL, Cook DJ, Guyatt GH. De la recherche aux pratiques : 3. Élaborer les stratégies cliniques fondées sur les faits prouvés. EBM Journal 1998;9:5–7.

[83] Guyatt GH, Meade MO, Jaeschke RZ, Haynes RB. Practitioners of evidence based care. BMJ 2000;320:954–5.

[84] Pick J. Vaclav Havel, l'écriture et l'éthique. Études 2003:505–14.

[85] Cornuz J. Evidence-Based Medicine or patient-based medicine? And what if these two approaches end up not that far from one another... Or when the Oin-Oin syndrome is revisited! Rev Med Suisse Romande 2001;121:259–64.

[86] Pechere-Bertschi A. L'Evidence-Based Medicine et l'hypertension artérielle : un mariage raisonnable ou non ? Schweiz Rundsch Med Prax 2000;89:624–9.

[87] Malaise MG. The non-recommendations in the treatment of osteoarthritis and rheumatoid arthritis, or why is Evidence-Based Medicine so difficult (still) to apply to rheumatology? Rev Med Liege 2000;55: 466–75.

[88] Scheen AJ. On the inapplicability of certain therapeutic guidelines in practice: the example of reimbursement for hypolipidemic agents in Belgium. Rev Med Liege 2000;55:260–4.

[89] Moutel G, Hervé C. Le risque de l'application sans restriction du principe de précaution en médecine. Presse Med 2001;30:125–8.

[90] Scheen AJ. Info-congress. The Cochrane collaboration, a key role in Evidence-Based Medicine. Rev Med Liege 2001;56:796–8.

[91] Trumbic B. Faut-il se fier à l'incertitude ? EBM Journal 1999;18:3.

Revue de chirurgie orthopédique
2006, 92. 7-18

MÉMOIRE

Difficultés du transfert d'information en vue d'un consentement éclairé

Étude expérimentale chez 21 patients

Quality of information transfer for informed consent: an experimental study in 21 patients

M. Ghrea *, C. Dumontier **·***·****, A. Sautet ***, C. Hervé ****

* Service d'Orthopédie, Hôpital Princesse-Grace, avenue Pasteur, 98000 Monaco.
** Institut de la Main, 6, square Jouvenet, 75016 Paris.
*** Service de Chirurgie Orthopédique, Hôpital Saint-Antoine, 184, rue du Faubourg-Saint-Antoine, 75571 Paris Cedex 12.
**** Laboratoire d'Éthique, Département de Médecine Légale, Faculté de Médecine des Saints-Pères, 75005 Paris.

ABSTRACT

Purpose of the study
Delivering information to the patient, an ethical obligation recognized for years, has recently become a legal obligation. Proof of information delivery has become the legal responsibility of the surgeon. We conducted a prospective study to evaluate the quality of information transfer by assessing patient comprehension of information delivered in an orthopedic surgery unit.

Material and methods
All patients attending consultations before undergoing arthroscopic treatment for rotator cuff tendinopathy were enrolled in this study when the consultation was conducted in the presence of an observer. Two questionnaires, one for the patient and one for the surgeon, were used to collect given information about the pathological condition, the modalities of treatment, and the expected results of the treatment and its complications.

Results
All 21 patients included in the study considered they had been well informed and that they had understood their pathological condition as well as the complications of the proposed treatment. However, agreement between their stated comprehension and the information delivered was poor, varying from 15 to 50%. Furthermore, 90% of the patients stated they had understood the potential complications of the surgical procedure, despite the fact that the consulting surgeons had not (generally) provided information on such complications.

Discussion
There is a gap between what the surgeon says (or thinks he/she says) and what the patient understands. Potential biases in this study (non-unbiased observer) might explain this discordance which was probably related to the unequal relationship between the patient and the physician for any consultation. Therefore, the basis of informed consent cannot be found in the details concerning complications actually delivered to the patient. Surgeons must become aware that the patients understand very little of their explanations. This does not mean that the information should not be delivered but on the contrary that it must be. The important point is not necessarily the information content but rather the quality of the human relationship enabling information transfer.

Key words: Ethics, informed consent, surgery, complications.

Tirés à part : C. DUMONTIER, à l'adresse ci-dessus.

Acceptation définitive le : 3 octobre 2005

RÉSUMÉ

Situé au cœur de l'éthique médicale, le devoir d'information concerne tout particulièrement le chirurgien orthopédiste, appelé, de par sa discipline, à porter atteinte à l'intégrité physique d'autrui pour des raisons purement fonctionnelles. Pour savoir si l'information était correctement transmise au cours d'une consultation, nous avons réalisé une étude prospective sur l'information reçue lors d'une consultation pour des lésions chroniques de la coiffe des rotateurs relevant d'un traitement arthroscopique pendant qu'un observateur assistait à la consultation. Au cours de notre étude, nous avons montré qu'il existait une différence importante entre l'information donnée par le médecin et l'information comprise et retenue par le patient. La concordance entre l'information donnée par le chirurgien et celle retenue par le patient variait de 15 à 50 %. Dès lors, la validité du concept du consentement éclairé est mise en doute si l'information qui doit le précéder n'est pas accessible au patient. La question éthique qui se pose aux chirurgiens est de savoir comment rendre cette information accessible aux patients, non pas pour pouvoir se défendre auprès des tribunaux, mais pour donner aux patients tous les éléments nécessaires à la prise de décision finale.

Mots clés : Éthique médicale, information des patients, chirurgie, complications.

INTRODUCTION

Si l'information donnée au patient fait partie de la pratique quotidienne du médecin et figure depuis longtemps dans le code de déontologie médicale (http://www.conseil-national.medecin.fr), la qualité de cette information est devenue depuis quelques années une préoccupation majeure des médecins pour des motifs essentiellement juridiques. La notion d'information est régulièrement mise en avant dans les différents jugements qui jalonnent les relations entre les médecins, les patients et la justice, sa première apparition remontant à l'arrêt Martin-Birot de la Cour de cassation du 29 mai 1951 « ... *il appartient... de rapporter la preuve que ce dernier a manqué ... en ne l'informant pas ... et en ne sollicitant pas son consentement ...* ». Mais une évolution importante a eu lieu ces dernières années qui modifie profondément l'état de cette question. Il s'agit du renversement de la charge de la preuve de l'information, pour le médecin libéral (arrêt Hédreul, Cass Civ 1ère, 25 février 1997), puis hospitalier (CE 5 janvier 2000) qui a conduit la profession à redéfinir ce qu'est l'information et la façon dont elle est transmise, puis comprise. Depuis la loi du 4 mars 2002 (loi Kouchner), l'information est devenue une obligation légale qui s'impose à chacun d'entre nous. Pour vérifier en pratique clinique que la Loi est applicable et adaptée, nous avons cherché à évaluer la réalité du transfert d'une information complète, loyale et intelligible, lors d'une consultation hospitalière d'orthopédie.

MÉTHODOLOGIE

Pour obtenir un lot homogène d'informations à transmettre aux patients, nous nous sommes limités à l'information délivrée et reçue par des consultants appelés à se voir proposer un traitement arthroscopique pour une tendinopathie non rompue de la coiffe des rotateurs de l'épaule.

Deux questionnaires *(annexes I et II)* ont été réalisés ; le premier comportait 22 questions (20 QCM et 2 questions ouvertes) et était destiné aux patients ; le deuxième comportait 16 questions (14 QCM et 2 questions ouvertes) à l'attention du chirurgien qui venait de poser l'indication de traitement chirurgical et de délivrer l'information nécessaire pour obtenir le consentement éclairé du patient. Ces questionnaires portaient sur la pathologie choisie, sur les modalités de traitement, sur les résultats de ce traitement et ses complications *(annexes I et II)*. Les deux chirurgiens qui ont participé à cette enquête (CD et AS) étaient des seniors avec une expérience chirurgicale et arthroscopique de plusieurs années. Nous avons retenu les patients qui consultaient pour la première fois dans le service et qui n'avaient jamais bénéficié d'un traitement chirurgical pour leur pathologie de l'épaule. Chaque chirurgien conduisait la consultation comme il le souhaitait, mais il savait devoir remplir à la fin de cette consultation une fiche à l'élaboration de laquelle il avait participé. Les explications étaient données oralement, il n'y avait pas de support écrit. Dans certains cas, le chirurgien utilisait un schéma dessiné à la main sur la pochette des radiographies pour expliquer la pathologie de la coiffe des rotateurs.

Pour pouvoir réellement comparer ce que disent les chirurgiens et ce que retiennent les patients, un observateur assistait à toutes les consultations. Le chirurgien remplissait son questionnaire seul, le donnait à l'observateur, et quittait la salle de consultation. L'observateur (MG), resté avec le consultant, le laissait remplir son questionnaire et se limitant à une aide technique si le patient avait des difficultés de remplissage du questionnaire. L'observateur devait ensuite comparer les réponses données par le patient en tenant compte des explications données par le praticien. Nous n'avons inclus dans l'étude que les consultations qui s'étaient déroulées en présence de l'observateur.

Les fiches basées sur des QCM (questions à choix multiples) ont fourni des critères formalisés pour l'étude du ratio de compréhension et d'interprétation du patients. Les critères retenus étant comparables sur les deux fiches, celle pour le médecin et celle pour le patient, il était possible d'étudier pour chaque critère les divergences entre ce que le chirurgien estimait avoir dit et ce que le patient avait compris. L'observateur permettait de valider l'authenticité des réponses fournies par les deux parties.

RÉSULTATS

Nous avons pu inclure 21 patients (16 hommes et 5 femmes) sur une période de 6 mois (janvier 2001-juin 2001). L'âge moyen des patients était de 53,6 ans (extrêmes : 34 et 68 ans). Dix-huit appartenaient à la catégorie des travailleurs manuels, il y avait un comptable, un ancien musicien et une ménagère. Ils étaient tous adressés soit par leur médecin traitant, soit par un autre médecin qui avait pris le patient en charge en premier.

Les résultats ont été étudiés question par question. Les réponses portant sur moins de 30 patients, aucune tentative de validation statistique n'a été faite sur les variables qualitatives suivantes.

La compréhension des explications données sur la pathologie du patient (questionnaire patient n°6 et 20, questionnaire médecin n°3)

Tous les patients considéraient que les explications données par le médecin étaient compréhensibles (question n°6) mais seuls 5 d'entre eux (soit 23,8 %) étaient capables de donner le nom, même approximatif, de la pathologie pour laquelle ils venaient de consulter après avoir écouté les explications (question n°20). Les médecins (question n°3) pensaient que leurs explications étaient très compréhensibles dans 8 cas (38 %), et dans 13 cas (62 %), à peu près compréhensibles.

La compréhension des explications données sur les modalités de traitement (questionnaire patient n°7 à 10, questionnaire médecin n°4 à 7)

Tous les patients ont jugé que les explications données par le chirurgien concernant le traitement proposé avaient été compréhensibles (question n°7). Les médecins ont jugé que leurs explications avaient été très compréhensibles dans 3 cas (14,5 %) ; à peu près compréhensibles dans 16 cas (76 %). Dans 2 cas, il n'y a pas eu d'explication sur les suites opératoires (l'une des patientes ne voulait pas envisager un traitement chirurgical).

En revanche, les questions plus détaillées sur la durée d'hospitalisation, la durée d'immobilisation et la durée de rééducation, ont fourni des réponses plus inhomogènes *(tableau I)*.

Les réponses sur *la durée de l'hospitalisation* (question n°8) sont résumées *tableau II*. Dans un cas, la question n'a pas été abordée. Il n'y avait concordance entre la durée d'hospitalisation prévue par le médecin et celle mémorisée par le patient que dans 9 cas (43 %).

Les réponses sur *la durée d'immobilisation* (question n°9) sont résumées *tableau III*. Dans 2 cas, il n'y avait pas eu d'explication sur l'immobilisation. Il n'y avait concordance que dans 14,5 % des cas entre l'explication des médecins et la compréhension des patients bien que cette question ait été abordée dans 19 consultations sur 21. Dans un des 2 cas où il n'y avait pas eu d'explication sur l'immo-

TABLEAU I. – *Concordance observée entre les réponses des patients et celles des chirurgiens.*

Sujet abordé	N° dans le questionnaire patient	N° dans le questionnaire Chirurgien	Taux de concordance (%)
Durée d'hospitalisation	8	5	43
Durée d'immobilisation	9	6	14,5
Durée de rééducation	10	7	14,5
La douleur	12	13	52,5
La mobilité	13	14	24
Les suites opératoires et les complications	14	8	9,5
Aggravation ou absence d'amélioration	17	11	19

TABLEAU II. – *Durée d'hospitalisation estimée par les patients et les médecins après la consultation.*

	< 24 heures	24-48 heures	< 1 semaine	Ne sait pas	Total
Patients	3	12	3	2	20
Médecins		11	9		20

TABLEAU III. – *Durée d'immobilisation estimée par les patients et les médecins après la consultation.*

	Pas d'immobilisation	< 1 semaine	1 à 6 semaines	Ne sait pas	Total
Patients	2	2	5	12	21
Médecins	11	2	6	2 explications non données	21

bilisation, le patient pensait qu'il n'y aurait pas d'immobilisation après l'intervention.

Les réponses sur *la durée prévue de la rééducation* (question n°10) sont rappelées *tableau IV*. Dans 2 cas, il

TABLEAU IV. – *Durée prévisible de rééducation pour les patients et les médecins après la consultation.*

	< 1 mois	1 à 3 mois	> 3 mois	Ne sait pas	Total
Patients	2	7	3	9	21
Médecins	3	5	11	2 explications non données	21

n'y avait pas eu d'explication sur la durée prévue de rééducation. Il n'y avait concordance que dans 14,5 % des cas entre la durée de rééducation prévue par le chirurgien et celle mémorisée par le patient.

Les réponses sur les avantages liés au traitement chirurgical proposé (questionnaire patient n°11 à 13 et questionnaire médecin n°12 à 14)

Les explications sur les avantages liés au traitement chirurgical avaient paru très claires à 100 % des patients alors que les médecins avaient jugé leurs explications compréhensibles dans 7 cas (33,4 %) et à peu près compréhensibles dans 14 cas (66,6 %).

Nous avons tenté d'évaluer la compréhension des patients en leur posant des questions sur les résultats espérés concernant la douleur et la mobilité de l'épaule *(tableau I)*.

La douleur (question patient n°12) : 17 patients (81 %) pensaient qu'il y aurait une nette amélioration, et 4 (19 %) pensaient qu'il y aurait une disparition complète de la douleur, tandis que les médecins (question médecin n° 13) avaient envisagé une nette amélioration des douleurs dans 15 cas (71 %) et une disparition de la douleur dans 6 cas (29 %). Entre les explications des médecins et les réponses des patients, il n'y avait concordance que dans 52,5 % des cas.

La mobilité (question patient n°13) : 10 patients (47,6 %) pensaient qu'il y aurait une nette amélioration, six patients (28,6 %) pensaient qu'il y aurait une récupération complète, trois patients (14,4 %) espéraient une légère amélioration et deux patients (9,5 %) qu'il n'y aurait pas d'amélioration. Les médecins (question n°14) envisageaient dans 11 cas (52,5 %), une récupération complète, dans 3 cas (14,4 %), une nette amélioration et dans 7 cas (33,3 %), une légère amélioration. Il n'y avait concordance entre les réponses des patients et des médecins que dans 24 % des cas

Les complications éventuelles du traitement chirurgical (questionnaire patient n°14 à 17, questionnaire médecin n°8 à 11)

Dix-neuf patients (90,5 %) avaient trouvé les explications des médecins concernant les complications éventuelles de

l'acte chirurgical (question n°14) très compréhensibles et deux patients (9,5 %) considéraient qu'il n'y avait pas eu d'explication sur les complications éventuelles de l'acte chirurgical. À la même question (questionnaire médecin n°8), le médecin n'avait pas donné d'explication dans 17 cas et l'explication avait été jugée à peu près compréhensible dans 3 cas (14,5 %). Dans un cas, la question n'a pas été abordée, le patient n'envisageant pas d'intervention chirurgicale. Il n'y avait concordance que dans 9,5 % des cas.

Pour affiner la réponse des patients, nous leur avons posé des questions sur les risques d'infection, les complications neurologiques et sur une éventuelle aggravation ou absence d'amélioration après le traitement chirurgical.

Le risque infectieux (question n°15) : 10 patients (47,6 %) ne connaissaient pas ce risque, 7 (33,3 %) pensaient qu'il existait un risque minime et 4 (19 %) considéraient que ce risque était inexistant. Le médecin considérait que ce risque était inexistant dans 12 cas (57 %) et dans 6 cas (28,5 %), il le considérait minime. Mais la possibilité d'une complication infectieuse n'a été signalée qu'à 3 patients (14,5 %).

Le risque de lésion neurologique (question n°16) : 11 patients (52,4 %) considéraient que ce risque était inexistant, 8 (38,1 %) disaient ne pas connaître la réponse et 2 (9,5 %) pensaient qu'il existait un risque minime. Les chirurgiens avaient répondu qu'il existait un risque minime dans 11 cas (52,4 %), inexistant dans 8 cas (38,1 %). Seuls trois patients ont été en réalité informés de la possibilité de complications neurologiques (14,5 %).

Existe-t-il un risque d'aggravation ou d'absence d'amélioration après traitement chirurgical ? (question n°17) Douze patients (57 %) ne pouvaient pas répondre, 6 (28,5 %) pensaient que ce risque était inexistant et 3 patients (14,5 %) pensaient qu'il existait un risque minime. Le chirurgien avait expliqué la possibilité d'une aggravation ou l'absence d'amélioration au cours de la consultation dans 20 cas sur 21 (dans un cas, l'explication n'a pas été donnée car le patient n'envisageait pas de traitement chirurgical). Pour la même question (questionnaire médecin n°11), dans 18 cas (85,7 %), les médecins considéraient qu'il existait un risque minime d'aggravation ou d'absence d'amélioration et dans 2 cas (9,5 %), ils considéraient que ce risque était inexistant. La concordance était de 19 % entre les explications données par le médecin et la réponse des patients.

DISCUSSION

Cette enquête confirme l'importance du hiatus existant entre l'information donnée par le praticien, et celle entendue et comprise par le patient. Tous les patients étaient satisfaits des explications données, tous pensaient avoir reçu une information de qualité et pourtant l'enquête montre que le consentement obtenu n'était pas éclairé au sens où peuvent l'entendre les juges. Les chirurgiens croyaient avoir donné une information compréhensible ou très compréhensible, les patients l'avaient trouvé compréhensible et complète, et pourtant...ils n'avaient, en pratique, perçu qu'une part très limitée des informations données !

D'autres auteurs ont étudié, soit la compréhension de l'information par le patient [Bossi Ferraz *et al.* (1), Gattellari *et al.* (2), Lloyd *et al.* (3), Savornin *et al.* (4), Smith (5)], soit la réalité de celle fournie par le chirurgien [Alfonsi (6), Edward *et al.* (7), Sargos (8)]. L'originalité de notre travail consistait à introduire un observateur qui pouvait, à la fois juger de la réalité de l'information donnée, et de sa compréhension immédiate. Son rôle consistait à vérifier la réalité de l'information donnée par les chirurgiens et à la comparer avec ce qu'avaient compris les patients. Il ne devait pas intervenir, sauf pour aider les patients à remplir le questionnaire quand ils hésitaient sur l'intitulé de certaines questions.

Avant de conclure que les patients ne sont pas capables de retenir correctement l'information donnée en consultation, il faut éliminer les nombreux biais possibles d'une telle enquête « sociologique ».

Le questionnaire destiné au patient était-il compréhensible ?

L'ensemble des questionnaires avait été corrigé par un spécialiste des problèmes méthodologiques (Marc-Alain Descamps, Université Paris V). Puis la validation du questionnaire patient a été effectuée sur les 5 premiers patients (non inclus dans l'enquête), ce qui nous a permis de modifier l'énoncé de certaines questions pour le rendre plus compréhensible pour les non médecins. Il persiste, malgré cela, des termes qui peuvent prêter à confusion : par exemple l'alternance des termes médecins et chirurgiens peut induire un biais d'identification (médecin traitant et chirurgien vu en consultation par le patient). Le terme d'immobilisation (question n°9) peut prêter à confusion entre immobilisation du membre supérieur ou immobilisation des patients (autonomie, arrêt d'activité professionnelle, …). La complication nerveuse (question n°16) dans la chirurgie de l'épaule peut ne pas avoir une signification particulière pour un individu non initié aux termes techniques. Malgré son ambiguïté ou son imprécision possible, le questionnaire nous est apparu pratique et accessible à une population non médicale lors de cette étude.

Les explications données ont-elles été claires et compréhensibles ?

L'observateur avait estimé, pendant l'enquête, que les informations données par les praticiens étaient complètes et compréhensibles, en dehors des complications qui n'avaient pas été abordées. Les chirurgiens consultants ont jugé le risque minime en accord avec la littérature médicale [Boardman et Cofield (9), Boynton et Enders (10), Brulhart *et al.* (11), Tillander et Norlin (12)] et ne pensaient pas nécessaire d'aborder la question, malgré la présence, pendant la consultation, d'un observateur qui évaluait la pertinence de l'information donnée ! Il est étonnant qu'une information absente ou délivrée partiellement, ait été perçue comme satisfaisante par les patients dans 90 % des cas ! On peut imaginer qu'il s'agit d'une impression subjective de compréhension ou que cela soit lié à la présence de la blouse blanche de l'observateur, pendant qu'ils remplissaient leur questionnaire, qui a conduit les patients à répondre ainsi. Les patients se trouvaient face à un chirurgien en blouse blanche (observateur), qui pouvait trouver claires des explications difficiles à entendre pour eux. Les patients n'osaient peut-être pas dire qu'ils avaient mal compris, afin de faire plaisir à l'observateur, où pour ne pas déjuger un de ses collègues pour faire plaisir au corps médical, dont l'observateur pouvait être le représentant. Cela soulève le problème du biais introduit par la présence de l'observateur.

L'observateur est-il réellement neutre ?

L'influence de l'enquête et la présence de l'observateur n'a pas modifié apparemment l'attitude des chirurgiens, car même sachant qu'ils seraient interrogés, ils n'ont pas signalé les complications potentielles. L'importance de la relation médecin-malade semble l'avoir emporté sur l'enquête scientifique en cours. Remplacer l'observateur chirurgien par un non-médecin n'aurait pas changé grand chose puisque l'observateur aurait fini par avoir une « culture chirurgicale » supérieure à celle du patient après quelques consultations. En changer à chaque fois aurait introduit d'autres biais. L'apport de l'observateur, avec les limites déjà citées, aura été de confirmer la réalité de l'information donnée, même si elle n'a pas été comprise. Plusieurs travaux, dont certains avec enregistrements vidéos avaient montré que l'information que croyait donner le médecin, n'avait pas toujours été donnée [Gattellari *et al.* (2)].

Si l'information a été donnée, pourquoi a t'elle été aussi mal comprise ?

Est-ce le caractère condensé de l'information qui le rend difficilement compréhensible ? Existe-t-il un facteur émotionnel pendant la consultation qui rend difficile la compréhension ou la mémorisation de l'information ? Dans le cadre d'une consultation, en milieu hospitalier, qui dure en moyenne 10 à 15 minutes, il semble difficile, voire impossible, de pouvoir maîtriser tous les facteurs. Le premier instant de la rencontre médecin-patient est celui de l'accueil et, dès cet instant, il se crée une relation inégalitaire entre le médecin qui détient le savoir et le pouvoir de guérir, et le patient souffrant qui espère bénéficier de ce savoir pour soulager sa souffrance. Dans le contexte d'une consultation de chirurgie, le patient est d'abord interrogé, examiné et après avoir étudié ses examens complémentaires, l'indication opératoire est posée. Bien que, dans la pathologie choisie, les patients viennent adressés par un autre médecin (généraliste, rhumatologue,…), l'indication opératoire peut apparaître comme une sanction (même la littérature médicale parle de sanction opératoire !). L'intervention pour le chirurgien est un geste technique qu'il pratique tous les jours, mais pour le patient, elle est vécue comme une agression. Il va être porté atteinte à son intégrité corporelle, certes dans son intérêt, mais le patient vit ce moment comme une sentence. Et c'est à ce moment, quand le patient est le plus vulnérable, que le praticien commence à donner les informations nécessaires pour la compréhension de la maladie et la conduite thérapeutique. Dans l'idéal, le médecin commence par décrire les caractéristiques de l'organe atteint en utilisant les mots les plus appropriés, puis il donne les explications sur la cause de la maladie, ensuite il décrit le principe du traitement chirurgical et le déroulement des différentes étapes thérapeutiques. Il explique aux patients les bénéfices attendus du traitement proposé et les alternatives possibles s'il en existe et finit par une énumération et une description des différentes complications existantes et rapportées dans la littérature médicale. Il sera remis parfois au patient une fiche d'information pré-établie évaluée et validée par un comité savant. Puis le médecin tentera d'évaluer la compréhension de l'information donnée en posant des questions comme : « est-ce que vous avez tout compris ? », « Y a-t-il certains détails sur lesquels vous désirez avoir plus d'informations ? », « Est-ce que vous avez des questions ? » … et tout cela dans un laps de temps d'une quinzaine de minutes !. Puis on demandera au patient de signer un consentement éclairé dans le cas où il accepterait le traitement chirurgical.

Au cours de cet entretien idéal, le médecin aurait respecté toutes les recommandations de l'Agence Nationale d'Accréditation et d'Evaluation en Santé (ANAES) (13). Il aurait respecté la Loi du 4 mars 2002, il aurait fait honneur au Code de déontologie et il se protègerait des juristes en marquant les détails de l'entretien dans le dossier médical [Sargos *et al.* (14)]. Mais, en pratique, le patient sort du cabinet de consultation en n'ayant retenu qu'une très faible partie de cette information loyale et intelligible, ce que nous avons pu démontrer au cours de notre enquête. Comment peut-on espérer qu'une information condensée, donnée dans un laps de temps court et dans un contexte émotionnel fort, à un individu qui vient demander qu'on le soulage de ses maux, puisse être considérée comme loyale et intelligible ? Certes, elle est loyale et intelligible pour le praticien, mais elle ne l'est pas et elle ne sera jamais pour le patient, dont le consentement obtenu dans ces conditions, ne peut pas être « valide ».

Cette différence entre l'information donnée (ou qu'on croit donner) et celle retenue se trouve dans d'autres études. Savornin *et al.* (4) ont étudié la compréhension et la mémorisation de l'information donnée avant une intervention de chirurgie orthopédique ; 53,8 % de leurs patients avaient retenu toutes les explications sur leur pathologie. Pour l'indication opératoire, ce chiffre était de 26,9 %. 34,6 % des patients avaient compris la technique opératoire et 43,6 % les soins postopératoires. Mais, seuls 6,4 % des patients avaient assimilé les complications, et 16,7 % avaient com-

pris le pronostic. Dans cette étude, plusieurs consultations préopératoires avaient eu lieu, ce qui peut expliquer la supériorité de certains résultats par rapport à notre enquête. Ce qui est remarquable, c'est que le taux de mémorisation des complications et du pronostic soit aussi faible, y compris après plusieurs consultations. Les patients souhaitent-ils réellement entendre que la chirurgie est risquée ? Acceptent-ils ce risque consciemment ? Dans l'étude de Savornin *et al.*, 19,2 % des patients inclus ont été pris en charge pour une ré-intervention. Ils possédaient donc déjà une partie de l'information et l'enquête montre que ces patients ont retenu 67,2 % de l'information globale. Cette difficulté à retenir les complications se retrouve dans l'étude de Lloyd *et al.* (3). Un mois après avoir reçu une information détaillée, par un neurochirurgien senior, sur les risques de l'endartériectomie carotidienne, seul un patient sur les 71 inclus se souvenait des chiffres exacts du risque d'accident vasculaire cérébral. Plus de 10 % avaient multiplié par 10 le risque de l'opération, certains avaient oublié qu'il pouvait y avoir un risque et 11 % ne le savaient pas ! Nous retrouvons les mêmes tendances pour des pathologies médicales. Gattellari *et al.* (2) ont montré que chez des cancéreux, 40 % n'avaient pas compris le but des traitements et moins de 20 % pouvaient décrire les chances de succès. Le fait de faire signer un document n'améliore pas la qualité de l'information retenue. Dans une étude clinique où l'information est légale, obligatoire et soumise au contrôle d'un CCPPRB, un questionnaire a été adressé à 70 patients diabétiques chez qui un prélèvement d'ADN avait été effectué, après consentement éclairé, dans le cadre d'une étude sur la génétique du diabète [Hervé *et al.* (15)]. Sur les 51 réponses obtenues, aucun patient ne se souvenait avoir donné de l'ADN, aucun ne savait si les analyses sur l'ADN avaient été effectuées, aucun ne se souvenait avoir signé un formulaire de consentement ! 29 % savaient qu'ils avaient participé à un protocole de recherche médicale et 16 % connaissaient le rôle de l'ADN dans les cellules [Hervé *et al.* (15)]. L'ensemble de ces études montre que l'information, même lors qu'elle est correctement donnée ou jugée correctement donnée, est mal assimilée par les patients. Les patients ne veulent pas, ou ne peuvent pas, retenir l'ensemble des informations données.

Peut-on rendre cette information plus facilement accessible au patient et améliorer sa mémorisation ?

L'information orale reste la base de la transmission du savoir. Elle est primordiale car elle peut être adaptée au cas de chaque personne. Elle s'inscrit dans un climat relationnel alliant écoute et prise en compte des attentes du patient. Mais, elle est souvent incomplète, et de toute façon difficile à retenir, quels que soient les efforts fait par les chirurgiens. Il se dégage de la littérature que l'information est mieux comprise et mieux retenue si elle est également donnée avec un support. Ceux qui ont eu une fiche d'information ou une vidéo se souviennent mieux des détails que les autres [Galletari *et al.* (2)]. Cependant, la rédaction de cette information est difficile. Sur 79 fiches d'information analysées, 6 offraient une difficulté de lecture les plaçant au niveau d'un article du *British Medical Journal* ! Dans un autre travail, sur 50 fiches, 48 étaient considérées comme plus difficiles à lire que l'éditorial d'un hebdomadaire grand public [Arthur (16)]. Les programmes informatiques « personnalisables » en fonction du cas du patient semblent également efficaces. Les patients ayant eu accès à une information personnalisée sont plus satisfaits que ceux qui lisent des fiches non personnalisées, ré-utilisent l'ordinateur une fois sur trois, sont mieux informés, et cela coûte en pratique 2 fois moins cher, les patients pouvant imprimer leurs fiches [Jones *et al.* (17)]. L'utilisation des supports vidéo ou multimédias proposés par l'ANAES (13) peut être utilisable dans certains centres, mais la diffusion de leur utilisation est quasi impossible. Si on ajoute à cela l'obstacle de la langue (le patient étranger vivant en France), la barrière socio-économique avec les patients illettrés qui ne peuvent pas utiliser les supports écrits ou les patients qui pensent que c'est au médecin de prendre la décision finale, on se trouve dans les conditions réelles de l'exercice de la chirurgie.

La Loi du 4 mars 2002 impose aux médecins une obligation d'information à l'égard de leurs patients et ils doivent être en mesure d'apporter la preuve qu'ils ont bien informé le malade. Depuis 8 ans (en pratique, depuis l'arrêt Hédreul du 25 février 1997), nous assistons à l'apparition de publications démontrant que l'information totale donnée à un patient est mal comprise, et partiellement assimilée. C'est au médecin, déontologiquement et légalement, de s'appliquer à rendre compréhensible les informations données. Il faut cependant être conscient, notre enquête le montre, que même avec la meilleure volonté du monde, les patients retiennent peu de choses, pour des raisons variables. Pour consentir, il faut que le patient comprenne. Cela impose que l'information soit adaptée à la personne et à la réalisation de fiches validées par les professionnels pour des patients-types hypothétiques, n'est éthiquement pas suffisante, même si elles ont un caractère pratique indéniable. Ce n'est qu'à partir du moment où l'information aurait été donnée et comprise que l'on pourra obtenir le consentement aux soins du patient. Ce consentement éclairé, traduction de l'anglais « *informed consent* » est indispensable mais c'est aussi le maillon faible, celui sur lequel les avocats nord-américains se précipitent, ce qui explique qu'entre 1989 et 1994, plus de trois milles articles sur l'« *informed consent* » aient été publiés [Dumontier (18)]. La compréhension par le patient est un des critères les moins recherchés dans le consentement éclairé aux États-Unis. En fait, le consentement est un concept juridiquement simple et binaire, mais médicalement complexe et nuancé.

L'information du patient est une question de nature sociale, psychologique et culturelle et, pas seulement de technique médicale. Quand on analyse les causes des plaintes contre les médecins, ce n'est pas tant l'information qui fait défaut qu'une certaine qualité de communication dans un contexte qui n'est pas toujours propice à un échange idéal, tant les contraintes y sont déterminantes. Le com-

ment-dire est sans doute plus important que le tout dire. Notre étude tend à démontrer que les patients sont satisfaits de l'information donnée, parce qu'ils sont satisfaits de l'accueil, de l'écoute et de l'effort fait par les chirurgiens pour expliquer. Le respect de leur dignité est un élément déterminant dans l'acceptation, volontaire, active, par le patient de l'option thérapeutique proposée et non imposée par le chirurgien. C'est plus la qualité de la relation que l'énumération de complications incompréhensibles pour le patient qui va permettre au patient de donner sa confiance. Il faut faire l'effort d'informer, non pas tant pour apprendre la chirurgie au patient, que pour montrer qu'on le respecte. Cette attitude est nécessaire pour obtenir sa participation active au traitement et partager avec lui la responsabilité de la prise de décision finale [Hervé et Wolf (19)]. Une signature en bas d'une page de feuille de consentement arrachée au patient à la fin de la consultation ne peut pas avoir une valeur éthique [Hervé (20)].

Avant de consentir à un acte chirurgical, il faudrait que le patient rencontre à plusieurs reprises le même chirurgien qui délivrerait à chaque consultation une information orale totale et loyale, si nécessaire accompagnée d'une fiche d'information écrite. Il devrait s'astreindre à chaque consultation à évaluer la compréhension de l'information donnée, de manière détaillée et laisser le temps pour que cette information soit assimilée par le patient entre chaque séance de consultation. Et c'est seulement à partir du moment où le patient aurait assimilé toutes les données de l'information, que le consentement éclairé pourrait avoir une valeur. Si on prend l'exemple d'un milieu hospitalier où chaque praticien consulte en moyenne une, maximum deux fois par semaine et, avec à chaque consultation, un cahier de rendez-vous qui comporte entre 30 à 40 patients, cela pourrait prendre plusieurs mois. Faire attendre autant un patient qui souffre n'est probablement pas une attitude beaucoup plus éthique ! Ricoeur (21) décrit l'éthique comme « une visée de la vie bonne, avec et pour les autres, dans des institutions justes ». Si nous voulons continuer notre métier « avec et pour les autres », nous devons nous astreindre à trouver des solutions pour que notre monologue pendant la consultation puisse se transformer en un dialogue avec nos patients. Pour que « l'institution reste juste », c'est encore à nous qu'incombe la tâche de trouver des propositions pour rendre plus équitable la relation médecin-malade, dans l'intérêt de nos patients et d'éviter que cette tâche soit faite par les juristes, les juges, les avocats, l'État, les associations de consommateurs…et les associations de victimes !

CONCLUSION

Le concept du consentement éclairé est un des critères de validité du contrat de soin et de recherche [Voelker (22), Weisstub (23)]. Pourtant sa validité peut être mise en doute dès lors que l'information n'est pas toujours accessible aux patients. L'autonomie du sujet, dans son acception anglo-saxonne, est-elle réelle lors de la prise de

décision lorsque l'information donnée au patient n'a pas été
bien comprise. Nos résultats confirment ceux d'autres études et montrent les limites de l'information et du consentement éclairé : obligatoire légalement, mais en pratique
quotidienne irréalisable d'une manière qui soit pleinement
satisfaisante pour le patient, le chirurgien…, et le juriste.

Références

1. BOSSI FERRAZ M, BERLIN J, PAIVA JGA, ATRA E : Do
   arthritis patients understand their prescriptions? *Lancet*,
   1993, *341*, 833-836.

2. GATTELLARI M, BUTOW PN, TATTERSALL MHN : Informed
   consent: what did the doctor say? *Lancet*, 1999, *353*,
   1713-1717.

3. LLOYD AJ, HAYES PD, LONDON NJM, BELL PRF,
   NAYLOR AR : Patient'ability to recall risk associated with
   treatment options. *Lancet*, 1999, *353*, 645-649.

4. SAVORNIN C, CLAPPAZ P, ARVERS A : Le devoir d'information et la pratique quotidienne. *Le concours médical*, 2000,
   122, 1219-1222.

5. SMITH R : Informed consent: edging forwards (and back-
   ward): informed consent is an unavoidably complicated
   issue. *BMJ*, 1998, *316*, 949-951.

6. ALFONSI P : Informed consent: what did the doctor say?
   Lancet, 1999, *354*, 518-523.

7. EDWARD SJF, LILFORD RJ, HEWISON J : The ethics of randomised controlled trials from the perspective of patients,
   the public, and healthcare professionals. *BMJ*, 1998, *317*,
   1209-1212.

8. SARGOS P : Le radiologue est désormais tenu de rapporter la
   preuve qu'il a informé le patient des investigations du traitement proposé. *Trib Jur Radiol*, 1997, *2*, 1-3.

9. BOARDMAN ND 3ʀᴰ,COFIELD RH : Neurologic complications of shoulder surgery. *Clin Orthop*, 1999, *368*, 44-53.

10. BOYNTON MD, ENDERS TJ : Severe heterotopic ossification
    after arthroscopic acromioplasty: a case. *J Shoulder Elbow
    Surg*, 1999, *8*, 495-497.

11. BRULHART KB, ROGGO A, KOSSMANN T, DUFF C,
    SCHIMMER R, GLINZ X : Arthroscopy of the shoulder joint.
    Technique, indications, surgery and complications. *Langen-
    becks Arch Chir*, 1993, *378*, 200-205.

12. TILLANDER BM, NORLIN RO : Change of calcifications after
    arthroscopic subacromial decompression. *J Shoulder Elbow
    Surg*. 1998, *7*, 213-217.

13. ANAES. Information des patients. Recommandations des-
    tinées aux médecins. Paris, 2000, p. 1-59.

14. SARGOS P, PELLERIN D, GLORION B : Information du
    malade par le chirurgien. Aspects judiciaires, aspect éthique,
    aspects déontologiques. *Chirurgie*, 1998, *123*, 85-96.

15. HERVÉ C, DE MONTGOLFIER S, MOUTEL G : Quel
    consentement ? *Biofutur*, 2000, *197*, 21-23.

16. ARTHUR VAM : Written patient information: a review of the
    literature. *J Adv Nurs*, 1995, *21*, 1081-1086.

17. JONES R, PEARSON J, MCGREGOR S, CAWSEY AJ,
    BARRETT A, CRAIG N *et al.* : Randomised trial of personal-
    ised computer based information for cancer patients. *BMJ*,
    1999, *319*, 1241-1247.

18. DUMONTIER C : L'information des patients : les chirurgiens
    ont-ils toute l'information ? L'information existe t-elle dans
    la chirurgie des lambeaux pulpaires des doigts longs ?
    Mémoire de D.E.A. d'Ethique Médicale et Biologique, Uni-
    versité René Descartes, Paris V, 2000.

19. HERVÉ C, WOLF M : Relation médecin-malade : soigner ou
    se protéger ? La traversée de l'Atlantique par la responsabil-
    ité médicale. *Presse Med*, 1998, *27*, 1387-1389.

20. HERVÉ C : Une approche de l'éthique médicale. In : Hervé
    C. Ethique de la recherche et éthique clinique. Paris, L'Har-
    mattan, 1998, p. 9-20.

21. RICOEUR P : Soi-même comme un autre. Paris, Seuil, 1990,
    p. 1-425.

22. VOELKER R : Is informed consent voluntary? *JAMA*, 1998,
    279, 1429-1434.

23. WEISSTUB D : L'éthique de la recherche après Nüremberg :
    regard historique sur le droit et l'éthique de la recherche
    médicale et biologique en Amérique du Nord. *In :* Hervé C.
    Ethique de la recherche et éthique clinique. Paris, L'Harmat-
    tan, 1998, p. 91-115.

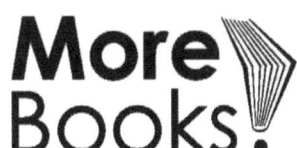
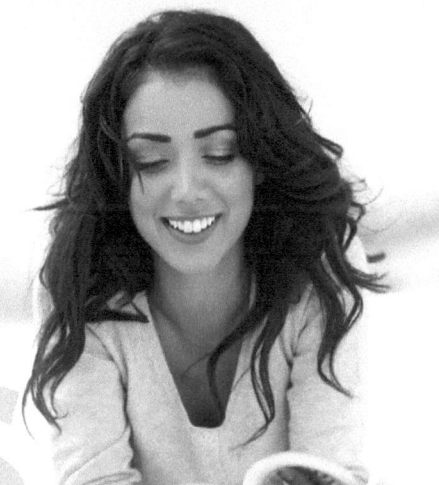
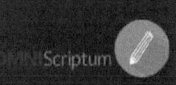

Printed by Books on Demand GmbH, Norderstedt / Germany